シンプル薬理学 改訂第6版

編集 野村隆英
石川直久
梅村和夫

JN047331

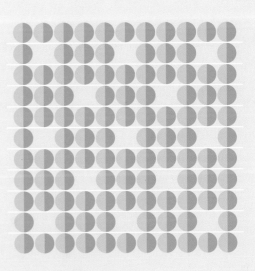

南江堂

● 編 集 者

野村　隆英　　のむら　たかひで　　藤田医科大学 名誉教授
石川　直久　　いしかわ　なおひさ　　愛知医科大学 名誉教授
梅村　和夫　　うめむら　かずお　　浜松医科大学医学部薬理学講座 教授

● 執　筆（執筆順）

野村　隆英　　のむら　たかひで　　藤田医科大学 名誉教授
石川　直久　　いしかわ　なおひさ　　愛知医科大学 名誉教授
天ヶ瀬紀久子　あまがせ　きくこ　　立命館大学薬学部病態薬理学研究室 准教授
梅村　和夫　　うめむら　かずお　　浜松医科大学医学部薬理学講座 教授
野元　正弘　　のもと　まさひろ　　愛媛大学大学院医学系研究科臨床薬理学 客員教授
岡田尚志郎　　おかだ　しょうしろう　　愛知医科大学 名誉教授
植田真一郎　　うえだ　しんいちろう　　琉球大学大学院医学研究科臨床薬理学 教授
近藤　一直　　こんどう　かずなお　　藤田医科大学医学部薬理学 教授
松野　浩之　　まつの　ひろゆき　　同志社女子大学薬学部医療薬学科臨床病態生化学 教授
西尾　眞友　　にしお　まとも　　金沢医科大学 名誉教授
三鴨　廣繁　　みかも　ひろしげ　　愛知医科大学医学部臨床感染症学講座 教授
丹羽　雅之　　にわ　まさゆき　　岐阜大学 名誉教授
竹原　康雄　　たけはら　やすお　　名古屋大学大学院医学系研究科新規低侵襲画像診断法基盤開発研究
　　　　　　　　　　　　　　　　　寄附講座 特任教授
新井　信　　あらい　まこと　　東海大学医学部専門診療学系漢方医学 教授

改訂第6版 序

　現行の改訂第5版が刊行されてから約5年が経過した．薬理学の分野は，日進月歩で発展しており，その間に多くの新規メカニズムの医薬品が臨床現場で使用され，より副作用が少なく効果が期待できる医薬品も開発されてきている．それら新しくなった知見を盛り込み，また全体のボリュームが増えないよう洗練された教科書を目指して改訂を行った．

　本書は，医師，歯科医師，薬剤師，看護師をはじめ，管理栄養士，臨床検査技師，診療放射線技師，理学療法士，作業療法士，臨床工学技士，診療情報管理士などの医療職養成課程の学生を対象として，臨床実習や臨床現場で役立つ内容を目指して編集されてきた．近年の医療では，患者中心のチーム医療が行われている．医師，歯科医師，薬剤師，看護師だけに，患者で使用されている薬の管理を任すのでなく，チームの全メンバーが使用されている薬物の概要を知り，医療チームによる薬物治療に貢献していくべきである．そのための臨床現場で必要とされている知識を身につけるために，薬理学のミニマムエッセンスをまとめた教科書は臨床実習から卒業後の実臨床の現場で大変役に立つものとなる．本書はそのような教科書を目指して，編集・改訂がされてきた．本書の目指すところを理解していただき，今までに多くの学生諸君や教員から支持され，教科書として採用されてお役に立てたことを光栄に思う．

　改訂にあたり，教科書として採用していただいている教員の先生方から，多くのご意見，ご提案に対し厚く御礼を申し上げる．先生方のご要望に応えるべく，旧くなった記述，重複する項目などを圧縮し，全体の項数の削減を図るとともに，図解などの視覚的情報を整理，充実させるように改訂作業を進めた．長年支持されてきた編集方針を引き継ぎ，膨大な知識を求められている読者にとってのエッセンスをまとめ，理解しやすい教科書を目指し改訂にあたった．本書がさらに前進するためには薬理学教育の教員の皆様から忌憚のないご意見やご批判がどうしても必要である．前版同様，変わらぬご指導を賜りたい．

　改訂にあたっては南江堂出版部の皆様に多大なるご努力と，貴重なご助言をいただいた．ここに改めて感謝の意を表するものである．

　2019年11月

編　　者

初版 序

　最近，非常に多くの薬理学教科書が出版されている．簡単で，学生が少しでも親しみを感じて薬に近づきやすい様にしたり，教官にとって使いやすい詳しくて新しい内容をもり込んだ厚い教科書，また，図解入りで読みやすく理解しやすく工夫したものなどである．日進月歩の薬理学の進歩に遅れないで学生が自らその基本を学びうる教科書を作ることは，大変難しいが重要でやりがいのある仕事である．

　今回，南江堂からそれにチャレンジをしないかというお誘いを受け，筆者一同の同感を得て作ることとなった．

　現在，大学でのカリキュラムでは薬理学は基礎医学の一つとして，解剖学・生化学・生理学・細菌学などと同時期に学ぶことになっている．一般に基礎医学は正常な人間の形態機能を知り，病態ではそれぞれがどの様に変わるかを学ぶもので病気の診断には必須の知識である．しかし，薬理学は診断よりは治療に関連があり，この時点では他の学科とは違い異質の学問である．その時に数多くの薬名を教えられ，どの病気に役立つといわれても，全く興味が湧いてこないのは当然である．本来の薬理学は薬物治療学に属するものだけに，臨床医学と共に教えられるべきものである．アメリカでは病理と薬理は臨床に属するといわれている．しかし，日本の教育カリキュラムが今すぐ改められるわけではない．今のカリキュラムの中でいかに薬理学を分りやすく，興味を持たせる様，講義が出来るか，常日頃頭を悩ませている．

　この「シンプル薬理学」はその一つの手段としての教科書作りである．執筆者の先生方の努力のお陰で少しはその試みが成功したと自負している．これが教育の現場で利用されることを願うものである．

　本書の特色は，偶数頁（左頁）に本文，奇数頁（右頁）に図，表，コラム等というレイアウトを原則としている．これにより少しでも無味乾燥な薬品の羅列による勉強から脱することが出来れば，目的は少しは達せられたことになる．

　この本の出版にあたっては，南江堂の大和仁子さんには大変な努力をしていただいた．ここに改めて感謝する次第である．

　　1994 年 1 月

編　　者

目　　次

第2章　末梢神経作用薬　　53

第3章　中枢神経作用薬　　岡田尚志郎 83

第4章 心・血管系作用薬 ⬤ 123

第5章　血液・造血器系作用薬　　　　　　　　　　　　　梅村和夫 155

第6章　水・電解質・腎臓作用薬　　　　　　　　　　　　西尾眞友 165

第7章　抗感染症薬　　　　　　　　　　　三鴨廣繁 **179**

第8章　抗悪性腫瘍薬　　　　　　　　　　　梅村和夫 **203**

第9章　抗炎症薬，免疫関連薬　213

第10章　内分泌・代謝作用薬，ビタミン　239

第11章　呼吸器作用薬 石川直久 **259**

第12章　消化器作用薬 天ヶ瀬紀久子 **265**

第**18**章　嗜好品の薬理　　石川直久 **315**

第**19**章　漢方の薬理　　新井　信 **319**

1 薬理学とは

A 薬理学の役割

　病気の治療にわれわれが用いることができる手段として，薬物治療，外科的治療，放射線治療，物理療法，精神療法などがある．このうち薬物治療は内科的あるいは保存的治療法の代表として，とくに重要なものであるといえる．

　この薬物治療を上手に行うには，病気あるいは症状をよくする効果(主作用)が十分得られ，かつ薬物がヒト(患者)に不快な作用や危険(有害作用あるいは副作用)を及ぼさないような治療を目指さなければならない(図1-1)．このためには，第一に病気・病態についての知識が必要であり，第二に生体(患者)と薬物との相互作用についての知識が必要である．薬物とヒトとの相互作用を重点的に学ぶのが薬理学 pharmacology である．

　また薬理学の役割の一つとして，未知の生命現象について，「薬物」という道具を用いて解明していくことがある．たとえば，強力な鎮痛作用を有する麻薬であるモルヒネの研究から，ヒトが自ら神経組織の中で，麻薬と同じような構造と鎮痛作用を有する内因性モルヒネ様物質を作り出していることが判明した．

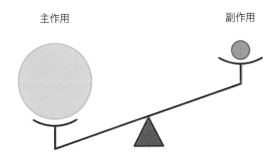

図1-1　主作用と副作用
現在の一般的認識としては，副作用のない薬物はありえないと考えられている．したがって，つねに有利な作用と不利な作用とをはかりにかけて判断する．

Ⓑ 医薬品の歴史

　　薬の起源はおそらく人類の文明の起源と同じであろう．今から4,300年ほど前にチグリス・ユーフラテス川流域に世界最初の文明を築き上げたシュメル人は，塩や硝石などの他，桂皮などの薬草を使って薬を調合していた．同時代の中国でも神農本草経という薬についての書が編集され，麻黄（エフェドリンという気管支拡張薬を含む）をはじめ300種以上の薬草が記載されている．古代エジプトの医師は経験的に，回虫駆除にザクロの根を，夜盲症にウシの臓物をいぶしてすりつぶしたものを処方していたらしい．しかし，これらの時代においては，人々はその有効成分については知らずに草根木皮をはじめとする自然の恵みを利用していたのであり，ただ経験としての薬物学であった．

　　19世紀に入ってからは，近代科学の進歩が始まり，1806年ドイツ人薬剤師フリードリッヒ・W・A・ゼルチュルナーがアヘンからモルヒネを単離して以来，薬の有効成分がなんたるかを知ることができるようになってきた．一方，産業革命以降の科学技術の進歩とともに天然に存在しない物質も化学的に合成され，薬として使われることとなる．たとえばアスピリンは1800年代半ばに合成され，同年代の終わりにヒトに用いられた．20世紀に入るとポール・エールリッヒと秦佐八郎により梅毒の特効薬サルバルサンが発見され，以降アレキサンダー・フレミングによるペニシリンの発見など，病原微生物によって起こされる感染症の克服の歴史が始まる．1980年代以降は遺伝子工学の技法を用いた蛋白質合成が飛躍的な発展をとげ，これによりヒト型の成長ホルモンやインスリンなど，従来の手法では量的に不足していた薬物の大量生産が可能となった．

　　数多くの薬物が登場することにより，薬の乱用，薬害も大きな社会問題となっている．サリドマイドによる胎児での奇形（アザラシ肢症）の発生や，非加熱血液製剤によるHIV（ヒト免疫不全ウイルス human immunodeficiency virus）感染など不幸な出来事も少なからず経験しており，薬物治療に当たって学び反省すべき点が多いこともまた事実である．

Ⓒ 薬理学の構成

　　薬理学がどのような部門からなりたっているかについて説明してみよう．薬物が生体にどう働くか，その作用機序を含めて明らかにするのを薬力学 pharmacodynamics と呼ぶ．一方，生体が薬物をどう吸収，分布，代謝，排泄するかについての検討を薬物動態学 pharma-cokinetics と呼んでいる（図1-2）．すなわち，薬物をヒトに投与した場合，薬物が一方的にヒトに作用を及ぼすのではなく，ヒトもその薬物を異物と認識して代謝したり排泄したりといった方法で，薬物に対して作用を及ぼすのである．言い換えれば，薬理学はヒトと薬物の「相互作用」を解明する学問である．

　　薬理学の知識は，最終的にはヒトの病気を治療するためのものであるから，ヒトについての知識を得ることが最終目的である．しかし，最初からヒトに実際に薬物を投与してその「相互作用」の検討を加えるのには，さまざまな危険や困難が伴い，倫理的にも「人体実験」の非難を免れない．薬物に関する薬理学的検討では，まず動物を対象とした検討を行い（実験薬理学），この結果得られた知識を基にヒトについての検討を加えることになるが，これを臨床薬理学 clinical pharmacology と呼んでいる．

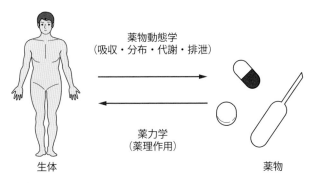

図 1-2　薬理学のなりたち

表 1-1　薬物による治療法の分類

原因療法	細菌感染に対する抗生物質による治療 癌に対する抗悪性腫瘍薬による化学療法
補充療法	甲状腺ホルモンの不足（慢性甲状腺炎，甲状腺癌手術後など）による甲状腺機能低下症に対し甲状腺ホルモンを投与する，脱水症に対して水分や電解質輸液を行うなどの治療
対症療法	ほとんどの治療法がこの対症療法に当たる．たとえば風邪をひいた患者に対する以下の薬物の投与 　　発熱：解熱薬，咳：鎮咳薬，痰：去痰薬

D 薬理療法の分類

　病気に対して薬物がどのように働くかを考えてみよう．感染症を抗生物質で治療するというような治療方法は，根本的に病気の原因を取り除くという意味合いで原因療法と呼ばれる．それに対して，同じく感染症を例にとると，その一症状である発熱を解熱薬によってとることで患者の状態の改善を図るものを対症療法と呼んでいる．対症療法より原因療法のほうが重要であるような印象を受けるかもしれないが，実際の臨床上の重要性からいって対症療法の占める役割は非常に大きく，原因・対症療法はともに患者を治療するに当たっての車の両輪である（表 1-1）．補充療法は体内に不足している成分を補充投与する治療法である．

2　薬と法律，処方

A 薬と法律

　医薬品はヒトの生命，健康に直接かかわるため，日本では医薬品医療機器等法（医薬品，医療機器等の品質，有効性及び安全性の確保等に関する法律，旧薬事法）を定め，薬物が世に出るに当たっては事前に厚生労働大臣の承認を得るように規制している．この法律の主な目的は医薬品（表 1-2）の品質，有効性，安全性を確保することである．

表 1-2　医薬品の定義

1. 日本薬局方に収められているもの
2. 人又は動物の疾病の診断，治療又は予防に使用されることが目的とされているものであって，機械器具等（機械器具，歯科材料，医療用品，衛生用品並びにプログラム及びこれを記録した記録媒体）でないもの（医薬部外品及び再生医療等製品を除く）
3. 人又は動物の身体の構造又は機能に影響を及ぼすことが目的とされているものであって機械器具でないもの（医薬部外品，化粧品及び再生医療等製品を除く）

表 1-3　薬物の分類

毒薬	作用がきわめて強力で，量を誤ると毒性を現す薬物であり，黒地に白枠，白字で薬品名と「毒」の文字の表示 毒薬棚にカギをかけて保管しなければならない．
劇薬	毒性は毒薬よりも弱い．過量に用いると作用が過剰に発現したり，有害作用を示しやすい薬物であり，白地に赤枠，赤字で薬品名と「劇」の文字の表示 取り扱いには十分な注意を払わなければならない．他の薬物と区別して保管する．
普通薬	比較的安全性の高い薬品

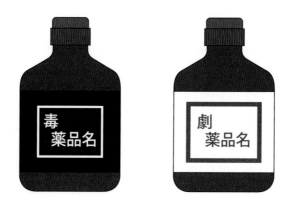

　医薬品医療機器等法に基づいて日本薬局方が制定されている．日本薬局方は，日本で使用される主要な薬物の品質，純度，性状などの規格を定めている．初版は明治19年に公布されており，以降今日に至るまで医薬品の開発あるいは薬物の試験技術の進歩に伴って改訂が重ねられている．

　さらに医薬品医療機器等法では毒薬，劇薬について定め（**表 1-3**），また，医師の処方せんなしには用いることのできない処方せん医薬品，および，薬局・薬店で市販される一般用医薬品を指定している（**表 1-4**）．

　強力な嗜癖を生じるため個人的にも社会的にも問題を起こす麻薬は，麻薬及び向精神薬取締法で指定されている．麻薬の取り扱いには厳重な管理が必要であり，麻薬管理者免許を受けた医師，歯科医師，獣医師，薬剤師がこの任に当たることができる．また，医師，歯科医師，獣医師が麻薬を施用するにあたっては，麻薬施用者免許を必要とし，麻薬は必ず麻薬処方せんで処方する．麻薬は堅固な麻薬保管庫で施錠して保管し，その使用量，残量を記録しなければならない．麻薬を使用した後，残余が生じた場合には，廃棄すること

表 1-4　医薬品の分類

処方せん医薬品	医師の処方せんに基づいて薬剤師が調剤する薬	
一般用医薬品 （薬局薬店で市販される薬）	要指導医薬品	医療用医薬品から一般用医薬品に移行して間がない薬．販売にあたっては，薬剤師が対面で指導，情報提供を行う．
	第一類医薬品	特にリスクの高い薬．販売にあたって薬剤師が指導，情報提供を行う．インターネットで購入が可能．
	第二類医薬品	リスクが比較的高い薬．販売にあたって薬剤師または登録販売者が指導，情報提供を行う．インターネットでの購入が可能．
	第三類医薬品	リスクが比較的低い薬．第二類医薬品と同様に販売．

表 1-5　麻薬と覚醒剤

麻薬	1．アヘンアルカロイド：アヘン，モルヒネ，コデイン 2．合成麻薬：ペチジン（オピスタン），フェンタニル（フェンタネスト） 3．その他：コカイン，LSD-25（幻覚剤）
覚醒剤	アンフェタミン，メタンフェタミン（ヒロポン）

はせず麻薬管理者に麻薬処方せんとともに返却する．コカインや向精神薬なども，この法律で規制される．

　同様に嗜癖を生じて危険であるため，覚醒剤に対しては覚醒剤取締法が，また大麻（マリファナ）に対しては大麻取締法が制定されている．表 1-5 に主な麻薬と覚醒剤をあげた．

薬物の保管

①保管場所：すべての薬品は特定の場所へ区別して保管されねばならない．
　　　　　　第三者が容易にふれることのできる場所であってはならない．
②温度，湿度，光などに不安定な薬品も多く，分解して活性を失ったり，有害物質に変質する場合もある．

B 処方，調剤，添付文書

　医師や歯科医師は患者に投与する薬物について，処方せんによって薬剤師に指示する．処方せんに記載される内容は，患者はもちろん，薬剤師や看護師などの医療スタッフにもよくわかるように書かれる必要がある．医薬品名には局方名，慣用名，商品名，一般名などを用いるが，日常臨床の場では商品名を使うことが多い（巻末の「薬剤一覧」には商品名と一般名を対比させて示しているので参照されたい）．このとき，薬効はまったく異なるのに商品名がよく似ている薬がたくさんあるので，薬品名の書き間違えにはくれぐれも注意しなくてはならない（表 1-6）．医薬品名の書き誤り，読み誤りは重大な医療事故につながるので，正確な用語を丁寧に記載することが鉄則である．

　薬剤師は処方せんに基づき薬の調剤をするが，処方された薬が有効で安全に患者に使用

表1-6 紛らわしい薬品名の例

商品名(一般名)	臨床応用
アテレック(シルニジピン) アレロック(オロパタジン)	カルシウム拮抗薬 ヒスタミンH_1受容体拮抗薬
オイグルコン(グリベンクラミド) オイテンシン(フロセミド)	スルホニル尿素薬 ループ利尿薬
ノルバデックス(タモキシフェン) ノルバスク(アムロジピン)	抗卵胞ホルモン薬 カルシウム拮抗薬
プルゼニド(センノシド) プレドニン(プレドニゾロン)	下剤 副腎皮質ステロイド

されるために，薬を患者に手渡す際には患者に服薬指導をすることが義務付けられている．薬剤師は処方せん内容に疑義がある場合には，処方した医師に連絡を取り確認する必要がある．

　薬剤師や看護師は直接患者に薬を手渡す立場にあり，患者への誤薬を防ぐ最後の砦である．与薬の際には，患者の名前，薬剤の名前・剤形・量・服用時間が正しいかどうかを慎重に確かめることが必須である．

　薬の処方，調剤にあたっては，医師，薬剤師は薬剤の添付文書をよく読み，そこに提供されている情報を処方や服薬指導に活かすことが求められる．添付文書は製薬メーカーの責任において作成されているが，法律によって作成と添付が義務付けられた公文書である．添付文書には，第一に当該医薬品についての警告・禁忌事項が強調して示され(「警告」がある場合には文書の右上角に赤色帯マークが付く)，続いて，組成・性状，効能・効果，用法・用量，使用上の注意，薬物動態，臨床成績，薬効薬理，有効成分の化学的知見，取り扱い上の注意などが記載されている．2019年からは，従来の添付文書では記述が分散していた「肝腎機能障害者，高齢者，小児，妊産婦など」に対する情報が一つの項目に集約されることになった．これらの情報は薬の市販後に蓄積されるものなので，その意味からも，更新された最新の添付文書を確認することが大切である．文書に記載されている事項は医療者が遵守すべき基準とされることにも留意したい．なお，医療用医薬品の添付文書情報は独立行政法人・医薬品医療機器総合機構(www.info.pmda.go.jp)や当該医薬品メーカーから提供されており，ウェブ検索が可能である．

処方せん

　医師による処方せん記入は現在ではパソコンでの入力が主流である．

　基本的には，①患者の氏名・年齢，②薬の処方欄に薬の名前・分量・用法・用量，③発行年月日，④医療機関の名称・所在地，⑤医師名を記載し，⑤押印または署名することになっている．

　処方欄には薬の名前，剤形（錠剤か散剤か内用液かなど），薬の規格単位（何ミリグラムの錠剤かなど），1回の服用量，1日の服用回数と服用のタイミング，服用日数が分かるように記載する．たとえば，

1) リピトール錠（5 mg）　1錠（1日1錠）
　　　　　　　　1日1回朝食後　14日分
2) カロナール錠（200 mg）　1錠（1日3錠）
　　　レバミピド錠（100 mg）　1錠（1日3錠）
　　　　　　　　1日3回朝，昼，夕食後　14日分

のように書く．

　処方せんは処方日を含めて4日以内に使用する（薬の調剤を受ける）ことになっている．また，薬局での処方せんの保管期間は3年間と定められている．

お薬手帳

　患者の中には何か所かの医療機関で診察を受け，薬の処方を受けている人も多いであろう．お薬手帳は，複数の種類の処方を受けている場合にもその情報を一冊の手帳にまとめられる．この手帳を携帯し，医師や薬剤師に提示すれば，患者自身の服用薬の情報を正確に伝えるのに便利である．

　複数の薬を服用していると，飲み合わせが悪かったり，過剰な服用量となっていたりして思わぬ副作用が出ることがある．薬の適切な服用に役立つことが期待される．お薬手帳は薬局で申し出れば入手することができる．

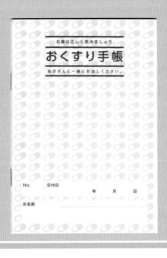

薬品の濃度

　主に次の三つの方法で表される．実際にどれだけの薬が患者に投与されるかを正確に計算できるようにしておこう．

1. 重量・重量%：たとえば，てんかん治療薬の40%バルプロ酸ナトリウム細粒1gには400mgのバルプロ酸ナトリウムが含まれる．
2. 重量・容量%：たとえば，2%アセトアミノフェンシロップ10mLには200mgのアセトアミノフェンが含まれる．
3. 容量・容量%：たとえば，80%エタノール100mLには80mLのエタノールが含まれる．

ジェネリック医薬品

　新薬として発売された薬の特許期間が切れた後に，同じ有効成分と効能をもった薬として他のメーカーから販売される薬のことを，新薬（先発医薬品）に対してジェネリック医薬品（後発医薬品）と呼ぶ．ジェネリック医薬品は厚生労働省の承認を得て市販されるが新薬に比べれば開発費は少なくてすむため，価格は安くなっている．患者個人の支払い負担が軽減されるし，国の医療費節減の方向性にもかなっているためジェネリック医薬品が処方される機会は少なくない．ただ，先発医薬品と同じ有効成分の薬とはいっても，ジェネリック医薬品では薬の色や大きさが異なっていたり，使用添加物の違いにより味やにおいが異なる場合があるので，薬効がまったく同じとはいえない．

　処方せんに先発医薬品名が記載されていても，「後発医薬品への変更不可」を表示する医師のサイン，押印がない場合には，薬剤師は患者の希望に基づきジェネリック医薬品に変更することができる．また，一般名による処方がなされた場合には，患者は薬剤師の説明を受けたうえでジェネリック医薬品を選択できる．

---

3 薬理作用と作用機序

A 薬の作用点（薬物受容体）

　細胞の表面を眺めてみると，図1-3のような構造をしていると考えられている．脂質の二重層を「海」にたとえると，そこには膜蛋白質が氷山のように浮いている．したがって，多くの薬物が作用するとき，その薬物が膜蛋白質よりできた受容体（レセプター）に結合することが薬物作用の第1段階と考えられている．ステロイドホルモンや甲状腺ホルモンなど脂溶性に富む薬物は細胞の中へ入っていくが，やはり細胞質や核の中にある蛋白質でできた受容体に結合してから作用を現す．

　受容体以外の薬物作用点としては，酵素やイオンチャネル，トランスポーターがある．

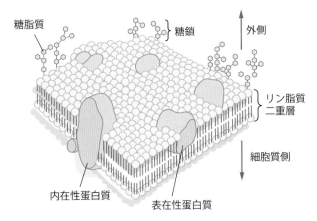

糖脂質　　　　　　糖鎖　　　　　　　　　外側

リン脂質
二重層

細胞質側

内在性蛋白質　　　表在性蛋白質

図 1-3　細胞膜の構造

酵素，イオンチャネル，トランスポーター

　酵素，イオンチャネル，トランスポーターはいずれも蛋白質分子である．それぞれの概要を簡単に説明しよう．

酵素

　酵素には，基質特異的に特定の化学反応を効率よく進行させる働き，つまり触媒作用がある．酵素は基質と結合し，酵素-基質複合体を作った後，基質を反応生成物に変化させ，反応生成物は酵素から離れる．神経伝達物質やホルモン，あるいは炎症に関係するケミカルメディエーターなどの合成や分解といった，生体内すべての代謝過程での化学反応には，その反応に作用する特異的な酵素がある．

イオンチャネル

　イオンチャネルは細胞膜を貫く構造をしており，チャネル分子には特定のイオンが通れる穴があって，その穴を開けたり閉じたりすることでイオンの透過性を調節する．イオンチャネルを通るイオンの動きの方向は細胞膜を挟んだ二つの空間でのイオンの濃度勾配に従った方向である．代表的なチャネルに，ニコチン性アセチルコリン受容体のようなリガンド結合性イオンチャネル（イオンチャネル内蔵型受容体）や，電位依存性カルシウムチャネルのように細胞の膜電位が脱分極すると開くようなイオンチャネルがある．

トランスポーター

　トランスポーターはイオンチャネル同様に細胞膜を貫く構造である．トランスポーターは特定の基質を結合し，基質結合部位の向きを細胞内・外に変化させることで基質を輸送する．薬物の作用点になるトランスポーターにはセロトニンやノルアドレナリンなどの神経伝達物質を輸送するトランスポーター（シナプス前膜の再取込機構）と腎臓尿細管にあるナトリウムグルコーストランスポーター 2 や Na^+/Cl^- 共輸送体，$Na^+/K^+/2Cl^-$ 共輸送体などがある．これらトランスポーターはいずれもナトリウムポンプと連動していて，ナトリウムポンプが細胞内のナトリウムイオン濃度を低く保つことによって，細胞外の Na^+ を濃度勾配に従って細胞内に流入させ，それを駆動力にして器質を細胞外から細胞内に輸送する．次頁にセロトニントランスポーターの模式図を示したので参照されたい．

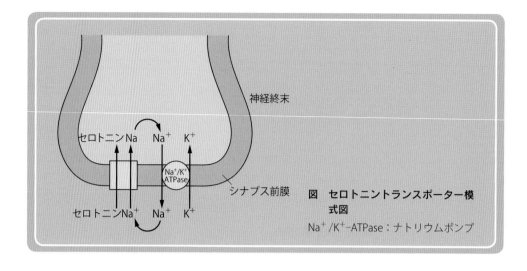

図　セロトニントランスポーター模
　　式図

Na$^+$/K$^+$-ATPase：ナトリウムポンプ

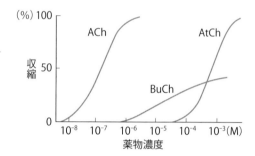

図1-4　アセチルコリン(ACh)，ブチルコリン
　　　(BuCh)，アセチルチオコリン(AtCh)の用
　　　量-反応関係の比較

1. 受容体と薬物との親和性

　　同じ受容体に作用する場合でも，薬物によって同等の作用を示す薬物濃度が違ったり，薬物が示す最大反応が異なっていたりという差が認められる．たとえばラットの回腸を取り出して栄養液の中に吊るし，互いに化学構造式がよく似ているアセチルコリン，ブチルコリン，アセチルチオコリンの3種の薬物に対する収縮反応をみてみると，**図1-4**のような用量-反応関係が得られる．アセチルコリンとアセチルチオコリンの最大(収縮)反応はいずれも同程度でほぼ100％であるが，ブチルコリンの最大反応は他のものより小さく40％程度である．ブチルコリンのようにどんなに用量(濃度)を上げても得られる最大反応が小さい薬物を部分アゴニスト(パーシャルアゴニスト partial agonist)という．これに対してアセチルコリンやアセチルチオコリンのように，最大反応が100％現れる薬物を完全アゴニスト(フルアゴニスト full agonist)と呼ぶ．

　　また，アセチルコリンとアセチルチオコリンとでは，アセチルコリンのほうが低濃度で収縮を起こし，作用が強いことはこの用量-反応関係を比較することにより明らかで，アセチルコリンはアセチルチオコリンよりも受容体との親和性が高いことを表している．

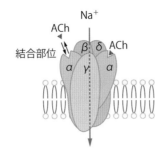

図1-5　アセチルコリンのニコチン受容体の模式図

α，β，γ，δの4種のサブユニットで構成されている．アセチルコリン(ACh)が受容体と結合するとイオンチャネルが開き，Na⁺が細胞内に流入する．

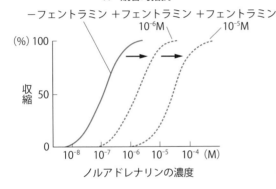
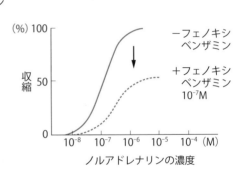

図1-6　競合的拮抗と非競合的拮抗

2．薬物受容体の構造

現在では，種々の薬物受容体においてそれを構成する蛋白質のアミノ酸配列や立体構造が明らかとなってきている．たとえば骨格筋に分布する運動神経の伝達物質はアセチルコリンであるが，それに対する受容体(ニコチン受容体)の構造は**図1-5**に示すようなものと推測されている．この受容体は，中央にイオンが通るチャネルが形作られ(イオンチャネル)，Na⁺やK⁺の通りやすさ・通りにくさを調節して機能を発揮している．

3．薬物の拮抗作用（競合的拮抗と非競合的拮抗）

今度はラットの大動脈を栄養液中に吊るして，ノルアドレナリンの用量(濃度)-反応関係を得る．その後，あらかじめフェントラミンを栄養液の中に入れておき，再びノルアドレナリンの用量-反応関係を求めてみる．すると，フェントラミンの濃度を増やしていくに従い**図1-6A**のように用量-反応関係が右側へシフト(右方移動)していく．すなわち，同じ収縮反応を得るためには，フェントラミンが存在する場合にはノルアドレナリンはより高い濃度が必要となる．この場合，フェントラミンはノルアドレナリンと同じ受容体に結合するがその結合は可逆的であり，これ自体収縮反応を起こさない拮抗薬(遮断薬)である．ノルアドレナリンとフェントラミンは同じ受容体に競い合って結合しようとするが，ノルアドレナリンが十分に高い濃度で存在すればフェントラミンに攻め勝って，フェントラミンが存在しない場合と同じように十分大きな100%の収縮反応を起こすことができる．これを「競合的拮抗」といい，フェントラミンのような薬物を「競合的拮抗薬(競合的アンタ

表1-7 酵素やイオンチャネル，トランスポーターを阻害して作用する薬

薬物名	阻害される酵素やイオンチャネル，トランスポーター
カプトプリル(降圧薬)	アンジオテンシン変換酵素
プラバスタチン(高脂血症治療薬)	HMG-CoA(ヒドロキシメチルグルタリル-CoA)還元酵素
メトトレキサート(抗悪性腫瘍薬)	ジヒドロ葉酸還元酵素
リナグリプチン(糖尿病治療薬)	DPP-4(ジペプチジルペプチダーゼ-4)
アスピリン(解熱鎮痛薬)	シクロオキシゲナーゼ
ベラパミル(狭心症治療薬)	カルシウムチャネル
リドカイン(局所麻酔薬)	ナトリウムチャネル
オメプラゾール(消化性潰瘍治療薬)	プロトンポンプ(H^+/K^+-ATPase)
フルボキサミン(抗うつ薬)	セロトニントランスポーター
カナグリフロジン(糖尿病治療薬)	SGLT2(ナトリウム・グルコース共輸送体-2)

ゴニスト)」と呼ぶ．フェントラミンの代わりにフェノキシベンザミンを存在させると，フェノキシベンザミンは受容体と共有結合するので，ノルアドレナリンが結合できる受容体の数は限られてしまい，ノルアドレナリンの濃度を高めても血管平滑筋の最大収縮反応は抑制されたままである(**図1-6B**)．これを「非可逆的拮抗(非競合的拮抗)」といい，フェノキシベンザミンを「非可逆的拮抗薬(非競合的拮抗薬)」と呼ぶ．

4. 酵素やイオンチャネル，トランスポーターに作用点をもつ薬

代表的な薬を表に示した(**表1-7**)．

Ⓑ 情報伝達系

細胞外から薬物など情報伝達物質(ファーストメッセンジャー)が受容体を刺激すると，細胞内で別の物質(セカンドメッセンジャー)が増えたり減ったりする反応が引き起こされる．この一連の系を，細胞内情報伝達系と呼ぶ．セカンドメッセンジャーの働きによって細胞内の機能性蛋白質の活性や量が調節され，生体応答に変化が生じるのである(**図1-7**)．

受容体には次の五つのタイプが知られている(**図1-8**)．①GTP結合蛋白質と共役する受容体，②イオンチャネル内蔵型の受容体，③酵素活性をもつ受容体，④酵素と共役する受容体，⑤細胞内受容体．①から④までは細胞膜に存在する．

1. GTP結合蛋白質と共役する受容体

受容体が薬物を結合していない状態ではGTP結合蛋白質(G蛋白質)はGDPを結合しているが，薬物が受容体に結合するとG蛋白質はGDPを遊離してGTPを結合した活性型になる．

代表的なG蛋白質として，a. アデニル酸シクラーゼ(効果器)を活性化する促進性G蛋白質(G_s)，b. アデニル酸シクラーゼを抑制する抑制性G蛋白質(G_i)，c. ホスホリパーゼC(効果器)を活性化するGTP結合蛋白質(G_q)などがある．a，b，cについてアドレナリン受容体刺激との共役を例として説明しよう．

a. アドレナリンβ受容体は促進性G_s蛋白質と共役する

アドレナリンがβ受容体に結合するとG_sが活性化する．活性化G_sはアデニル酸シクラー

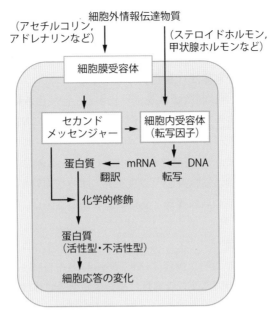

図 1-7　細胞内情報伝達系

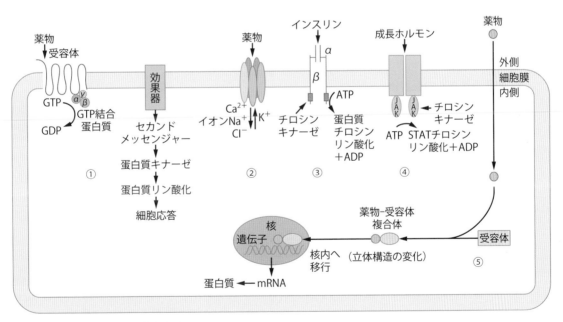

図 1-8　薬物受容体の種類と情報伝達
①〜⑤は本文中 1〜5 の項目を参照.

ゼを刺激し，その結果セカンドメッセンジャーの cAMP が生成される．cAMP は cAMP 依
存性蛋白質リン酸化酵素（A キナーゼ）を活性化し，たとえば肝臓ではグリコーゲンホスホ
リラーゼの活性化が起こるので，グリコーゲン分解により血中へのブドウ糖放出が促進さ
れる．

b. アドレナリン α_2 受容体は抑制性 G_i 蛋白質と共役する

　アドレナリン α_2 受容体刺激は G_i を活性化する．活性化された G_i はアデニル酸シクラーゼを抑制するので cAMP は減少する．

c. アドレナリン α_1 受容体は G_q 蛋白質と共役する

　アドレナリン α_1 受容体刺激は G_q を活性化する．活性化された G_q はホスホリパーゼ C を活性化する．その結果ホスファチジルイノシトール-4,5-二リン酸からイノシトール-1,4,5-三リン酸(IP_3)とジアシルグリセロール(DAG)が生成される．IP_3 はセカンドメッセンジャーとして細胞内 Ca^{2+} 貯蔵部位からの Ca^{2+} 動員を引き起こし，細胞内 Ca^{2+} 濃度を上昇させる．α_1 受容体刺激は細胞内 Ca^{2+} 濃度上昇によって血管平滑筋の収縮反応を生じる(C. 骨格筋，心筋，平滑筋の収縮機構と薬物による調節参照)．

2. イオンチャネル型の受容体

　アセチルコリンのニコチン受容体(Na^+チャネル)や $GABA_A$ 受容体(Cl^-チャネル)が例である．薬物が細胞膜の外側から受容体に結合すると受容体は特異的なイオンを通す孔になる．イオンは細胞膜内外の濃度勾配に従った方向に流れる．Na^+ チャネルが開くと細胞外から細胞内へ向かって Na^+ が流れ込み，膜電位は脱分極するので興奮性の変化が生ずる(例：アセチルコリンが骨格筋のニコチン受容体を刺激し，筋を収縮させる)．また，Cl^- チャネルが開くと細胞外から細胞内に向かって Cl^- が流入し，膜電位は過分極となるので細胞機能の抑制が生ずる(例：γ-アミノ酪酸(GABA)による中枢神経機能の抑制)．

3. 酵素活性をもつ受容体

　チロシンキナーゼ型受容体(例：インスリン受容体)が代表である．インスリンが細胞膜の外側から受容体に結合すると，細胞膜の内側に面した受容体部のチロシンキナーゼ活性が高まり，基質蛋白質のチロシン残基部分のリン酸化が生じ蛋白質機能に変化が起こる．最終的にブドウ糖の細胞内への取り込み増加やグリコーゲン合成酵素の活性化などが引き起こされる．

4. 酵素と共役する受容体

　成長ホルモンやサイトカイン受容体がこの例である．薬物が受容体に結合すると受容体蛋白質とは別の酵素蛋白質が活性化されるのが特徴である．たとえば，成長ホルモンが受容体に結合すると JAK(Janus kinase)分子のチロシンキナーゼが活性化され，STAT(signal transducer and activator of transcription)のチロシンリン酸化を引き起こし，遺伝子の発現を調節する．

5. 細胞内受容体

　代表は糖質コルチコイド，鉱質コルチコイド，エストロゲンのようなステロイドホルモンと甲状腺ホルモンの受容体である．これらホルモンは脂溶性であるので，細胞膜を通過して細胞質に局在する受容体に結合する．薬物が結合した受容体は転写因子として核内に入っていき，遺伝子に結合して蛋白質の発現量を調節する．したがって薬物作用発現までに数時間必要である．逆に薬物の服用をやめてもその作用はしばらく持続する．

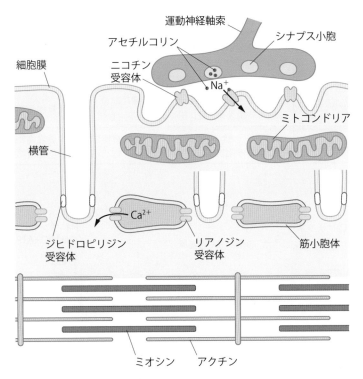

図 1–9　神経筋接合部の模式図

C 骨格筋，心筋，平滑筋の細胞内情報伝達機構と薬物による調節

　　薬物には筋肉の収縮に影響を及ぼすものが多い．ここではまず筋肉の収縮機構を理解し，次に薬物が筋肉細胞内の情報伝達系をどのように修飾して筋収縮に影響するのかをみてみよう．

1. 骨格筋

　　運動神経の興奮が軸索を伝播して神経筋接合部に到達すると，運動神経終末部からアセチルコリンが放出される（図 1–9）．アセチルコリンが運動終板のニコチン受容体を刺激すると Na^+ チャネルが開口するので，Na^+ が細胞外から細胞内に流入し，終板電位を脱分極させる．終板電位がやがて閾値にまで高まると活動電位が発生し，活動電位は横管 T tubule によって筋線維全体に伝わる．横管に局在するジヒドロピリジン受容体は伝わってきた活動電位を感知し，その情報を近接する筋小胞体膜上のリアノジン受容体に直接的に伝える．リアノジン受容体は筋小胞体の Ca^{2+} チャネルとして働いているので，その活性化により筋小胞体に貯蔵されている Ca^{2+} が細胞質中に放出される．放出された Ca^{2+} はアクチンを活性化し，その結果アクチンとミオシンとの**クロスブリッジ**が生じ，骨格筋の収縮が起こるのである．

　　骨格筋線維内の情報伝達を阻害する主な薬物を**表 1–8** に示す．

表 1-8　骨格筋情報伝達系に影響する薬

薬物名	情報伝達系への影響	骨格筋への作用・臨床応用
d-ツボクラリン	ニコチン性アセチルコリン受容体の競合的拮抗薬として作用し，終板電位発生を阻害する	筋弛緩薬
スキサメトニウム	ニコチン性アセチルコリン受容体に結合して脱分極を持続させ，Na^+チャネルを不活性にする	筋弛緩薬
ダントロレン	リアノジン受容体に結合し，筋小胞体からのCa^{2+}遊離を阻害する	悪性高熱症治療薬 筋弛緩薬

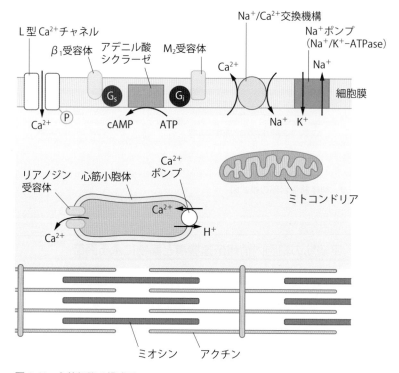

図 1-10　心筋細胞の模式図

2. 心　筋

　心臓のペースメーカー細胞から刺激伝導系によって伝えられた活動電位は，L型Ca^{2+}チャネル(心筋細胞膜上のジヒドロピリジン受容体)を活性化する(**図 1-10**)．L型Ca^{2+}チャネルの開口により細胞外から細胞内に流入したCa^{2+}は心筋小胞体膜上に局在するリアノジン受容体に結合して心筋小胞体のCa^{2+}チャネルを開口させ，小胞体からCa^{2+}を遊離して細胞質中のCa^{2+}濃度を上昇させる．これをCa^{2+}-induced Ca^{2+} release(CICR；Ca^{2+}によるCa^{2+}放出)という．心筋は骨格筋と同じく横紋筋なので，Ca^{2+}がアクチンを活性化し，アクチンとミオシンのクロスブリッジが惹起されて収縮が生じる．

　心筋は収縮と弛緩を規則的に繰り返す器官であるが，弛緩期には細胞質中のCa^{2+}は心筋小胞体のCa^{2+}ポンプによって心筋小胞体に再び取り込まれる．

　心筋細胞内のcAMPを増加させる薬物は心収縮力を増強する．そのメカニズムを説明し

表 1-9　心筋の情報伝達系に影響する薬物

薬物名	細胞内情報伝達機構への影響	心筋への作用・臨床応用
アドレナリン	β_1 受容体に結合し，G_s蛋白質を介してアデニル酸シクラーゼを活性化，心筋細胞内 cAMP レベルを増加	収縮力増強 昇圧薬
キサンチン誘導体 （テオフィリンなど）	ホスホジエステラーゼを阻害し，心筋細胞内 cAMP レベルを増加	収縮力増強
アセチルコリン	ムスカリン M_2 受容体に結合し，G_i蛋白質を介してアデニル酸シクラーゼを阻害，心筋細胞内 cAMP レベルを低下	収縮力低下
ジギタリス	Na^+ポンプを阻害し，細胞内 Na^+濃度を増加，その結果，Na^+/Ca^{2+}交換機構による細胞内 Ca^{2+}の細胞外への排出が抑制され，細胞内 Ca^{2+}濃度を増加	収縮力増強 強心薬
カルシウム拮抗薬 （ベラパミル，ジルチアゼムなど）	L 型 Ca^{2+} チャネルを遮断	収縮力低下 狭心症治療薬 降圧薬

よう．L 型 Ca^{2+} チャネルは cAMP 依存性蛋白質リン酸化酵素によりリン酸化されると活性化され，その結果，細胞外からの Ca^{2+} 流入が増加し細胞内 Ca^{2+} 濃度が上昇するので，心筋収縮力が増強するのである．

　心筋細胞内の情報伝達を修飾する主な薬物を**表 1-9** に示す．

3. 平滑筋

　平滑筋は気管支，腸管，血管などの壁に存在し，その動きや内径に影響を及ぼす．

　平滑筋の収縮においても，細胞内 Ca^{2+} 濃度の上昇が必要である．しかし，平滑筋の収縮機構で横紋筋（骨格筋や心筋）とのもっとも大きな違いは，平滑筋ではアクチンではなくミオシンの活性化が筋収縮の鍵になる点である（**図 1-11**）．

　多くの薬物が平滑筋細胞膜上に受容体を有するが，収縮反応を仲介する受容体は G_q 蛋白質共役型の受容体である．例としてはアドレナリン α_1 受容体，ムスカリン M_3 受容体，アンジオテンシンⅡ AT_1 受容体，ヒスタミン H_1 受容体などがある．すなわち，受容体に薬物が結合すると G_q 蛋白質との連関により細胞膜に存在するホスホリパーゼ C が活性化され，イノシトール–1,4,5–三リン酸（IP_3）が生成される．IP_3 は細胞内小胞体に貯蔵されている Ca^{2+} を放出し，細胞内 Ca^{2+} 濃度を高める．Ca^{2+} はカルモジュリンと結合して Ca^{2+}・カルモジュリン複合体を作り，この複合体がミオシン軽鎖キナーゼ myosin light–chain kinase（MLCK）に結合し活性化させる．活性化された MLCK はミオシンをリン酸化して活性型ミオシンに変換し，その結果ミオシンとアクチンとのクロスブリッジが形成され，平滑筋収縮が起こるのである．平滑筋細胞内の Ca^{2+} 濃度増加は細胞膜に存在する電位依存性 Ca^{2+} チャネルの開口によっても惹起される．

　平滑筋細胞内の cAMP あるいは cGMP を増加させる薬物は平滑筋を弛緩させる．cAMP は cAMP 依存性蛋白質リン酸化酵素の活性化を介して MLCK をリン酸化し不活性化することにより平滑筋を弛緩させ，また cGMP はリン酸化ミオシンの脱リン酸化を促進して平滑筋を弛緩させる（**図 1-11**）．

　平滑筋細胞内の情報伝達を修飾する主な薬物を**表 1-10** に示す．

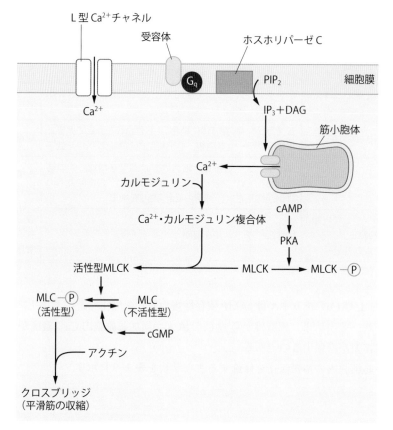

図 1-11 平滑筋の収縮機構

PIP$_2$：ホスファチジルイノシトール–4,5–二リン酸，IP$_3$：イノシトール–1,4,5–三リン酸，DAG：ジアシルグリセロール，PKA：cAMP 依存性プロテインキナーゼ，MLCK：ミオシン軽鎖キナーゼ，MLC：ミオシン軽鎖

表 1-10 平滑筋の情報伝達系に影響する薬物

薬物	細胞内情報伝達機構への影響	平滑筋への作用・臨床応用
カルシウム動員系受容体を刺激する薬物（α$_1$ 受容体，アセチルコリン M$_3$ 受容体，ヒスタミン H$_1$ 受容体，ブラジキニン B$_1$・B$_2$ 受容体，アンジオテンシン II AT$_1$ 受容体）	G$_q$蛋白質を介してホスホリパーゼ C を活性化．イノシトール三リン酸レベルを高め，細胞質中 Ca^{2+}濃度を増加	収縮
アドレナリン β$_2$ 受容体作動薬	G$_s$蛋白質を介してアデニル酸シクラーゼを活性化，平滑筋細胞内 cAMP レベルを増加	弛緩気管支拡張薬
硝酸化合物（ニトログリセリンなど）	一酸化窒素を放出し平滑筋細胞内の cGMP レベルを増加	弛緩降圧薬，狭心症治療薬
ホスホジエステラーゼ V 阻害薬（シルデナフィル）	cGMP レベルを増加	弛緩勃起障害治療薬
カルシウム拮抗薬（ニフェジピン，ニカルジピンなど）	平滑筋の L 型 Ca^{2+} チャネルを遮断	弛緩降圧薬

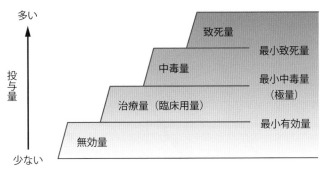

図 1-12　薬の用量

D 薬物の作用と投与量の関係

　薬物の作用と投与量との関係について，少し詳しくみてみよう．薬物の使用量が非常に少ないときはなんの効果も得られないが，この量を無効量と呼ぶ．使用量を少しずつ増やしていくとはじめて効果が発現する用量に達するが，この量を最小有効量と呼ぶ．さらに投与量を増やしていくと効果がだんだん強くなり，はじめて有害作用が現れる用量に至るが，そのときの量を最小中毒量と呼ぶ．この最小有効量と最小中毒量との間を治療量あるいは臨床用量と呼ぶ．さらに中毒量を超えて投与量を増やしていくとはじめて死亡する生体が出てくるが，この量を最小致死量と呼び，この量以上の用量を致死量と呼ぶ（**図 1-12**）．普通は臨床用量の範囲内で治療を行う．

　薬物の安全性を表す指標の一つに治療係数がある．治療係数が大きい薬物は安全性が高いといえるが，この治療係数は 50%致死量（LD_{50}）を 50%有効量（ED_{50}）で割ったものである（治療係数＝$\dfrac{LD_{50}}{ED_{50}}$）．LD_{50} とは，たとえば 100 匹の動物に薬物を与えたときにそのうちの 50 匹が死亡する薬用量であり，ED_{50} とは，同様に 100 匹の動物に与えたときにそのうちの 50 匹に効果が認められる薬用量をいう．一般に横軸に薬物の用量（対数値）をとり，縦軸に反応の強さをとってその関係を図示したものを用量-反応曲線 dose-response curve と呼んでいるが，通常 S 字状の曲線となる．**図 1-13** に治療効果と致死作用についての用量-有効率曲線を示し，ED_{50}，LD_{50} を表しておく．

E 薬物の有害作用

　常用量の薬が患者に投与された場合，治療などの目的に合った有益な作用（主作用）ばかりではなく，患者に有害な作用（副作用，有害作用）を現すことがしばしば認められる．副作用がなくて病気にのみ有効な作用を有する薬が理想であるが，「副作用のない薬物はない」というのが現在の考えである．常用量以上の多量の薬物投与で引き起こされる反応を薬物中毒という（**表 1-11**）．モルヒネの薬効を例にして主作用と副作用の関係について考えてみよう．強い疼痛のある患者に対して，常用量のモルヒネによる鎮痛作用は治療上好ましい主作用である．一方，モルヒネには腸管運動抑制作用があるので便秘を生じ，これは副作用となる．ところが激しい下痢のある患者にはモルヒネの腸管運動抑制作用は治療上好ましい主作用となる．このように，ある薬効が治療の目的により主作用にも副作用に

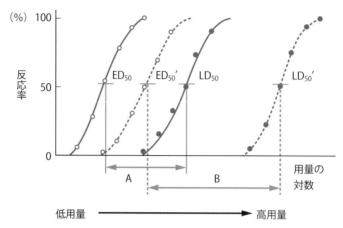

図1-13　用量−有効率・致死率曲線

薬物 A（——）と薬物 B（- - -）を比較すると，A のほうが低い用量で治療効果（○）が得られるが，致死作用（●）を考慮すると，B のほうが安全性は高い．すなわち A の治療係数$\left[\dfrac{LD_{50}}{ED_{50}}\right]$より B の治療係数$\left[\dfrac{LD_{50}{}'}{ED_{50}{}'}\right]$のほうが値が大きい．

用量を対数で表すと一般に数学的に処理しやすくなる．

表1-11　主作用と副作用・有害作用

主作用（治療目的に合った薬効） 副作用（治療目的に合わない薬効） 有害作用（予知が困難で，好ましくない作用）	常用量
有害作用（過大な主作用）・中毒	過量

表1-12　薬物の副作用の分類

① 目的とする薬理作用以外の作用を有する場合	⑥ 薬物相互作用によるもの
② 過量によるもの	⑦ 催奇形性
③ 特異体質によるもの	⑧ 発癌性
④ 薬物アレルギー	⑨ 局所刺激性
⑤ 二次作用によるもの	⑩ 薬物依存・耐性・乱用

もなりうるのである．一般的には副作用という言葉は有害作用と同義に使われる．副作用は，その発現形式や原因によって**表1-12**のように分類される．例をあげておく．

　①前述のモルヒネの副作用例はこれに相当する．

　②糖尿病患者へのインスリン投与の過剰による低血糖などがある．

　③遺伝的な薬物代謝酵素の変異により，常用量の薬で予期せぬ毒性が出ることがある．

　④薬物アレルギーは薬物を繰り返し使用することにより免疫機構が異常な反応を示すようになる後天的なもので，発疹，蕁麻疹，発熱，ショックなどの症状を表す．ごく微量でも生じることがある．一般に服薬の回数を経るごとに反応が強くなることが多い．防止には，本人のアレルギー歴，家族の中に特異体質者がいないかといった問診を行うことが重要である．

表 1-13　主な依存性薬物とその依存性について

	薬物名	作用メカニズム	精神依存性	身体依存性	乱用時の主な症状
オピオイド系	モルヒネ	オピオイド μ 受容体と結合	強い	強い	縮瞳，便秘
	ヘロイン		強い	強い	呼吸抑制，鎮静 陶酔感
中枢神経抑制薬系	バルビツール酸誘導体類	GABA$_A$ 受容体のバルビツール酸誘導体結合部位と結合	強い	強い	鎮静，睡眠 運動失調，陶酔感
	ベンゾジアゼピン類	GABA$_A$ 受容体のベンゾジアゼピン結合部位と結合	中等	強い	鎮静，傾眠 多幸感
	アルコール	脳幹網様体賦活系の抑制	強い	強い	精神発揚→抑制 運動失調，陶酔感
	シンナー類		中等	なし〜軽度	精神発揚→抑制 幻想，多幸感
中枢神経興奮薬系	コカイン	アドレナリン作動性神経の刺激	強い	なし〜軽度	散瞳，発汗 陶酔感，妄想幻覚
	覚醒剤（アンフェタミンなど）		強い	なし〜軽度	散瞳，活力増大 陶酔感，妄想幻覚
	ニコチン	ニコチン受容体と結合	中等	きわめて弱い	覚醒，鎮静 食欲減退，満足感

⑤抗菌薬服用を続けると腸内細菌の常在菌が減少し，菌交代症が生じて下痢などを引き起こすのは二次作用である．

⑥薬物相互作用については 32 頁で述べる．

⑦1960 年代に起こった睡眠薬サリドマイドによる「アザラシ肢症」児出産はこの一例である．

⑧エストロゲンの補充療法は乳癌や子宮内膜癌のリスクを高める．

⑨たとえば薬物の皮膚への刺激作用には，物理化学的作用による皮膚炎，アレルギー性皮膚炎，薬物に光が作用して起こる光線過敏皮膚炎などがある．

⑩薬を反復投与していると耐性や依存が生じることがある．耐性とは，薬物服用の初期と同じ効果を得るのに必要な薬物の量がだんだん増えていく現象をいう．中枢神経作用薬で生じやすい．アルコールに耐性ができると，たとえば麻酔薬エーテルにも耐性が生じる．これを交叉耐性と呼ぶ．薬物依存(表 1-13)には，その薬物が「ないとさみしい」という精神依存(習慣)と，やめれば禁断症状を生じるほどの身体依存とがある．身体依存を生じる典型的な薬物にモルヒネ，アルコール，フェノバルビタールがある．薬物を治療目的以外に自ら勝手に社会規範に反して用いてしまうことを乱用(濫用)という．

4　薬の生体内運命と薬効

この項では薬物がどのようにして生体内に入り，生体内で変化し，作用を現し，体外へ排出されるかを説明する．

Ⓐ 薬物の投与経路

　　薬の投与経路には，内服（経口投与）および注射，経皮，直腸内などの非経口投与がある．
同じ薬物を投与する場合でも，投与経路の違いによって薬物の血中濃度の推移は大きく異
なる（**図 1-14**）．

　　内服すれば，薬は腸管から吸収された後，門脈に入り肝臓に運ばれ，最終的に大循環に
入って全身に運ばれる（**図 1-15**）．したがってニトログリセリンなど肝臓で分解されやす
い薬を内服した場合は大循環によって全身に運ばれる量が少ないことになってしまう．ニ
トログリセリンは舌下錠や貼付薬を使えば，前者では口腔粘膜から，後者では皮膚から吸
収されるので，門脈ではなく静脈に入って心臓に戻り，大循環に入るので薬効が出現する

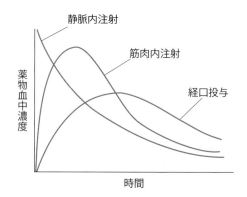

図 1-14　薬物の投与経路と血中濃度推移

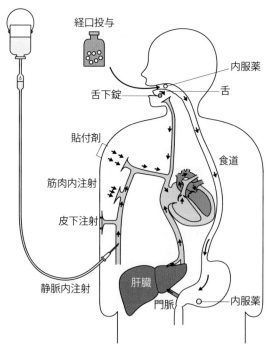

図 1-15　薬の投与経路

表 1-14　服用に特徴をもたせた経口剤

腸溶剤	胃では溶けず，腸で溶けるようにした錠剤．胃で溶けると，分解しやすかったり胃の障害を起こしやすい薬の場合に腸溶剤とする．砕いて内服すると期待する効果が現れない．
徐放剤	薬の服用回数を減らすことや，副作用の軽減を目的として，消化管内での薬物の放出が持続的に徐々に起こるように工夫された薬．
チュアブル錠	噛み砕くことで錠剤を細かくし，飲み込みやすくした薬．高齢者や小児が服用しやすい．
口腔内崩壊錠	口腔内で唾液や少量の水で容易に溶けるので，嚥下障害のある高齢者や，水分制限のある人にも服用しやすい．OD 錠 (orally disintegrating tablet)．
舌下錠	舌の下に薬を入れ，急速に有効成分を口腔粘膜から吸収できる錠剤．飲み込んだり，噛み砕いたりせず，唾液で自然に溶かす．
バッカル錠	薬を歯ぐきと頬粘膜の間にはさみ，飲み込んだり噛み砕いたりせずに，唾液で自然に溶かして使用する．舌下錠と異なり，有効成分を口腔粘膜からゆっくり吸収させ，持続的な薬効を出す錠剤．

表 1-15　注射経路の種類と特徴

静脈内	効果も副作用も発現が速やか． 点滴静注では注射量の調節が容易で持続投与も可能．
皮下	吸収速度は比較的遅い． 組織の障害を防ぐため，体液と等張の注射液を用いる．
筋肉内	肩の三角筋，臀部の大殿筋などが注射部位である． 頻回に行うと筋拘縮を起こすため，成長段階にある小児では筋注を避ける．
脊髄腔内	脊髄麻酔で麻酔薬をくも膜下腔に注入する．
動脈内	ある動脈の支配域にのみ薬物を選択的に投与したい場合に行う． 抗悪性腫瘍薬の投与に用いられる．

（図 1-15）．

　内服薬の種類は錠剤，顆粒剤，散剤，カプセル剤，シロップ剤，内用液剤など多彩である．内服は簡易で便利な服用方法なのでもっとも汎用される投与法であるが，高齢者や小児を中心に，薬の飲み込みや，1 日の服用回数などに問題が生じやすい人も多い．そこで服用方法や薬の消化管からの吸収に工夫が図られたものが数多く登場している．例を**表 1-14** にあげた．

　注射は，静脈内，皮下，筋肉内などがよく用いられ，その他特殊なものとして，脊髄腔内，動脈内などがある（**表 1-15**）．注射には内服とは異なる長所と短所があるので，それらをよく理解して適用することが重要である（**表 1-16**）．

　内服と注射以外の投与法の種類と特徴については**表 1-17** にまとめた．

Ⓑ 薬物の生体膜の通過

　薬がその作用部位に至り，やがて排泄されていく過程（吸収・分布・代謝・排泄）には多くの生体膜通過ステップがある．薬の生体膜通過の良し悪しは薬理作用に大きな影響を与

表 1-16　内服と注射の長所，短所

	内服（経口投与）	注射
簡便性	優れている	劣っている
吸収の速さ（作用の発現）	遅い	速やか
吸収の確実性	個体差，食事の影響などあり（一般に食後より空腹時のほうが吸収はよい．嘔吐があるときには適さない）	大きい 経口摂取不能でも可
作用の持続	優れている	持続投与も可能
問題点	服薬の確実性の保証が必要 消化管の症状を生じやすい 胃液や消化液で変性・分解するもの，肝臓で分解されやすいものは適さない	苦痛を伴う 感染の危険がある 誤薬に気づいても回収できない
適応	安定した病態，外来治療	内服不能時，緊急時 消化管から吸収されない薬物

表 1-17　内服と注射以外の投与法の種類と特徴

投与法	薬物の例	特徴
直腸内	坐薬	内服がむずかしい小児，消化器症状の強い薬物の場合に用いる．吸収された薬物の大部分は門脈系に入らないので，肝臓で分解されずに体循環に入る
舌下	ニトログリセリン	胃や腸で不活化されたり，肝臓で代謝されやすい薬物に向いている
経皮	抗狭心症薬	皮膚を通して吸収され，薬効を発揮する．吸収が緩やかで，肝初回通過効果を免れる．持続的に血中濃度を維持したい場合に適する．
吸入	気管支喘息治療薬	気道粘膜に作用させたい薬，気体・揮発性の薬の投与によい．
外用	軟膏	局所作用を期待して用いる

えることになる．ここでは薬の生体膜の通過についての基本事項を理解しておこう．

　生体内での薬物のもっとも一般的な膜通過様式は，薬物が濃度の高い方から低い方に生体膜を透過する単純拡散である．薬の単純拡散による膜の通過には二つの重要な条件がある．一つは薬物の分子量が小さいこと，そしてもう一つは薬物分子の脂溶性が高いことである．前者の条件は理解していただけると思うが，後者の，なぜ脂溶性が重要な条件であるかについてはここで考えてみよう．生体膜を構成する細胞膜は脂質二重層（**図 1-3** 参照）である．水と油はたがいに親しまず溶け合いにくい．脂溶性が高い薬物は細胞膜に溶解しやすいので，細胞膜中の拡散が容易である．一方，水溶性の高い薬物分子は細胞膜に溶解しにくく，通過が困難である．薬は生体内で非イオン型（非解離型）になったりイオン型（解離型）になったりするが，脂溶性が高く，生体膜の透過性がよいのは非イオン型の薬物である（コラム参照）．

薬物の生体膜透過の良し悪しが pH によって影響されるのはなぜ？

多くの薬物は，弱酸性または弱塩基性の性質をもつ．

①弱酸性薬物の生体膜通過

弱酸性の薬物を AH と表す．AH は溶液中では基本的に次のように解離する．

$$AH \rightleftarrows A^- + H^+ \quad (1)$$

AH：非イオン型の薬物，A^-：イオン型の薬物，H^+：水素イオン

今，弱酸性薬物 AH を酸性溶液中に入れるとどうなるのであろう．上式(1)の平衡関係は高濃度の H^+ の存在によって左の方向に押される（$AH \leftarrow A^- + H^+ + $ 高濃度H^+）ので，薬物は A^-（イオン型）よりも AH（非イオン型）をとる．AH は A^- よりも脂溶性が高いので，生体膜の通過が良い．弱酸性薬物は酸性度の高い胃からの吸収が良いことが理論づけられる．一方，弱酸性薬物を塩基性溶液中に入れると，ここでは OH^- 濃度が高いので，OH^- は H^+ と結合して水（H_2O）になり H^+ 濃度が低下する．(1)の平衡は，低濃度になった H^+ を増やす方向，右方向（$AH \rightarrow A^- + H^+$）に傾く．このメカニズムにより塩基性溶液中では A^-（イオン型）の型が多くなる．したがって弱酸性薬物は塩基性である小腸からの吸収は悪い．

②弱塩基性薬物の生体膜通過

弱塩基性の薬物を BOH と表す．BOH は溶液中で次のように解離する．

$$BOH \rightleftarrows B^+ + OH^- \quad (2)$$

BOH：非イオン型の薬物，B^+：イオン型の薬物，OH^-：水酸イオン

酸性溶液中では水素イオイン濃度が高いので，H^+ が OH^- と水になり OH^- の濃度は低下する．すると，平衡は(2)式の右方向に傾くので薬物は B^+（イオン型）をとる．次に，塩基性溶液中では OH^- 濃度が高く，平衡は左方向に傾き，薬物は BOH（非イオン型）をとる．弱塩基性薬物は小腸のような塩基性条件下での吸収がよく，酸性度の高い胃からの吸収は悪い．

薬物がその濃度勾配に逆らって生体膜を通過する場合には，ATP を使うトランスポーターが生体膜に埋め込まれていて，これが薬物を輸送する．小腸の上皮細胞や脳の毛細血管内皮細胞などでは P-糖蛋白質（multidrug-resistance type 1（MDR1）トランスポーター）が細胞内に取り込まれた薬物を濃度勾配に逆らって小腸管腔や血漿中に排出する働きをしている．P-糖蛋白質は，脳への薬物の取り込みを厳しく制限している血液-脳関門や癌細胞の抗癌薬への耐性に重要な働きをしている．

C 薬物の吸収・分布・代謝・排泄

薬物の吸収・分布・代謝・排泄の流れは図 1-16 に示した．

1. 吸収

吸収とは薬が適用された部位から血中に入るまでの過程をいう．経口投与では薬の消化管上皮の透過性，経皮投与では薬の皮膚組織の透過性，また皮下注射では薬の血管壁の透

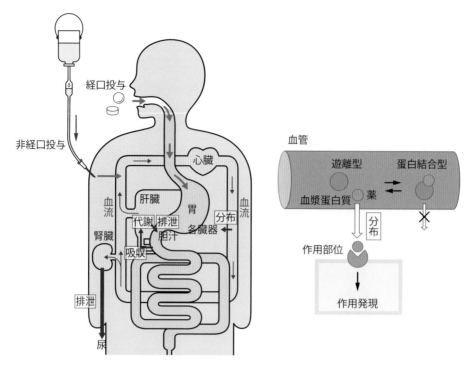

図 1-16　薬の生体内運命

過性が吸収に大きな影響を及ぼす．いずれの過程も基本的には生体膜の通過が関わり，先に述べたように，分子量が小さく，脂溶性が高い薬物分子が溶け込みやすく，吸収もよいことになる．しかし，実際の薬物の適用ではこの他の様々な要因によっても薬の吸収は影響される．

　たとえば経口投与では，薬の剤形も吸収されやすさに大きな影響をもっており，一般に内用液や顆粒剤の方が錠剤よりは吸収がスムーズである．また，消化管の運動を抑制するような薬との併用では薬の吸収は遅くなる．さらに，たとえば胃を摘出した人では，鉄剤やビタミン B_{12} は消化管から吸収され難くなる．

　注射の場合は，静脈内注射では血中濃度の上昇がもっとも速いのは当然である．筋肉注射は筋肉という血管の豊富な組織への注射なので，この場合も血管内への薬の吸収は速い．一方，皮下注射では比較的血管が疎な皮下組織に薬が適用されるので，血中への吸収は筋注に比べて遅い．同じ皮下注射の場合でも，その血中濃度の増加の速度に差をつける工夫がインスリン製剤でなされている．インスリンは通常 6 分子での結晶構造（6 量体）をとっている．皮下注射されたインスリンは 6 量体から単量体になって血管壁を通過し血中に入る．超即効型インスリンは皮下注射されたあとインスリン分子が 6 量体から単量体にすみやかに移行するように作られており，血管壁の透過性が良く，インスリンの薬効が短時間で生じる．持続型インスリンは逆に 6 量体から単量体への移行がゆっくり進むので吸収が遅く，インスリン作用は長時間持続する．

　静脈投与した薬物は投与量の 100％が血中に入るが，経口投与された薬では，肝臓での分解や消化管からの吸収の度合いにより，すべてが血中に入るとは限らない（3. 代謝，初回通過効果参照）．経口投与した薬物がどれだけ吸収され生体に利用されるかを示す指標

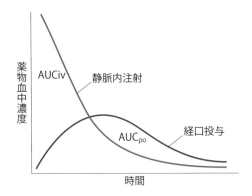

図 1-17　生体利用率

として生体利用率(バイオアベイラビリティ bioavailability)がある(**図 1-17**). 生体利用率は, 同じ薬物を同じ量, 静脈内投与したときの AUC(血中濃度曲線下面積 area under the curve)(AUC_{iv})と経口投与したときの AUC(AUC_{po})との比により求めることができる(AUC_{po}/AUC_{iv})(po は経口投与 per os, iv は intravenous を表す).

2. 分　布

　吸収された薬物は血液によって全身に運ばれ, 血管壁を透過した後に薬の作用点に到達することになる(**図 1-16 右**). 一般に, 臓器に分布する薬物の量はその臓器の血流量に比例する. 肝臓をはじめとする消化器, 腎臓, 骨格筋, 脳は血流量の多い臓器である. しかし, 脳には血液-脳関門があるために, これを通過できずに脳組織に分布できない薬物もある. また, 一部の薬物は特定の臓器に偏って分布することがある. たとえば, ヨード剤は甲状腺に親和性が高く, 甲状腺に集中して分布する.

　血液中において薬物は血漿蛋白質(アルブミン)と結合した型か, そうでない遊離型のいずれかの型をとる(**図 1-16 右**). 蛋白質と結合した型の薬物は全体としての分子サイズが非常に大きくなっているので生体膜を通過できない. したがって, 諸臓器・組織に分布して薬効を現すのは遊離型だけである. 肝硬変や低栄養状態などで低蛋白血症(低アルブミン血症)があると遊離型の薬物濃度が高まるので, 薬物の効果が出やすくなる. このような場合には投与量を減量する必要がある.

3. 代　謝

　体内の薬物は主として肝臓で代謝される. これは主に脂溶性の高い薬物を水溶性の高い物質に変えて, 腎臓から尿としてあるいは肝臓から胆汁として排泄されやすい形にするものである. すべての薬物が代謝されるのではなく, 代謝されずに(アミノ配糖体系抗生物質など)腎臓から排泄されるものもある. 薬理活性を有する薬物が活性の低い, あるいは不活性の物質に変化する場合が多いが, 不活性のものが活性化される場合もある.

　経口投与後, ある種の薬物は胃・腸管から吸収され, 門脈を経て肝臓に運ばれて肝臓を1回通過する間に投与量の大半が代謝を受け, 全身へ運ばれる薬物量はかなり減少してしまう. これを初回通過(ファーストパス)効果(**表 1-18**)という.

　肝臓での代謝には大きく分けて第1相反応(酸化, 還元, 加水分解)と第2相反応(グリシ

表 1-18 初回通過効果を受けやすい薬

薬物名（臨床応用）
イミプラミン（抗うつ薬）
ニトログリセリン（抗狭心症薬）
プロプラノロール（降圧薬，抗狭心症薬）
ベラパミル（抗狭心症薬）
モルヒネ（麻薬性鎮痛薬）

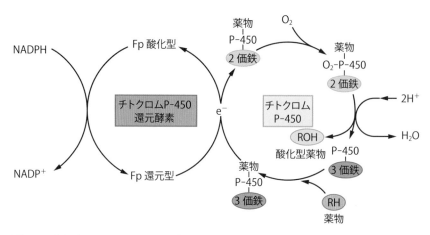

図 1-18　肝ミクロソームにおけるチトクロム P-450（CYP）酵素系の反応模式図
Fp：フラボプロテイン，NADP$^+$：ニコチンアミドアデニンジヌクレオチドリン酸，
NADPH：NADP$^+$の還元型
薬物（RH）はチトクローム P-450 酵素の反応によって酸化型（ROH）に変更される．

ン抱合，グルクロン酸抱合，硫酸抱合など）がある．肝細胞内では薬物代謝酵素は主にミク
ロソームに局在し，このうち薬物の酸化反応に中心的役割をしているのが**チトクロム P-
450 酵素系（CYP［シップ］と称する）**である（**図 1-18**）．主な酵素とその酵素で代謝される
基質（＝薬物）を**表 1-19** に示す．

　他の薬物により CYP が**阻害**されたり（阻害薬），逆に**誘導**されたり（誘導薬）して，薬物の
分解が遅れたり，促進されたりすることがある．たとえば気管支拡張薬テオフィリンの代
謝は CYP1A2 で行われるが，喫煙により酵素誘導が起こり，喫煙者では非喫煙者に比べて
テオフィリンは速く分解されるので効きが悪くなる．またグレープフルーツジュースでカ
ルシウム拮抗薬を服用すると，血圧が過剰に低下することが知られている．グレープフ
ルーツ中の成分が CYP3A4 を阻害するために，カルシウム拮抗薬の生体利用率が上昇する
ためである．

　肝臓における薬物代謝酵素系の力価は，遺伝的要因や種々の生理的・外的要因によって
変動する．生理的要因としては年齢，性が，外的要因としては環境，食事，疾患，併用薬
物などがあげられる．まず年齢について考えてみる．小児ではまだ肝臓の代謝機能が成熟
しておらず，また高齢者では代謝機能が低下してきている可能性がある．次に，疾患につ
いては，肝臓の病気すなわち肝硬変や慢性肝炎の患者では肝機能が低下しており，薬物の
代謝能も低下しているために半減期が延長することがわかっている．最後に，遺伝因子に

表 1-19　代表的なヒト肝チトクロム P-450（CYP）亜型

CYP 亜型	基質（＝薬物）	阻害薬	誘導薬
CYP1A2	テオフィリン，カフェイン，アセトアミノフェンなど	エノキサシン，シメチジン	喫煙，焼肉
CYP2A6	クマリンなど		リファンピシン
CYP2C9	トルブタミド，フェニトイン，ワルファリンなど	サルファ剤	バルビツール酸誘導体，リファンピシン
CYP2C19	オメプラゾール，ジアゼパム，イミプラミンなど		バルビツール酸誘導体，フェニトイン，リファンピシン
CYP2D6	デブリソキン，スパルテイン，フレカイニド，メキシレチン，プロプラノロールなど	キニジン，シメチジン，パロキセチン	
CYP3A4	カルシウム拮抗薬，ベンゾジアゼピン系薬など	エリスロマイシン，ケトコナゾール，シメチジン，グレープフルーツジュースなど	バルビツール酸誘導体，フェニトイン，リファンピシン

よる薬物代謝の変動を説明しよう．抗結核薬のイソニアジド（INH）は肝臓でアセチル化され代謝されていく．この代謝は肝細胞質にある N-アセチル基転移酵素（NAT）で触媒されるが，このうち NAT-2 という亜型には人種差があり，白人では代謝の遅い slow acetylator が多いが日本人では代謝の速い rapid acetylator が多い．このため INH の副作用（多発性神経炎）は日本人で少なく，INH が蓄積しやすい白人で多い．アルコールの代謝速度と遺伝因子の関係については第 18 章に述べた．

4. 排　泄

　排泄の主経路は腎臓であるが，肝臓から胆汁中に排泄されるものもある．胆汁中に排泄された薬物が再び腸管から吸収されることを腸肝循環と呼び，排泄が遅れ薬効が長く続く原因となる．ジギトキシンは腸肝循環し，その半減期は肝機能が正常なヒトでも約 7 日間とたいへん長い（図 1-19）．

　腎臓からの薬物排泄機構には，糸球体からの濾過，尿細管からの分泌，尿細管での再吸収の抑制とがある．一般に，クレアチニンクリアランス値が腎臓からの薬物排泄機能をよく反映するため，腎機能に合わせた薬物投与量の調節の指標として使われる．たとえば大部分が腎臓から排泄されるアミノグリコシド系抗生物質では，クレアチニンクリアランスが正常の半分にまで低下すると生体内半減期は 2 倍となる．

　尿細管上皮での尿中薬物の再吸収は尿の pH によって変化する．弱酸性薬物では尿をアルカリ性にするとイオン型になるので薬物は尿細管から再吸収されず排泄が増え，塩基性薬物では尿を酸性にするとイオン型になり排泄が増加する．たとえば弱酸性薬物であるアスピリンの中毒の場合には，炭酸水素ナトリウムやアセタゾラミドを与えて尿をアルカリ化すればアスピリンの尿中への排泄が促進される．

　薬物の排泄経路には，乳汁，唾液，汗，呼気中もある．乳汁中へ排泄された薬物は授乳

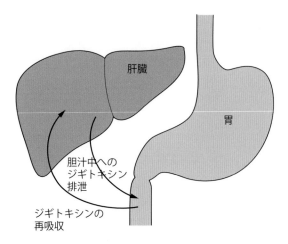

図1-19 ジギトキシンの腸肝循環

で乳児に移行するので注意が必要である.

D 薬物動態学

薬の作用の強さは作用点での薬物濃度に比例するが,ヒトの組織中の薬物濃度を簡便に測定することは困難なので,代わりに「血液中の薬物濃度」を測定することが一般的である.薬物の血中濃度の測定により薬物の吸収・分布・代謝・排泄の流れを理解する理論が薬物動態学(ファーマコキネティックス pharmacokinetics)と呼ばれるものである.

1. 薬物を急速静脈内投与したときの血中濃度の時間的推移

薬物濃度は投与直後に一番高い値を示し,その後,分布・代謝・排泄を反映して指数関数的に低下していく(**図1-20左**).今,このグラフを片対数で描くと薬物の代謝・排泄の様子を表す直線のグラフが得られる(**図1-20右**;直線の式は $\log C = -K_e/2.303 \cdot t + \log C_0$;$C_0$ は t=0 のときの薬物血中濃度,K_e は排泄速度常数).この式から,ある時間における薬物血中濃度 C_t がその半分の $1/2C_t$ になるまでの時間 $T_{1/2}$ を求めると $T_{1/2} = 0.693/K_e$ となり薬物で一定の値をとる.この値が生物学的半減期である.$T_{1/2}$ が長い薬物は薬物の分解・排泄が遅いことを意味するから,薬の投与間隔を十分にとらないと,薬物の血中濃度が高く

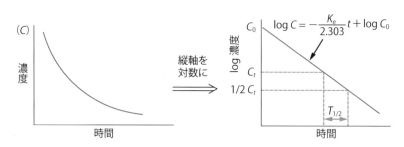

図1-20 急速静脈内投与後の薬物血中濃度の時間的推移

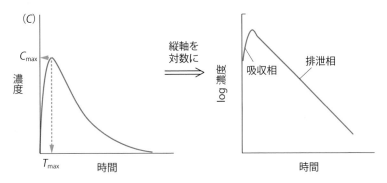

図 1-21　経口投与後の薬物血中濃度の時間的推移

なりやすく中毒を生じやすい．逆に$T_{1/2}$が短い薬は投与間隔を比較的短くして治療に有効な血中濃度の維持を図る必要がある．
　　薬物の投与法を経口投与にした場合の血中濃度の時間的推移を**図 1-21**に示しておく．

2. 薬物を反復投与したときの血中濃度の時間的推移

　　実際に患者を治療する臨床の場では，薬物を繰り返し投与するのが普通である．**図 1-22**は薬物を繰り返し経口投与した場合の血中濃度曲線を示す．投与ごとに，血中濃度は薬物の吸収に伴い上昇し，代謝・排泄に伴い下降して，いわばのこぎりの歯のように上下する．この投与ごとの血中濃度の変動を，中毒域に入るほど上昇させず，また最小有効量より低下させないように，1回の投与量あるいは投与間隔（1日の投与回数）を適正に調整する．投与量が同じでも投与間隔を短くしたり，投与間隔が同じでも投与量を多くしたりすれば，血中濃度は上昇し続け薬の蓄積が起こる．

E 薬物体内動態と薬効

　　生体内での薬物の作用（薬効）は，①作用を期待する臓器（標的臓器）近傍で蛋白質に結合していない遊離型の薬物濃度と，②標的臓器の薬物感受性によって決定される．①についてはヒトで直接知ることはできないため，それと一定の平衡関係にあると考えられる血液中の薬物濃度によって類推する．②についてもヒトで直接求めることは容易ではないが，多くのヒトを対象とした薬の効果を評価する試験結果をもとに類推することになる．

F 治療薬物モニタリング

　　同じ投与量を用いても，得られる血中濃度の個人個人の間でのバラツキは非常に大きい．治療域が狭くて中毒域と接近しているような薬物を使って治療を行う場合には，治療開始後に血中薬物濃度を測定し，有効で安全な薬効が得られるようモニターすることが必要である．これを治療薬物モニタリング therapeutic drug monitoring（TDM）という．
　　実際の診療の場で TDM が行われる薬物例を**表 1-20**に示す．

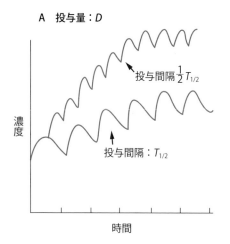

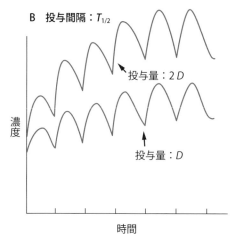

図1-22　繰り返し投与時の血中薬物濃度の時間的推移
A：投与量を一定(D)として投与間隔を変えた場合
B：投与間隔を一定($T_{1/2}$)として投与量を変えた場合

表1-20　治療薬物モニタリングを行う薬物例

薬物名	治療域	中毒域
ジゴキシン(強心薬)	0.5〜2 ng/mL	2〜2.5 ng/mL 以上
テオフィリン(抗喘息薬)	5〜20 μg/mL(小児)	20 μg/mL 以上
バルプロ酸ナトリウム(抗てんかん薬)	50〜100 μg/mL	100〜125 μg/mL 以上
フェニトイン(抗てんかん薬)	10〜20 μg/mL(成人)	20 μg/mL 以上
リチウム(躁病治療薬)	0.6〜1.2 mEq/L	1.5 mEq/L 以上
リドカイン(抗不整脈薬)	1〜5 μg/mL	6 μg/mL 以上

ⓖ 薬物相互作用

　　薬物相互作用 drug interaction には薬物動態学的相互作用と薬力学的相互作用がある.

1. 薬物動態学的相互作用

　　複数の薬物が存在すると，薬物の吸収，分布，代謝，排泄の各過程において相互作用が起こる可能性がある(**図1-23**). この相互作用により薬物の血中濃度が著しく変化する. それぞれについて例をあげて説明しよう.

a. 吸　収

　　キノロン系抗菌薬やテトラサイクリンは金属陽イオンと水に溶けない複合体(キレート)を形成するため，たとえばノルフロキサシンと制酸薬の水酸化アルミニウムゲルや緩下薬の酸化マグネシウムを一緒に服用すると，ノルフロキサシンの吸収が著しく減少する(**図1-23**).

b. 代　謝

　　薬物酸化酵素のCYPを介したものが多い. フェノバルビタールやリファンピシンによる酵素誘導はよく知られており，それぞれフェニトインやジアゼパムなどの代謝を促進する. 酵素阻害に関しては，H_2受容体拮抗薬シメチジンや抗菌薬のエリスロマイシンなどで

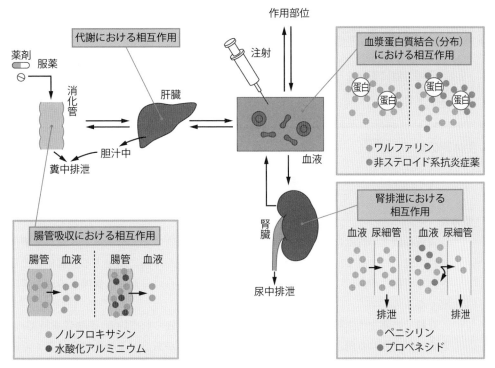

図 1-23　薬物相互作用の模式図

みられ，ベラパミルやテオフィリンの代謝を抑制する（**表 1-19**）．CYP の阻害は薬物だけでなくグループフルーツジュースによっても起こることが知られている．

c. 分　布

　経口抗凝固薬のワルファリンは血漿蛋白質に大部分が結合しているが，非ステロイド系抗炎症薬を併用すると，結合場所から追い出されて遊離型ワルファリンが増え，作用部位である肝臓への分布が増えて抗凝固作用が増強，出血傾向を生じる（**図 1-23**）．

d. 排　泄

　腎臓からの薬物の排泄には，腎血流量，糸球体濾過率，尿細管分泌，尿細管再吸収などが関与しており，それぞれの要素で相互作用が起こりうる．よく示される例として，ペニシリン系薬の尿細管分泌をプロベネシドが抑制するため，両者の併用でペニシリン系薬の血中濃度が単独使用時より増大することがあげられる（**図 1-23**）．

2. 薬力学的相互作用

　複数の薬物が生体に作用を及ぼす過程で，影響を及ぼし合うものをいう．血中濃度の変化は伴わない．以下に例を三つあげる．①血小板凝集抑制作用を有するアスピリンと血液凝固阻害薬であるワルファリンを併用すると，出血を生じやすい．②ビタミン K 製剤や納豆（ビタミン K を豊富に含む食材）をワルファリン治療中の患者が使用または摂取すると，ワルファリンの薬効が減弱してしまう（ワルファリンはビタミン K 拮抗薬）．③チアジド系（サイアザイド系）利尿薬を使用している患者では低カリウム血症が生じやすく，このときジゴキシンを用いるとジゴキシン作用が増強され，ジゴキシン中毒が起こりやすい．

5 薬物治療に影響を与える因子

　　薬物治療に影響を与える因子は，生体側の因子と薬物側の因子の二つに分けて考えることができる.

Ⓐ 生体側の因子

　　生体側の因子を表1-21にまとめた．それぞれの因子について詳しく説明しよう.

1. 個体差

　　胃液の酸度の程度によって吸収に影響を受ける薬物は非常に多いし，他にも消化管の運動性の違いによっては服用した薬物の胃腸内での移動時間に差が生じ，個体差として表現される可能性が高い．たとえば，貧血の治療に用いられる鉄剤は無酸症の患者では吸収が悪くなる.

　　肝臓での薬物代謝酵素に民族的な差があるものも知られている(薬物代謝多型). よく引き合いに出される例として，抗結核薬イソニアジドがある．この薬物を代謝する速度の速いヒトと遅いヒトとがあり，日本人では速いヒトの割合が圧倒的に多い．このため，イソニアジドの連続投与によって欧米人では頻度が高くみられる副作用である多発性神経炎が，日本人では頻度がきわめて低い．また，アルコール代謝の第2段階であるアルデヒド脱水素酵素2の活性の差は酵素の遺伝子多型によるもので，日本人の約40%はアルデヒド脱水素酵素2の活性が低く，酒に弱い(第18章参照).

2. 病気の状態

　　肝臓疾患の患者に肝臓で代謝を受ける薬物を投与した場合，その薬物の分解が遅れて血中濃度が高くなり，薬効が強く，また長く現れる可能性がある．たとえば経口抗凝固薬のワルファリンを肝機能の低下した患者に与えていると，肝機能が正常の場合と異なり，薬

表1-21　薬物治療に影響を与える生体側の因子

個体差	①吸収，代謝，排泄など体内動態の差 ②薬物の作用(薬理作用)に対する感受性の差
病気の状態	①肝障害時の代謝の遅れによる作用の増強 ②腎機能低下状態で腎臓よりの排泄低下による作用の増強 ③心機能不全時の腸管粘膜浮腫存在下での経口投与薬物の吸収不良(強心配糖体など) ④全身状態の悪化の程度による自然治癒力低下
年齢，体重	①小児の薬用量，高齢者の薬用量 ②体格の違いによるもの：太っている人ではやせている人と比べて脂肪の割合が大きく，脂溶性の薬物の分布容積が大きい
プラセボ効果	①正のプラセボ効果 ②負のプラセボ効果(ノセボ効果)

理作用が強く出て出血傾向をきたしやすい．また，慢性腎炎などで腎機能が低下した患者に，排泄経路が主として腎臓であるような薬物を投与すると，排泄が遅延して血中濃度が高い状態が続き，投与した薬物の作用が増強することがある．たとえば強心薬ジゴキシンは，腎機能に合わせて用量を調節しないと中毒に陥りやすい．

3. 年齢・体重

年齢，体重については，とくに小児，高齢者の薬用量が問題となる．詳細は ⑥ 小児，妊婦，高齢者の薬物療法を参照してもらうとして，小児の場合には年齢による簡便な用量の換算式が提唱されているが，一般に体表面積に比例させるのがよいと考えられる．それは体内でのエネルギー代謝(基礎代謝)が体表面積に比例するからである．肝臓の薬物代謝酵素は新生児ではまだ十分に発現していないため，中毒を起こすことがある．

4. プラセボ効果

プラセボはしばしば偽薬と訳されるように，治療効果を現さないはずの物質が治療効果を現すことをさす．暗示を誘発する力の強いものほどこの効果が強い．たとえば高価，入手難，外国品など(心理的効果)がこれに当たるといえる．心因性に誘発されたり増悪したりする疾患，たとえば狭心症や胃潰瘍などでは，「よく効く薬です」と処方された偽薬が，症状を緩和させる働きをもつことがある．また，逆にマイナスのプラセボ(ノセボ)効果もあり，本来ないはずの副作用を示すこともある．

Ⓑ 薬物側の因子

薬物側の因子を表1-22にまとめておく．

投与経路については一般に，注射による投与が，他の投与経路による場合と違って吸収の問題をもたないぶん，確実で個体差が少ない．剤形の違いはとくに経口剤で問題になるが，カプセル剤に比べると錠剤のほうが吸収がよいといわれている．

近年，徐放性製剤を代表とする持続性製剤が薬物の血中濃度を一定レベルで持続させるのに役立つようになり，鎮痛薬や喘息に対する気管支拡張薬に応用されている．当然，このような徐放性製剤は1日1回もしくは2回の投与で十分効果を発揮できることになる．向精神薬ハロペリドールではデポ剤が開発され，注射部位からゆっくり吸収される．このように1ヵ月に1度筋肉内へ注射をすればよい剤形も登場している．

表1-22　薬物治療に影響を与える薬物側の因子

1. **適用方法**
①経路：経口，注射，吸入，直腸内その他
②剤形：経口剤でのカプセル，錠剤，散剤，水剤，吸入剤，貼付剤， 　　　　　特殊な持続性製剤(徐放性製剤)など
③時間：朝・夜，食前・食後など
④間隔：1日1回，2回，3回投薬など
2. **投与量**
3. **他の薬物が併用されている場合**
①相加作用，②相乗作用，③拮抗作用，④薬物相互作用

　ヒトの体はいくつかの周期をもっており，女性の生理周期もその一つで約30日周期で体内のホルモン環境が変化しており，薬の作用も厳密には違ってくる．他にも，たとえば副腎皮質ホルモンなどのレベルは1日のうちでも変動しており日内変動と呼ばれ，薬物の代謝・効果がそれに伴い変動するものもある．抗悪性腫瘍薬5-フルオロウラシル(5-FU)を代謝する(分解する)酵素の働きは昼間に低く夜に高いため，5-FUの効果は夜間減弱する．

　日内変動，とくに食事の内容と睡眠(消化管運動低下)などの影響により，薬物の吸収は朝服用より夜服用のほうが遅延するものが多い．

　薬物の投与量，投与間隔と血中濃度の関係は④D(30頁)で述べた．

C 薬物の相加・相乗・拮抗作用

　他の薬物が併用されている場合には，互いの効果(薬理作用)が加わった形の相加作用を示したり，それ以上に効果を強め合う相乗作用を示したりする．これを利用すれば，それぞれ単独では副作用を避けられない薬でも，少量ずつ用いれば副作用を減らして治療効果を発揮できることになる．この例として癌の化学療法があげられる．いずれの抗悪性腫瘍薬も単独では効果が弱く副作用が強いため，いくつかの薬物を組み合わせて用いることが多い．反対に，併用した場合互いの効果を打ち消し合う拮抗作用を示す場合もある(表1-23)．また，薬物を併用した際に，それぞれの薬理作用が強まったり弱められたりすること以外に，薬物の体内での挙動に互いに影響を与えることがある．これらをまとめて薬物相互作用という(④G, 32頁参照)．

薬物治療における医師，看護師，薬剤師などの医療従事者の役割

　現在の医療はチーム医療であるといわれる．現在の高度化した医療現場では医療従事者間の協力なくして患者を治療していくことはできない．

　医療チームの各スタッフは，下に掲げる項目について患者にわかりやすく説明したり，患者からの質問に答えたりできる知識を身につけて患者の信頼を得る努力が必要であろう．

①使用している薬物の名前
②使用薬物の治療目的(使用薬物の作用)
③使用上の注意(副作用など)
④同時に使用してはならない薬物(薬物相互作用)
⑤避けなければならない食品または飲料
⑥薬物服用方法と時間

　最近，病棟へ出向いて服薬指導や薬物血中濃度測定結果の解釈を患者のみならず医師や看護師に対して積極的にアドバイスする「病棟薬剤師」の制度ができ，効果をあげつつある．また，新薬の開発過程である臨床試験(治験，市販後臨床試験)に当たっても，医師だけでなく看護師，薬剤師，その他の職種が，患者や家族との話し合いをもって治験を円滑に進める役割(治験コーディネーター)を担っている．このようにチーム医療を定着させる傾向にはさらに推進が図られると考えられ，医師，看護師，薬剤師らの医療従事者間の役割分担と連携が重要になる．

表 1-23　相加作用，相乗作用，拮抗作用の例

相加作用	全身麻酔として笑気ガスとハロタンを併用すると麻酔効果が両者の和として現れる
相乗作用	セファロスポリン系とアミノグリコシド系の抗生物質を併用すると，抗菌力が増す
拮抗作用	有機リン剤中毒（農薬など：アセチルコリンの分解を阻害してアセチルコリンの濃度が高まる）に対してアセチルコリン受容体拮抗薬アトロピンを投与する

6　小児，妊婦，高齢者の薬物療法

A　小児の薬物療法

　　小児の薬物代謝機能は成人とは異なる．小児薬用量は体表面積に基づいて決めるのが適切と考えられるが，実際には種々の簡便な換算式や算出表が考案されている（**表 1-24**）．しかし，その適用に当たって注意すべき点は，小児は発育過程にあり，単に「小型の成人」ではないということである．とくに慢性疾患の薬物治療のように治療が長期間にわたる場合には，できる限り正常な発育・成長を損なわないための配慮が必要である．

1. 小児薬物動態の特性

　　吸収に関しては，発達過程における胃液 pH と，食物，薬物の胃内での停滞時間の違いが大きく関与して，とくに乳児早期には予想外に吸収が悪かったり，よかったりということが起こりうる．

　　分布に関しては，新生児では血漿蛋白質の濃度は低く，一般的に蛋白質と結合しない遊離型の薬物濃度は増加する．したがって，体重 kg 当たり成人と同量の薬物を用いると，新生児では強力な作用が出現することがある．また，新生児では血中のビリルビンが増えており，このビリルビンは血漿蛋白質と結合していることに注意する必要がある．サルファ剤は血漿蛋白質とよく結合する薬物で，この投与により結合していたビリルビンが遊離型として放出され，新生児では血液-脳関門が未発達なために脳に沈着して核黄疸を発症させることがある．

表 1-24　小児薬用量算定法

von Harnack の小児薬用量比							
年齢（歳）	1/4	1/2	1	3	$7\frac{1}{2}$	12	成人
成人量に対する比	1/6	1/5	1/4	1/3	1/2	2/3	1

Augsberger の式

$$小児用量＝成人量×\frac{小児年齢×4＋20}{100}$$

中山の日本人小児薬用量比								
年齢（歳）	1/4	1/2	1	3	6	10	11	12	成人
成人量に対する比	1/6	1/5	1/4	1/3	1/2	2/3	3/4	4/5	1

表 1-25　小児薬物治療の留意点

①小児期の性ホルモン投与：第一次・二次性徴に対する影響を十分考慮する必要がある
②副腎皮質ステロイド：身長増加の抑制，性成熟の遅延
③テトラサイクリン系薬：骨発育の抑制，乳歯の黄変，エナメル質の形成阻害
④クロラムフェニコール：灰白症候群(薬物使用後2〜7日後に皮膚が灰白色になりチアノーゼを示して末梢循環不全で死亡する)
⑤解熱・鎮痛薬：アスピリンの投与でライ症候群の発生の可能性
⑥筋肉内投与：筋拘縮症の危険性

　一般に，薬物代謝能は発達の初期段階では十分でない．たとえば，新生児の肝臓ではグルクロン酸抱合を行う酵素活性が未熟であるためクロラムフェニコールが代謝されず，末梢循環不全(灰白症候群)を生じる．

　腎臓からの薬物およびその代謝物の排泄速度は成人と比較して遅い．たとえば，新生児のペニシリンの尿中への排泄率は成人の1/5程度である．一般に，糸球体での濾過率は生後半年から1年の間に成人とほぼ同じレベルに達するといわれている．

2. 薬物感受性

　成人に比し乳児で感受性が低い(耐薬性が高い)薬物には，バルビツール酸系薬物，ジギタリス剤，サルファ剤などがあげられる．一方，麻薬などでは感受性が高く，呼吸抑制などが出現しやすい．

　小児に特有な現象や注意点を**表1-25**に列挙する．

Ⓑ 妊婦の薬物療法

　妊婦の治療に際しては，母体に対する影響と同時に子宮内の胎児に対する影響をつねに考慮に入れる必要がある．

　妊婦の体内に入った薬物が胎盤を通過し胎児の体内へ移行して奇形を発生させたり，胎児の呼吸・循環障害を起こしたりする直接的な影響と，妊娠子宮を収縮させたり妊婦の血圧を低下させたりして妊婦の組織や臓器に変化を与え，その影響が胎児になんらかの障害を及ぼす間接的な影響とがある．

1. 妊娠中薬物投与の原則

　各薬物の投与上の注意については添付文書の記載内容を考慮しなくてはならない．

　薬物はなるべく単剤で投与し，短期間投与にとどめる．

　妊娠中に母体は変化を生じ，そのことが薬物の体内での動き(薬物動態)に影響する(**表1-26**)．

2. 胎児，新生児への薬物の影響とその区分

　母体の血液と胎児の血液は血液-胎盤関門によって隔てられているが，これは血液-脳関門ほど強くない．

　分子量が500以下の薬物は胎盤を比較的容易に通過して胎児に達する．また，脂溶性の

表 1-26　妊娠中の母体に生じる生理的変化と薬物動態への影響

組織・臓器	変化	薬物動態
①体液 　体内血液量 　血清アルブミン量	50%増加 20%減少	分布容積増加 蛋白質結合減少，遊離薬物増加
②循環器 　心拍出量 　腎血流量	20〜30%増加 25〜50%増加	肝・腎血流量増加 腎排泄の増加
③消化器 　胃酸分泌 　消化管運動	40%減少 胃排出時間延長	弱塩基性薬物の吸収増加 薬物吸収の遅延

表 1-27　妊娠週齢と薬物の影響

①受精日から妊娠 3 週末：非顕性流産を起こすことがある．
②妊娠 4 週から 7 週末：胎児の催奇形の絶対過敏期．この時期の薬物投与は十分慎重であるべき（例：サリドマイドなど）
③妊娠 8 週から 15 週：性器の分化や口蓋の閉鎖は続いている
　　　　　　　　　　催奇形性のある薬物の投与は慎重であるべき
④妊娠 16 週から分娩まで：奇形の形成はないが，胎児の発育や機能的発育の抑制や，子宮内胎児死亡，新生児の適応障害を招くおそれあり

高い物質，血中蛋白質との結合が弱い物質が胎盤を通過しやすい．分子量が小さい経口抗凝固薬ワルファリンは容易に胎盤を通過するが，分子量の大きいヘパリンはほとんど通過しない．妊婦に抗凝固薬を用いる場合にはヘパリンを選択する．

　妊娠第 7 週末までに胎児の諸器官が形成されるため，催奇形性の観点からいってこの期間がもっとも注意が必要な時期となる（表 1-27）．

　その他，妊婦への投薬を慎重に行う必要のあるものや，投薬を避けるべき薬物を表 1-28 にあげておく．

3. 授乳時の薬物投与

　出産後の授乳期には，母乳中への薬物の移行が乳児の薬物の摂取-作用という形で問題となる場合がある．たとえば授乳婦に抗悪性腫瘍薬や抗甲状腺薬を投与する必要があるときには，授乳を中止する．

　一般に，母乳に移行しやすい薬物の条件は，①母乳の pH6.35〜7.65 でイオン化率が低い，②脂溶性が高い，③分子量が 200 以下，④蛋白質結合率が低い，などである．

C 高齢者の薬物療法

　高齢者は多病のことが多く，多数の薬物投与を受けることがある．したがって，薬物間の相互作用を起こしやすい．一般に，高齢者は腎機能の低下や血清アルブミンの減少による遊離型薬物濃度の上昇などにより，薬物の血中濃度が高くなりやすく副作用も出現しやすくなると考えられる（表 1-29）．

表 1-28 妊婦に注意すべき薬物

①抗生物質およびサルファ剤
  a. テトラサイクリン系薬：骨発育障害，先天性白内障，胎児歯牙の黄染
  b. アミノグリコシド系薬：難聴，腎障害
  c. クロラムフェニコール：灰白症候群（グレイ症候群）
  d. サルファ剤：胎児・新生児の核黄疸
  e. その他：経口メトロニダゾールは禁忌. ペニシリン系，セファロスポリン系が比較的危険が少ない

②ホルモン剤およびその阻害薬
  a. 卵胞ホルモン剤：生後女児が成長後に腟癌を起こすという報告がある
  b. 黄体ホルモン剤：女性胎児外性器の男性化
  c. 経口糖尿病薬：催奇形性あり. 新生児に低血糖症状発現
  d. 抗甲状腺薬（プロピルチオウラシル，チアマゾール）：胎児の甲状腺機能低下，新生児の甲状腺腫

③中枢神経作用薬
  a. 抗てんかん薬：フェノバルビタール，フェニトイン，プリミドン，トリメタジオンを服用した母親
           から口唇口蓋裂，心奇形，四肢奇形，中枢神経系異常の報告がある
  b. 抗不安薬（穏和トランキライザー）：口唇裂，口蓋裂，心奇形，新生児の筋緊張低下
  c. モルヒネ：胎児に依存性発現. 分娩後，新生児に退薬症候群が生じる
  d. チオペンタール：新生児に無呼吸が生じる

④その他
  レセルピン，メチルドパ，フロセミドなど使用に際して注意を要する
  ワルファリン：新生児出血症（ビタミンK欠乏），妊娠後期には代わりにヘパリンを使用する
  アンジオテンシン変換酵素阻害薬，アンジオテンシンⅡ受容体拮抗薬：胎児が死亡する場合がある
  NSAIDs（インドメタシンなど）：妊娠後期に使用すると胎児動脈管の早期閉鎖を起こす

表 1-29 加齢に伴う生理的変化と薬物動態への影響

組織・臓器	変化	薬物動態
①体液		
体内総水分量	減少	分布容積減少
血清アルブミン量	減少	蛋白質結合減少，遊離薬物増加
②肝・腎機能		
薬物代謝能	低下	半減期延長，初回通過効果減少
腎クリアランス	低下	半減期延長，血中濃度増加

　以下に高齢者の薬物療法に関する注意事項を列挙しておく.
①腎機能，肝機能を正しく把握する.
　腎機能（クレアチニンクリアランス：C_{cr}）は年齢で補正して求める.

$$C_{cr} = \frac{(140 - 年齢) \times 体重(kg)}{72 \times cr(mg/dL)} \; mL/分$$

　女性の場合には上式で求めた値の85％とする. クレアチニン濃度と体重が同じ80歳の患者と20歳の患者を比べると，80歳の患者では腎機能が20歳の患者の1/2まで低下していることがわかる.
　また，肝臓の薬物代謝能の低下とともに肝臓への血流の低下も，高齢者で薬物の排泄が遅延する要因である.
②患者の理解力，理解度を評価し，服薬・薬物管理に関して十分な配慮を行う.
　「先生がお酒はやめろといったので，ウイスキーにしてます」などという，笑い話のよう

表 1-30　高齢者に対する投薬の原則

①必要なものを最小量，最短期間投与する
②投薬スケジュールを単純にする
③副作用，とくに精神・神経症候と血液生化学検査異常に気をつける
④投薬に当たっては，腎機能，肝機能をまずチェックし評価する

な話は日常的に経験される．
③使用する薬物の種類，量，投薬回数をなるべく減らす．
　服薬を確実に行わせるため，同じ時間にのむ薬を一つのパッケージ（1 包化）にする．薬物の開発に当たっても服薬状況（コンプライアンス）の改善は大きな目標であり，製剤を工夫することにより徐放剤化し消化管からの吸収をゆっくりとさせ，1 日の投薬回数を減らしている薬物も少なくない．
④とくに長期投与の場合は，定期的な服薬状況，薬効評価を怠らない．
　以上をまとめると**表 1-30** のようになる．

高齢者のポリファーマシー

　高齢者は多病のことが多い．不眠症，慢性閉塞性肺疾患，脳血管障害，糖尿病，高血圧，骨粗しょう症，認知症など一人で何種類もの病名をもっている人も多い．そして，それぞれの病気について別々の医療機関で診察を受ける人がほとんどである．勢い，服用する薬の種類はかなりの数になってしまう．毎日十種類近くの薬を飲む人，中には二十種類近くの薬を飲む人も出てくる．市販名は異なるが，その薬効は類似している薬を別々の医療機関から処方されて，重複して飲んでいる人もいる．

　飲む薬の種類が 6〜7 種類以上になると薬の有害作用が生じる頻度が有意に高まるというデータがある．特に高齢者では QOL の低下や寝たきりにつながりやすい転倒のリスクを高める薬物，たとえば，筋肉を弛緩させる作用を有するベンゾジアゼピン系薬や抗コリン薬などを含む多剤の服用には注意が必要である．近年，ポリファーマシー（polypharmacy）すなわち多剤服用の危険性が重視されるようになり，できれば服用薬は 5〜6 種類程度以内におさめようという考えが出てきている．高齢者の薬による有害事象発生を抑え，あわせて国民医療費の節減を図ることは大切なことであろう．

⑦　個人化医療 personalized medicine

　患者個人によって，薬物の効きやすさ，副作用の現れやすさなどが異なっている．これらのことは，多くは遺伝的（遺伝子多型，遺伝子配列の相違）に決められた素因の個人差に起因する．
　近年，薬物代謝酵素の遺伝子や，薬物および代謝産物の無毒化にかかわる酵素の遺伝子の変異あるいは多型を各人について調べて，薬物の有効性を高めたり副作用を減弱させることが行われている（薬理遺伝学，ファーマコジェネティクス）．具体的には，ある患者で薬物治療を行う場合，その患者の薬物代謝酵素の遺伝子解析をすれば，薬物代謝がされや

すいかどうかが判定できるので，患者に合った用量が決められることになる．実際に薬物代謝酵素の遺伝子解析が有用な例としては，たとえば，オメプラゾールの代謝酵素である*CYP2C19*の遺伝子多型の解析によるピロリ菌除菌の成功率の増加，抗悪性腫瘍薬イリノテカンの代謝産物を無毒化するグルコシル化酵素*UGT1A1*の遺伝子多型の解析による，副作用である顆粒球減少症や下痢などの発現の抑制が報告されている．

8　薬物送達システム drug delivery system（DDS）

　生体に投与された薬物は，血流にのって種々臓器の隅々にまで分布し，目的の臓器で目的の作用を示すだけでなく，他の臓器で副作用や毒性を示すことも大いにありうる．そこで，①目的の作用を増強するため薬物の吸収をよくしてやる「吸収促進」，②副作用を発現する組織を避けて目的の組織へだけその薬物を送り出すこと，すなわち「標的指向（ターゲッティング targetting）」，③作用部位に到達した薬物作用を持続させるため，薬物の減少に見合った薬物などの放出機構を備えること，すなわち「放出制御（コントロールドリリース controlled release）」方法が考えられる．これらを総合的に考えて適切な剤形を設計することを DDS という．DDS 技術の利点を**表 1–31** に示す．

A　プロドラッグ（図 1–24）

　薬理作用の優れた薬物でも，ヒトに投与した場合に吸収されなければ，そのままでは直接ヒトに適用できない．それを改善するため，別の分子を化学的に付加結合させて作った化合物を**プロドラッグ** prodrug という．そのままでは薬効がないが，体内の酵素によってこの付加結合部が切断されると薬としての活性が現れる．たとえばセフェム系の抗生物質セフテラムの腸管からの吸収を改善するためにピバリン酸をエステル結合させたセフテラムピボキシルは，腸管や血液中に存在するエステラーゼで容易に分解され，セフテラムを

表 1–31　DDS 技術がもたらすもの

①効果の増強/発現→投与量削減，適用拡大
②副作用の軽減/安全域拡大→QOL 改善
③使用性の改善→負担の軽減，コンプライアンス向上，QOL 改善
④経済性→医療費削減

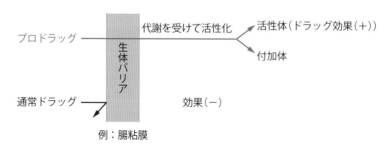

図 1–24　プロドラッグの概念図

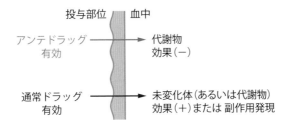

例：気管支粘膜

図1-25　アンテドラッグの概念図

遊離して作用が期待できる．

B アンテドラッグ

「アンテ」はラテン語で「前に」あるいは「先立つ」の意味で，効果が現れた後に代謝され無効となる意味である．すなわち，それが吸収されて体内に分布した場合に，失活して副作用のない化合物に代わるように設計された薬物をアンテドラッグ antedrug という（**図1-25**）．代表的なものに外用のステロイド系の抗炎症薬があり，一般に肝臓で代謝され，全身性の副作用が現れにくい．なかでも気管支喘息に吸入で用いられるベクロメタゾンプロピオン酸エステルは局所で作用し，吸収されると分解され，全身作用（副作用につながる）はほとんどなく安心して用いることができる．

C 経皮吸収剤

皮膚からの持続的な吸収と長時間の作用持続をねらって，軟膏や貼付剤（経皮吸収剤）が開発された．貼付剤は，一番下に皮膚接着保護層，その上に皮膚接着層，薬物放出制御膜，薬物貯蔵層の順に重ねて，外側をカバー層でおおってある．使用時に保護層をはがして貼付する．薬物は放出制御膜を一定の速度で透過して皮膚から吸収される．

たとえば，抗狭心症薬であるニトログリセリンは，肝臓で代謝されるため初回通過効果が大きく，通常舌下投与が行われ速やかな効果が得られる．しかし，ニトログリセリンの半減期は非常に短く，効果の持続を期待する場合には貼付剤が用いられる．硝酸薬の血中濃度は貼って1時間程度以内で一定になり，そのまま1日以上持続する（**図1-26**）．

D 徐放性製剤

外観は従来の錠剤と同じでも，長時間にわたって薬物を一定の速度で放出させるために薬剤の外側を水分のみ浸透させる膜（半透膜）で包んであり，薬物の出口をもつ新型徐放性製剤が開発された．水が入ってくると水圧が増し，出口から一定の速度で持続的に薬物の水溶液が出ていく．

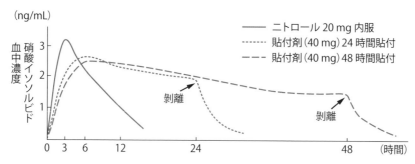

図1-26　硝酸イソソルビド（ニトロール）の内服時と経皮吸収剤貼付時の血中濃度推移

E 分子標的薬

　特定の細胞に存在する特異的蛋白質を標的とする薬物は，その特定の標的細胞だけに薬理学的作用を現すことができる（分子標的薬）．薬物による副作用の発現を少なくするものであり，とくに，癌治療では正常な細胞に対する影響を少なくして癌細胞のみに特異的に効果が生じる．抗体としては，濾胞性非ホジキンリンパ腫やマントル細胞リンパ腫の治療薬として開発されたB細胞特異性のヒトとマウスのキメラ抗CD_{20}モノクローナル抗体（リツキシマブ）や，HER2過剰発現の乳癌細胞を標的とするトラスツズマブがある．また，酵素阻害薬としては癌細胞で活性が増加するチロシンキナーゼを阻害する薬物があり，Abl-チロシンキナーゼ阻害薬イマチニブは慢性骨髄性白血病，EGFR-チロシンキナーゼ阻害薬ゲフィチニブは非小細胞性肺癌に有効である（第8章参照）．

9 医薬品の安定性―保存および混合の問題点

A 医薬品の保存

　医薬品の品質は本来保証されているものであるが，流通過程や病院内での運搬・保管，あるいは患者への与薬の過程で温度，湿度，光などの影響により品質が変化する可能性がある．

　保存温度については，室温保存や冷所保存と示されることが多いが，日本薬局方ではそれぞれ1～30℃，15℃以下と明記されている．血液製剤や生物学的製剤は凍結を避け10℃以下で保存と示されたり，インスリン製剤では2～8℃と具体的に表示されるものもある．

　医薬品倉庫の湿度は45～50％に保たれており，通常の状態では湿度による影響を考慮しなくてもよいが，散剤や1回量包装の場合は吸湿による変化に注意する必要がある．

　医薬品の中には光により影響されるものも多い．通常は遮光表示に従えば問題はないが，ビタミンA，ビタミンB_2，ビタミンC，メナテトレノン，シスプラチンなどは分解されやすいので，開封後あるいは点滴静注などで投与される間遮光する．抗悪性腫瘍薬のダカルバジンによる血管痛は，光による分解産物が原因と考えられているので遮光する．

　粉末注射剤は水溶液に不安定なものが多く，添付文書には溶解後速やかに使用するとの

記載が多い．その場合は溶解後の変化を調べておく必要がある．

　ニトログリセリンやイソソルビドは塩化ビニル製のバッグや輸液セットに吸着されるので，ガラス製，ポリエチレン製，ポリプロピレン製の輸液容器を使用する．

B 医薬品の混合

　医薬品を混合すると理化学的変化により医薬品の品質が変化することがある．これを配合変化という．たとえば，アスコルビン酸は重曹との配合で分解が起こり，イソニアジドは乳糖との配合で変色しやすい．アミノフィリンのように配合変化が多いため配合を避けるように明記してあるものもあるが，医薬品の混合の可否については膨大な組み合わせが可能であり，実際にはそのつど考慮する必要がある．多くの薬局では調剤申し合わせで配合変化を起こしやすいものは別に調剤するように定められている．

　注射剤の品質は単独で使用されるものとして保証されているが，混合時には環境が変わるため注射剤に必要な条件は保証されていないことになる．とくに直接血管に投与する場合には，配合変化により重大な事態を招く可能性もあるので注意が必要である．注射剤の混合の場合には，主薬，添加剤，溶媒相互の影響によりさまざまな配合変化が起こりうる．**表1-32**にいくつかの注射剤の配合変化を示した．

表1-32　注射剤の配合変化

①**外観変化がみられるもの**
　a. 酸性薬品により沈殿を生じるもの
　　デヒドロコール酸ナトリウム，ピペラシリンナトリウム，セファゾリンナトリウム，フェニトインナトリウム，チアミラールナトリウム，アセタゾラミドナトリウム，カンレノ酸カリウム，ヘパリンナトリウム，コハク酸ヒドロコルチゾンナトリウム，プレドニゾロン
　　　酸性薬品：プロプラノロール(pH 2.8～3.5)，ジピリダモール(pH 2.5～3.0)，ニカルジピン(pH 3.0～4.5)，ミダゾラム(pH 2.8～3.8)，メトクロプラミド(pH 2.5～4.5)，チアミン(pH 2.5～4.5)
　b. アルカリ性薬品により沈殿を生じるもの
　　クロルプロマジン，メトクロプラミド，ケタミン，ヒドロキシジン，プロプラノロール，ニカルジピン，ベラパミル，クロルフェニラミン，ブロムヘキシン，ナファモスタット，ガベキサート，リドカイン，ビンブラスチン
　　　アルカリ性薬品：フロセミド(pH 8.6～9.6)，アミノフィリン(pH 8.0～10.0)，フェニトイン(pH 約12)，ガンシクロビル(pH 10.8～11.4)，テガフール(pH 9.5～10.5)，フルオロウラシル(pH 8.2～8.6)
　c. 難溶性の塩を析出させるもの
　　炭酸水素ナトリウムと塩化カルシウム：炭酸カルシウムの析出
　　リン酸デキサメタゾンナトリウムと塩化カルシウム：リン酸カルシウムの析出
　d. 溶解補助剤(プロピレングリコール，エタノールなど)の希釈により沈殿を生じるもの
　　ジゴキシン，ジアゼパム，フェノバルビタール，フロセミド，ペンタゾシン，エトポシド
　c. 溶解補助剤との反応により沈殿を生じるもの
　　アムホテリシンBと電解質輸液：デオキシコール酸の沈殿
②**外観変化はないが力価の低下をきたすもの**
　a. アンピシリンナトリウムとブドウ糖：アンピシリンの重合反応，分解による力価低下
　b. プロカインとブドウ糖：プロカイングルコシドの生成によるプロカインの力価低下
　c. アミノ酸輸液とチアミン：安定化剤の亜硫酸水素ナトリウムによるチアミンの分解

10　新薬の開発

　新薬の開発過程はステップを踏んで段階的に行われる（**図1-27**）．前臨床試験は非臨床試験ともいわれ，動物を対象として薬物の薬理作用や体内動態を検討するとともに，その薬物の化学物質としての毒性をみる毒性試験を実施する．すなわち，ヒトを対象とした臨床試験への基礎データを得るものである．薬物がヒトで使われる期間に応じて，毒性試験で動物に投与されるべき期間も毒性試験ガイドラインでだいたい定められている．ついでヒトでの評価に移るが，動物とヒトとでは，薬力学的にも，薬物動態も，毒性も異なることが多いため，まず少数例の健常者を対象とした第1相試験から実施する．病気をもったヒトでは，ヒトごとに年齢や薬物に対する感受性が大きく異なっていたり，その他，肝障害や腎障害など薬物の体内動態に影響を及ぼす疾患をもっていたり，といった具合に考慮すべき要因が多くなりすぎてしまう．そのために，まず健康な，しかも比較的年齢の若い，成人男子を対象として行うのである．そこで安全性が確認され，薬物体内動態についての検討が終わると，患者での有効性と安全性を確かめ，実際に臨床で用いられる薬物の用量幅を決定するための第2相試験に移行する．これは通常，早期第2相試験と後期第2相試験とに区別する．早期試験では，少数の患者で新薬の有効性と安全性を瀬踏み的に検討し，あわせて患者での体内動態も検討する．後期では新薬の適応症の範囲を決める検討がされ，治療効果の特徴を検討し，用法・用量の決定に関する情報を得る．必要な場合には，次に述べる二重盲検法の手段を使う場合もある．さらに多くの患者を対象とした第3相試験で薬物の有効性，安全性が検討される．有効性，安全性を客観的に評価するために，原則として二重盲検法という手法が用いられる．

　二重盲検法とは，患者や医師の主観が入らないように，比較したい2種の薬物のうちどちらが使用されているか患者にも医師にもわからないようにして投薬し，有効性，安全性を評価できるように考えられた方法である．一方にすでに広く使用されている薬物を対照としておき，新しく開発された薬物をもう一方の試験薬としておいて，二つの薬物を比較する．対照に偽薬（プラセボ）を用いれば，試験薬の本当の「薬」としての効果を知りやすいと考えられる．しかし，「実際に病気で苦しんでいる患者にプラセボを投与してもよいのか？」という倫理的見地からの議論はつねにつきまとい，プラセボを対照に用いることは実際にはなかなかむずかしい．

　このような，実際にヒトを使って行われる臨床試験については，試験に参加する被験者の人権が侵されないように高い倫理性が要求されるため，ヘルシンキ宣言に従って実施することが原則となっている．医薬品の臨床試験の実施基準として good clinical practice

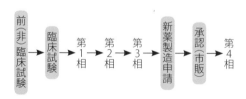

図1-27　医薬品の開発過程

表 1-33　GMP, GLP, GCP

GMP	医薬品の製造管理および品質管理に関する基準 医薬品の製造に当たり, 　①人為的な誤りを最小限にする 　②医薬品に対する汚染, 品質変化を防ぐ 　③高品質を保証するシステムを設計する の3点が強調されている.
GLP	医薬品の安全性に関する非臨床試験の実施の基準
GCP	医薬品の臨床試験の実施の基準 ヘルシンキ宣言の精神に則って, ヒトで行う臨床試験において, 対象となる患者・被験者の人権保護を目的としている. すなわち, 　①その臨床試験の科学性・倫理性の審査を行うこと 　②患者には試験内容をよく理解してもらったうえで同意(インフォームド・コンセント)を得た後に, 自発的に臨床試験に参加してもらう必要性 の2点を求めている.

(GCP)が定められている(厚生労働省令)(**表 1-33**).

　以上のステップを経て認可・発売に至った後でも, 長期使用などで予期せぬ副作用が出現することがあるので, 第4相試験, すなわち製造販売後臨床試験で有効性, 安全性について追跡することになる. 新しく承認された医薬品に関しては, 製造販売後も副作用などの調査を継続させ, その資料に基づき原則として4〜10年後にその「有効性」,「安全性」につき再審査することになっている(医薬品の再評価). 新薬の開発には多大の年月(10年以上)と費用(100億円以上といわれている)を要する.

ヘルシンキ宣言の概要

　第二次世界大戦中のいわゆる「人体実験」に対する反省から, 世界医師会で1964年に採択された. ヒトにおける臨床試験のあり方について守るべき基本的な倫理概念をアピールしている. 採択の後も, 時代に見合うものとするために継続して改訂が図られている.

　まず, 医師の知識と良心は「人類の健康の維持と増進」のため捧げられるべきであるとしている. その一方で, その目的のためにはどうしても「医学の進歩が不可欠」であることを認識する. 新しい治療法や新しい薬の有効性は動物実験で示されるだけでは不十分であり, 最終的にはヒトでの実験というもので確かめる必要があるとしている. そうであるならば, ヒトを用いた実験で,「人体実験」との批判が起こらないような, その人間の基本的な人権を守ることが是非とも必要であり, そのためには「いかなる倫理的・科学的配慮がなされねばならないか」ということを考えなければならない. すなわち,

　①実験の内容を十分に説明し, 被験者が納得したうえで実験への自発的な参加に同意してもらう(説明同意：インフォームド・コンセント)
　②実験の内容の倫理的・科学的妥当性を第三者的に判断する委員会(治験審査委員会)を設ける

の2点をその柱としている. 以上のことを受けて, 日本でも新薬の開発と製造承認を得るための臨床試験において守るべきガイドライン good clinical practice(GCP)が厚生労働省より示され実施されている.

　新薬の開発における臨床試験では，①医師だけではなく，看護師，薬剤師，その他の医療従事者の協力が必要である．②医師（治験責任医師，分担医師）が行うこととしては，薬物作用の効果判定，患者に臨床試験をしてよいという同意を得ること，副作用に関する判断，などがある．③治験責任医師または治験分担医師の指導のもとで治験にかかわる業務に協力する薬剤師，看護師，臨床検査技師等を治験コーディネーター clinical research coordinator（CRC）という．

大規模（長期）臨床試験

　薬は，市販された後もつねに長期的な臨床試験や疫学的研究が進められ，有効性と安全性について検証される．市販後調査はこのために行われている．そのなかには，癌などの疾患の再発・病態の悪化・生命予後・合併症の発生率・QOL の悪化などをはじめとする，予後や寿命に関する結果を，長期的な視野のもと高い信頼性で得ることを目的とする場合もある．これらは各種の疾患の治療ガイドライン作成のための証拠として利用される場合もある．通常，そのような目的で行われるものは，多施設でいくつかの医薬品の効果と比較する大規模長期比較試験である．試験のデザインには，大きく分けると観察的研究（研究者は何の介入もしないで，データを集めて観察する研究手法）と実験（介入）的研究（研究者が積極的に介入して新しい医薬品の効果を試し，従来の治療法と比較して，その有効性を検証する研究方法）がある．

セルフチェック

A. 医薬品に関する禁忌を示すことが定められているのはどれか.

1. 処方せん
2. 添付文書
3. 看護記録
4. 診断書

B. 薬物の有害な作用を予測するために収集する情報はどれか.

1. 過敏症の有無
2. 手術歴
3. 体重
4. 運動障害の有無

C. 薬剤の血中濃度の上昇がもっとも速い与薬方法はどれか.

1. 坐薬
2. 経口薬
3. 筋肉内注射
4. 静脈内注射

D. カルシウム拮抗薬の服用時に避けた方が良い食品はどれか.

1. 牛乳
2. 納豆
3. グレープフルーツジュース
4. わかめ

E. ワルファリンの服用時に避けた方が良い食品はどれか.

1. 納豆
2. グレープフルーツジュース
3. バナナ
4. チーズ

F. 薬物血中濃度のモニタリングが必要でないのはどれか.

1. テオフィリン
2. ジギタリス
3. アスピリン
4. バルプロ酸

G. 高齢者の薬物服用の特徴はどれか.

1. 薬剤の多剤併用の頻度が低い
2. 薬物相互作用が起こりにくい
3. 薬物血中濃度が高くなりやすい
4. 薬の服用は几帳面で飲み忘れは少ない

H. 光にも熱にも分解されにくいビタミンはどれか.

1. ビタミン A
2. ビタミン C
3. ビタミン D
4. ナイアシン

I. 正しいものに○，誤っているものに×

1. 日本薬局方は日本で使用される薬物の性状，品質，純度などの規格を定めている．
2. 劇薬は白地に赤枠，赤字で薬品名と「劇」の字を書く．
3. 毒薬は白地に黒枠，黒字で薬品名と「毒」の字を書く．
4. 麻薬，毒薬，劇薬は鍵のかかる保管庫に一緒に保管しなければならない．
5. 使用して残った麻薬注射液は病棟で廃棄する．
6. 麻薬使用後のアンプルは麻薬管理責任者に返却する．
7. 与薬時は患者に姓名を言ってもらい確認する．
8. インスリンは細胞膜上の受容体に結合して作用する．
9. アドレナリン受容体はGTP結合蛋白質に共役している．
10. 薬の副作用は一過性であって薬を中止するとその障害も消失する．
11. 薬の中には精子や卵子に障害を起こしたり，胎児に異常を起こしたりするものがある．
12. 薬物アレルギーを予知する方法として最初に行われることに，詳しい問診がある．
13. 薬物によるアレルギー反応が出たら次回の投与量は減量して様子を見る．
14. 薬物のアレルギー症状でもっとも多いのは皮疹である．
15. ペニシリン系抗生物質を内服しアレルギー反応が生じたので他のペニシリン系抗生物質に変更した．
16. 妊娠初期の服薬による胎児異常としてサリドマイドによるものが有名である．
17. 妊婦へ薬物を投与する場合，胎児への危険性は妊娠の初期から後期まで同じである．
18. 薬は連用によってその効果が薄くなるものがある．これを薬物耐性という．
19. LD_{50}/ED_{50}を治療係数といい，この値が大きい薬物は安全性が高い．
20. 皮下には高張液に限って注射できる．
21. 内服での初回通過効果は主に肝臓で起こる．
22. バッカル錠はかんでから飲み込むように促す．
23. 坐薬は直腸粘膜から吸収され体循環に入る．
24. 抗悪性腫瘍薬は局所的に高濃度で作用させる目的で静脈内注射することがある．
25. 貼付で投与される薬の血中濃度は長時間維持できる．
26. カプセル剤はのみにくくてもそのまま服用するよう説明する．
27. 坐薬は体温程度に温めて挿入する．
28. アンプルは注射器に薬液を取り終わり次第，速やかに廃棄しておく．
29. 薬物は一般に食後投与より空腹時投与の方が吸収が速い．
30. 血清アルブミン値の低い人は，一般に薬の効果が出にくい．
31. 未熟児にサルファ剤を投与した場合，核黄疸が生じることがある．
32. ワルファリンと非ステロイド性抗炎症薬を併用すると出血が起こることがある．
33. リファンピシン，フェニトインによりチトクローム P450 の活性が低下する．
34. 胃を摘出した人では，鉄剤やビタミン B_{12} 剤は経口投与で効果が出ない．

計算問題

1. バルプロ酸ナトリウム 40%細粒をバルプロ酸ナトリウムとして1日600 mg服用するために必要な細粒の量はどれだけか．
2. 95%エタノール840 mLを精製水で希釈して1Lの消毒用エタノールとした．この消毒用エタノールの濃度は何%か．小数点以下2桁の数字を四捨五入して求めよ．

アクティブラーニング

1. 添付文書を入手し（ネット検索でも入手可）どのような内容の記載があるかを調べてみよう.
2. ドラッグストアやコンビニで入手できる医薬品とその分類を調べてみよう.
3. お薬手帳はどのような目的で患者に手渡されているのだろう. またその課題は何であろう.

末梢神経作用薬

　神経系は中枢神経と末梢神経に分けられる(**図2-1**).

　末梢神経は意識下での神経調節にかかわる**体性神経**(随意神経)と無意識下での神経調節にかかわる**自律神経**(不随意神経)からなる．体性神経には，遠心性に脳からの指令を骨格筋に伝える**運動神経**と，求心性に末梢神経からの感覚を脳に伝える**感覚神経**とがある．自律神経にも遠心路と求心路があるが，自律神経というと通常は内臓に向かう遠心路のことをさし，自律神経の求心路は内臓知覚神経とも呼ばれる．

　体性神経も自律神経も，その神経刺激はインパルスの軸索伝導とシナプスにおける神経伝達によって伝わる．薬理学では神経伝達物質に影響する薬物を主として学ぶが，自律神経にも運動神経にも共通して作用する薬物が存在することに注意されたい．本章では，まず自律神経作用薬について述べ，さらに筋弛緩薬と局所麻酔薬について説明する．

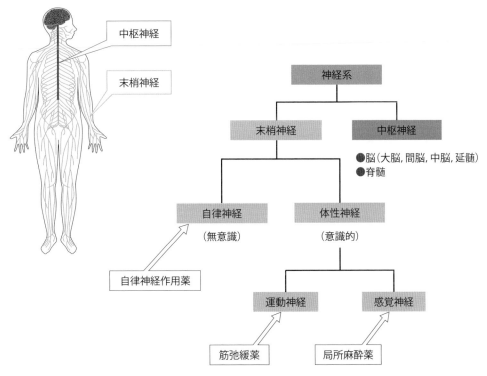

図2-1　末梢神経と中枢神経

1 自律神経作用薬

A 自律神経作用薬とは

1. 自律神経

　　自律神経系は交感神経と副交感神経からなっていて，主として不随意・無意識下に内臓（心臓，眼・血管・消化管の平滑筋，分泌腺）機能を調節している．したがって，自律神経系は内分泌系とともに生体内ホメオスタシスの維持に必須である．自律神経の働きによって制御されている機能の具体例をあげてみると，心拍数，心筋の収縮力，血管抵抗，気管支径，消化管や膀胱の壁の運動，目の遠位・近位の視力調節，分泌腺からの分泌調節などがあり，多彩である．

2. 自律神経作用薬とは

　　自律神経には走行の途中にシナプスと呼ばれる間隙がある．ここではアセチルコリンやノルアドレナリンなど神経伝達物質と呼ばれる化学物質が神経刺激の伝達を担っている．神経伝達物質の働きを模倣したり，遮断したりする薬物を自律神経作用薬と呼ぶ．

3. 自律神経作用薬の臨床応用

　　自律神経系の働きに変調が起こり，生体内ホメオスタシスが破綻すると，上述した内臓機能が異常になり，病的な状態となってしまう．例として，高血圧症，狭心症，ショック，気管支喘息，麻痺性イレウスなどがあげられる．自律神経作用薬は，直接的または間接的に神経伝達を促進あるいは遮断して，これら病的状態の是正に貢献する．自律神経作用薬は散瞳薬，縮瞳薬として眼科領域でも用いられる．運動神経が支配する神経筋接合部ではアセチルコリンが伝達物質であり，また，アセチルコリンやカテコールアミンは中枢神経系での神経伝達にも関与している．したがって，本章で学習する薬物は自律神経系の疾患に対してだけでなく，重症筋無力症やパーキンソン病の治療にも応用される．学習者には，交感神経・副交感神経の刺激の結果引き起こされる各臓器の反応をしっかりと理解していれば，自律神経作用薬の基本的な薬理作用は予想可能であることを銘記してもらいたい．

B 自律神経系の基礎知識

1. 自律神経系の解剖

　　自律神経系の遠心性神経は延髄や脊髄を出てから自律神経節までの節前線維と，神経節から効果器までの節後線維の二つのニューロンからなる．神経節では節前ニューロンと節後ニューロンがシナプスを形成している．解剖学的特徴は図2-2，表2-1に示すとおりである．

2. 自律神経系の生理学的意義

　　通常，交感神経と副交感神経の両者が一つの器官を二重に支配し，互いに拮抗的な関係

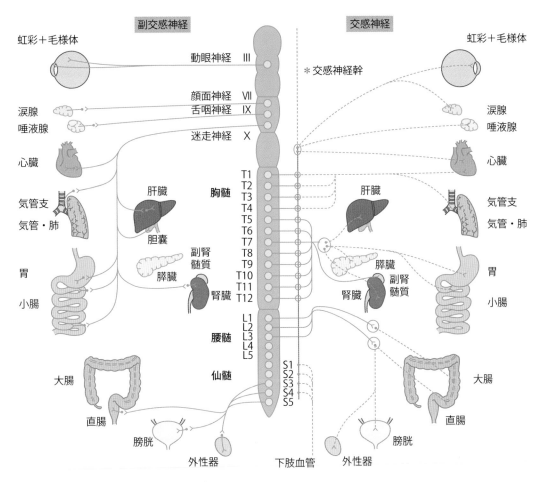

図2-2　主要臓器に対する自律神経系の支配図
——：コリン作動性線維，----：アドレナリン作動性線維
＊交感神経幹の各節からはアドレナリン作動性節後線維が血管や毛嚢へ，コリン作動性節後線維が汗腺へいく．

表2-1　自律神経線維の特徴

交感神経	副交感神経
・節前線維は胸髄・腰髄から出る ・神経節は効果器から離れている	・節前線維は延髄・仙髄から出る ・神経節は効果器から近い

にある．ただし，皮膚や血管では交感神経が優位に支配しており，他の器官では副交感神経支配が優位である．

　交感神経の支配を受けている臓器・器官では，交感神経が興奮すると**表2-2**にまとめられるような反応が出現する．また，交感神経は副腎髄質からのアドレナリン分泌も促進するので，ホルモンとしてのアドレナリンに対応した反応も出現することになる．交感神経は，「闘うか逃げるか fight or flight」に適する体の状態を速やかに作り出す．闘うにしても逃げるにしても強力な骨格筋活動が必要であり，骨格筋には十分な血液と酸素が送り込まれなければならない．心機能は促進し，気管は拡張して呼吸によって十分な酸素が体内に取り込まれる．皮膚や内臓への血流は血管収縮によって減じ，そのぶん，骨格筋への血

表2–2　自律神経刺激に対する主要臓器の反応

		交感神経		副交感神経	
		受容体の種類	反応	受容体の種類	反応
眼	瞳孔散大筋	α_1	収縮		－
	虹彩括約筋	－	－	M_3	収縮
	毛様体筋	β_2	弛緩	M_3	収縮
心臓	心筋収縮力	β_1	増強	M_2	減弱
	心拍数	β_1	増加	M_2	減少
血管	皮膚	α_1	収縮		－
	骨格筋	β_2	拡張		－
	内皮細胞	－	－	M_3	一酸化窒素放出*
呼吸器	気管支平滑筋	β_2	弛緩	M_3	収縮
消化器	分泌	－		M_3	促進
	壁平滑筋	β_2, α_2	弛緩	M_3	収縮
	括約筋	α_1	収縮	M_3	弛緩
腎臓	レニン分泌	β_1	増加		－
泌尿器	膀胱排尿筋	β_2	弛緩	M_3	収縮
	括約筋	α_1	収縮	M_3	弛緩
子宮（妊娠時）		α_1	収縮		不定
		β_2	弛緩		
皮膚	立毛筋	α_1	収縮		－
	汗腺	M^{**}	全身性発汗（エクリン腺）		
		α_1	局所的，ストレス発汗（アポクリン腺）		－
代謝	肝臓	α_1, β_2	グリコーゲン分解と糖新生促進		－
	脂肪組織	β_3	脂肪分解促進		－

* 血管内皮細胞は神経支配を受けていない．循環血液中のムスカリン作動薬によってのみ刺激される．
**M：ムスカリン受容体

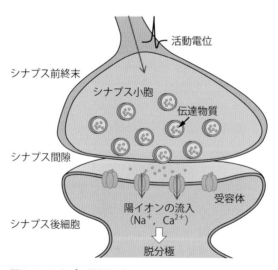

図2–3　シナプス情報伝達
軸索を伝わってきた電気的刺激によりシナプス前終末から神経伝達物質が放出され，次いで神経伝達物質がシナプス後細胞の受容体に結合すると，陽イオンの流入などの反応が引き起こされてシナプス後細胞に興奮が伝わる．

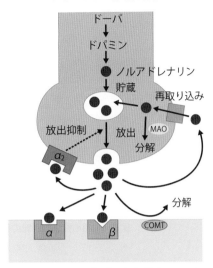

コリン作動性線維　　　　　　アドレナリン作動性線維

アセチルコリン(ACh)の分解酵素は，コリンエステラーゼ(ChE)．

ノルアドレナリン(NA)の分解酵素は，モノアミン酸化酵素(MAO)とカテコール-*O*-メチル転移酵素(COMT)．

図 2-4　コリン作動性線維とアドレナリン作動性線維

　流が増す．エネルギー源として，肝臓でのグリコーゲン分解によるグルコースの放出と，脂肪組織での脂肪分解による脂肪酸の遊離が起こる．外界からの光を十分取り込むため，瞳孔は散大する．一方，この緊急的な「闘うか逃げるか」条件下では食物の消化管からの吸収や排泄といった機能は不要であり，減弱する．このように，交感神経の興奮はエネルギー消費を高める異化作用に関係している．

　副交感神経はエネルギーの摂取，同化作用に関係しており，体力の回復が図られる．副交感神経の刺激による唾液，胃液や腸液の分泌増加は消化機能に必須である．腸内容物の輸送も腸管壁の筋の運動亢進によって速められ，最終的に便として排出される．膀胱壁の筋の運動も促進し，尿は排出される．瞳孔は縮瞳となる．

3. 自律神経系における情報の伝達

　中枢神経からの興奮は神経線維内では電気的に運ばれる(伝導)．神経線維同士，あるいは神経線維と効果器との接合部はシナプスと呼ばれる(図2-3)．ここでは神経伝達物質(化学伝達物質)という化学物質によって興奮が伝えられ，この現象を化学伝達という．伝達物質が結合して情報を受ける分子を受容体(レセプター)と呼ぶ．自律神経系は解剖学的には交感神経系と副交感神経系に分類されるが，デールらは神経線維の末端から放出される伝達物質の種類によって分類することを提唱し，アセチルコリンを放出する線維をコリン作動性線維，ノルアドレナリンを放出する線維をアドレナリン作動性線維と呼んだ(図 2-2，図 2-4)．従来の解剖学的分類との関係は図 2-5 に示すとおりである．副交感神経節後線維-効果器接合部では，アセチルコリンが伝達物質である．交感神経節後線維-効果器接合部では原則としてノルアドレナリンが伝達物質であるが，汗腺に分布する交感神経節後線維からは例外的にアセチルコリンが放出される．自律神経節ではアセチルコリンが伝達物

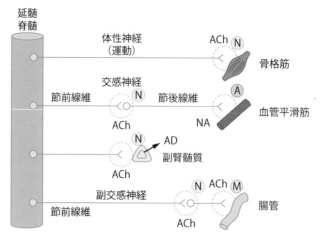

図2-5 遠心性末梢神経の種類と伝達物質

Ⓝ：ニコチン受容体，Ⓜ：ムスカリン受容体，Ⓐ：アドレナリン
受容体
ACh：アセチルコリン，NA：ノルアドレナリン，AD：アドレナリン

表2-3 アセチルコリン受容体サブタイプの特徴

受容体サブタイプ		局在	細胞内情報伝達機構
ニコチン 受容体	N_M	神経筋接合部	Na^+チャネル
	N_N	自律神経節	Na^+チャネル
ムスカリン 受容体	M_1	神経	IP_3，DAG
	M_2	心臓，平滑筋	K^+チャネル活性化，cAMP生成抑制
	M_3	分泌腺，平滑筋，血管内皮細胞	IP_3，DAG

IP_3：イノシトール-1,4,5-三リン酸，DAG：ジアシルグリセロール

質である．

4. アセチルコリン受容体とアドレナリン受容体

　アセチルコリンは少なくとも2種の受容体を介して作用する．一つは自律神経節，神経
筋接合部，副腎髄質に存在し，タバコの葉に含まれるアルカロイドであるニコチンを少量
投与した場合と同じ反応を示すことから，ニコチン受容体という．他は副交感神経支配の
効果器に存在し，毒キノコのベニテングタケに含まれるアルカロイドのムスカリンを投与
したときと同じ効果が現れることから，ムスカリン受容体という（**図2-5**）．アセチルコリ
ン受容体サブタイプの特徴を**表2-3**に示す．

　ノルアドレナリンの作用は，アドレナリン受容体を介して発現する（**図2-4**，**図2-5**）．
アドレナリン受容体はαおよびβ受容体に分類され，それぞれα_1，α_2とβ_1，β_2，β_3
のサブタイプに分類される（**表2-4**）．

　アセチルコリンもノルアドレナリンも，受容体に結合しその刺激を効果器に伝えた後は
速やかにその作用を終了するが，そのメカニズムは両者で大きく異なる．まず，アセチル
コリンのほうは，受容体近傍に存在するアセチルコリンエステラーゼによって速やかに分

表2–4　アドレナリン受容体サブタイプの特徴

受容体サブタイプ	作動薬	局在	細胞内情報伝達機構	受容体選択性薬
α_1	AD≧NA>DA≫ISP	平滑筋（血管など）	IP_3, DAG 生成促進	フェニレフリン
α_2	AD≧NA>DA≫ISP	膵β細胞, 血小板, 神経終末	cAMP 生成抑制	クロニジン, グアナベンズ
β_1	ISP>AD=NA>DA	心, 傍糸球体細胞	cAMP 生成促進	デノパミン, ドブタミン
β_2	ISP>AD≫NA>DA	平滑筋（血管, 気管支, 子宮など）	cAMP 生成促進	サルブタモール, リトドリン
β_3	ISP=NA>AD	脂肪細胞	cAMP 生成促進	

AD：アドレナリン，NA：ノルアドレナリン，ISP：イソプレナリン，DA：ドパミン

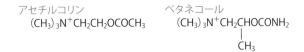

アセチルコリン
$(CH_3)_3N^+CH_2CH_2OCOCH_3$

ベタネコール
$(CH_3)_3N^+CH_2CHOCONH_2$
　　　　　　　　　|
　　　　　　　　CH_3

図2–6　アセチルコリンとベタネコールの化学構造

解されて作用を終了する（図2–4）．この酵素に似たものは血中にも存在し（偽コリンエステラーゼ），薬物として投与されたアセチルコリンはもっぱらこちらの酵素により分解される．ノルアドレナリンは神経終末に再取り込みされることによって作用を終了する（図2–4）．

C コリン作動薬

　　副交感神経支配の効果器に存在するムスカリン受容体および自律神経節，副腎髄質，骨格筋の神経筋接合部に存在するニコチン受容体などのアセチルコリン受容体に作用して効果を現す薬物を，まとめてコリン作動性薬物と称する．これらのうち副交感神経の支配を受ける効果器表面のムスカリン受容体に結合して効果を示す薬物のことを副交感神経様薬ともいう．

　　コリン作動薬には，受容体に直接作用する薬物（コリンエステル類，コリン作動性天然アルカロイドなど）とアセチルコリンの分解酵素（アセチルコリンエステラーゼ）を阻害して間接的に受容体へのアセチルコリンの作用を現すコリンエステラーゼ阻害薬がある．

1．コリンエステル類

　　アセチルコリンが代表的な薬物であるが，体内では血液中の偽コリンエステラーゼによって速やかに分解されるため，その作用は一過性である．コリンエステラーゼに分解されにくい合成薬のベタネコールが開発されている（図2–6）．ベタネコールは心・血管作用がほとんどないので，消化器系や膀胱への選択的ムスカリン作動薬として臨床上有用である（表2–5）．このグループの薬物はすべて第四級アンモニウムの構造をもっているのでつねにイオン型であり，血液–脳関門を通過できない．ここではアセチルコリンの薬理作用を中心に述べる．

表 2-5　アセチルコリンとベタネコールの作用

	コリンエステラーゼによる分解	ムスカリン様作用					ニコチン様作用
		心臓血管	胃腸管	膀胱	眼	アトロピンによる拮抗	
アセチルコリン	＋	＋	＋	＋	＋	＋	＋
ベタネコール	－	±	＋	＋	＋	＋	－

(Goodman & Gilman's The Pharmacological Basis of Therapeutics, 11th Ed., McGraw-Hill より引用)

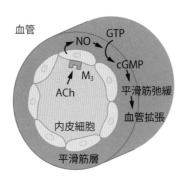

図 2-7　アセチルコリンによる血管拡張のメカニズム
ACh：アセチルコリン，M：ムスカリン受容体

a．薬理作用（アセチルコリン）

1）ムスカリン様作用

　循環器系：小血管（細動脈）の拡張，心筋収縮力低下（陰性変力作用），心拍数減少（陰性変時作用）による著明な降圧を生じる．血管拡張の機序は，血管内皮細胞のムスカリン受容体刺激→血管内皮細胞からの一酸化窒素（NO）の遊離→NO による血管平滑筋細胞グアニル酸シクラーゼの刺激→血管平滑筋での cGMP 増加→血管平滑筋弛緩である（**図 2-7**，138 頁コラム参照）．なお，血管内皮細胞のムスカリン受容体は副交感神経支配に対応した受容体ではなく，生理的存在意義はよくわかっていない．心筋収縮力低下はムスカリン受容体刺激によってアデニル酸シクラーゼが抑制され，cAMP レベルが低下することによる（第 1 章 ③ **C.** 2．心筋，16 頁参照）．また，心拍数減少はムスカリン受容体を介した K$^+$ チャネルの活性化によって膜電位が過分極することによる．

　眼：瞳孔括約筋を収縮させて縮瞳が生じるが，このときシュレム管が開大するので眼房水の流出が図られ眼圧は低下する（**図 2-8**）．毛様体筋を収縮させチン小帯を弛緩させるので，レンズは厚くなる．

　平滑筋：消化管，膀胱では壁の平滑筋を収縮させる（第 1 章 ③ **C.** 参照）が括約筋は弛緩させる．消化器系の症状として悪心，嘔吐，腹痛，下痢などが生じる．気管支平滑筋を収縮させ，気管支喘息を起こす．

　外分泌腺：唾液腺，汗腺での分泌を促進する．

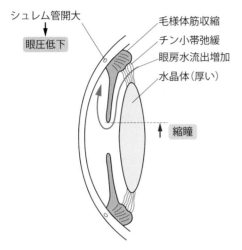

コリン作動薬
（ピロカルピン，フィゾスチグミン）

シュレム管開大

眼圧低下

毛様体筋収縮
チン小帯弛緩
眼房水流出増加
水晶体（厚い）

縮瞳

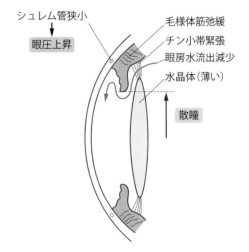

抗ムスカリン薬
（アトロピン，トロピカミド）

シュレム管狭小

眼圧上昇

毛様体筋弛緩
チン小帯緊張
眼房水流出減少
水晶体（薄い）

散瞳

図 2-8　眼に対する代表的な自律神経作用薬の効果

血圧をオームの法則で考えてみる

　血圧と電圧，どちらにも圧という字がついている．電圧についてはオームの法則があって，電圧＝電流×抵抗である．血圧についても電圧と同じように，血圧＝血流量×血管抵抗と考えればよい．血流量は心拍出量であり，心拍数と心収縮力という二つの心臓の要因により決まる．一方，血管抵抗は血管の内径で決まり，内径を r とすると r⁴ に反比例する．したがって，血管の内径が少し小さくなれば血管抵抗は非常に大きくなり，逆に内径が少し大きくなれば抵抗はぐんと小さくなる．

　ところでいろいろな薬物が心臓の機能と血管の内径に影響を及ぼす．たとえば，心拍数と心収縮力が増加し，血管抵抗が増加するときは，これは話は簡単で，血圧が上昇することになる．一方，心臓の機能が低下し，血管抵抗が小さくなるときは，これも明らかに血圧の低下が起こることは容易に理解できる．それでは，後述するイソプレナリンのように心臓の機能が亢進するのに，血管抵抗が小さくなるときは血圧はどうなるのであろうか．原則として血圧に対しては血管抵抗の変化がより大きく影響すると考えてよい．つまり，このようなときには血圧は低下する傾向が強い．

2）ニコチン様作用

　自律神経節や神経筋接合部のニコチン受容体に結合して作用が出る．少量のアセチルコリンは興奮性に作用し，骨格筋では攣縮が生じる．大量では抑制に転じ骨格筋麻痺が起こる．

b．コリンエステル類の臨床応用

　ベタネコールが経口投与で，またアセチルコリンが注射で麻痺性イレウス，迷走神経切除後の胃アトニー，神経性尿貯留などの治療に使用される．副作用として気管支喘息，消化性潰瘍，低血圧に注意する．

2. コリン作動性天然アルカロイド

天然アルカロイドにはムスカリン，ピロカルピンがある．ムスカリンはベニテングダケから抽出され，ムスカリン受容体の命名のきっかけとなった．臨床的には，ピロカルピンを口腔乾燥症や持続性の縮瞳による眼圧低下作用を利用して緑内障の治療に用いる．副作用としては，悪心，嘔吐，流涎，流涙，発汗，下痢など，毒キノコによる中毒症状に似た症状がみられる．この副作用の治療にはアトロピンを使用する．

3. コリンエステラーゼ阻害薬

コリン作動性神経-効果器接合部に存在する特異的アセチルコリンエステラーゼ（AChE）や血液中の偽コリンエステラーゼ（ChE）によるアセチルコリンの分解を阻害する．内因性アセチルコリン濃度が高まりアセチルコリンを投与したのと同じ効果が得られる．間接型コリン作動薬である．コリンエステラーゼ阻害薬にはその作用の持続時間が比較的短い可逆的 ChE 阻害薬とその作用の持続時間が長い不可逆的 ChE 阻害薬の二種類がある．前者はコリンエステラーゼに結合する時間が短いので，コリンエステラーゼの作用は回復が早いが，後者は結合時間が永続的であり，コリンエステラーゼの回復は極めて遅い（**図 2-9**）．

a. 抗 ChE 薬の種類

1）可逆的 ChE 阻害薬

フィゾスチグミンはアフリカ産カラバル豆に含まれるアルカロイドで，第三級アミン構造をもつ．中枢神経へも移行しやすい．ネオスチグミン（**図 2-9B**），ピリドスチグミン，エドロホニウムなどは四級アンモニウム構造をもつので，中枢神経へは移行しにくい．エドロホニウムは速効性で作用時間が短いので，重症筋無力症の診断に使用する．

2）不可逆的 ChE 阻害薬

DFP（diisopropyl fluorophosphate）（**図 2-9C**），パラチオン，サリン，ソマンなどの有機リン化合物はコリンエステラーゼとの結合が不可逆的であり，効果は持続性である．殺虫剤や化学兵器として用いられる．臨床的には中毒を起こし問題となる（有機リン剤中毒，農薬中毒）．

b. 薬理作用の基本

内因性アセチルコリン濃度が高まり，ムスカリン様作用とニコチン様作用の両方が現れる．さらに，中枢に移行するコリンエステラーゼ阻害薬では中枢神経作用が加わり，作用は多彩である．とくに，有機リン化合物は脂溶性であり，容易に中枢神経系に移行し，強い中枢作用を発現する．主な作用は以下のとおりである．

1）ムスカリン様作用

平滑筋や外分泌腺，眼ではコリンエステル類同様の作用が出現する．循環器系では一般に徐脈，心筋収縮力低下がみられる．

2）ニコチン様作用

神経筋接合部を少量では刺激し，大量では遮断する．アセチルコリン同様，骨格筋の収縮，攣縮を起こす．コリンエステラーゼ阻害薬はクラーレ（*d*-ツボクラリン）の神経筋接合部の遮断作用に拮抗する（② 筋弛緩薬，74 頁参照）．

自律神経節では少量で興奮，大量で遮断作用を示す．

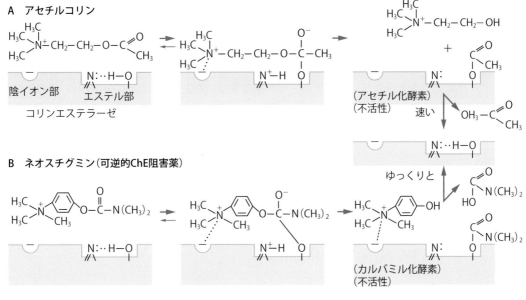

図2-9　コリンエステラーゼ(ChE)によるアセチルコリン(ACh)分解と抗 ChE 薬による阻害

3）中枢神経作用

　　最初興奮し，めまい，不安，振戦，痙攣などが発現するが，後に抑制作用が現れ，意識混濁，昏睡に陥り，ついに死に至る．

c. 臨床応用

　　臨床で用いられるのは主として可逆的 ChE 阻害薬である．

　　中枢：コリン作用を利用してアルツハイマー型認知症の治療．

　　眼：縮瞳作用を利用して緑内障の治療．

　　神経筋接合部：重症筋無力症（骨格筋のニコチン受容体に対し自己抗体が生じるために，アセチルコリンによる神経筋伝達が阻害され，筋脱力が生じる疾患）の診断と治療．クラーレ（競合性筋弛緩薬）の解毒薬として用いる．

　　消化管，膀胱平滑筋：外科手術後の麻痺性イレウス，排尿困難の治療．

d. 有機リン化合物中毒

　当該薬物の除去，接触部位の洗浄とともに，薬物としては大量のアトロピンとコリンエステラーゼ再賦活薬（プラリドキシムヨウ化メチル（PAM））を併用する．中毒症状のうちムスカリン様症状はアトロピンによって抑制されるが，呼吸筋麻痺などのニコチン性症状には無効である．コリンエステラーゼ再賦活薬は，**図2-9D**のように分子内の＝NOHが有機リンのPと結合して有機リンとコリンエステラーゼとの結合を切り離し，コリンエステラーゼの活性を発揮させる．

Ⓓ 抗コリン薬（アセチルコリン受容体遮断薬）

　この項では，副交感神経が支配する効果器においてアセチルコリンの作用を競合的に遮断するいわゆる抗ムスカリン薬についてのみ述べる．神経筋接合部でアセチルコリンの作用を遮断する薬物については別項に譲る．

1. ベラドンナアルカロイド

　代表的な薬物はアトロピンとスコポラミンであり，これらはベラドンナ，マンダラゲ，ハシリドコロなどの植物に含まれる．ベラドンナ belladonna とはイタリア語で「美しい女性」の意味であり，ベラドンナという植物の名前は，昔イタリアの女性がこの絞り汁を点眼して瞳を大きくし，美しくみせたことに由来している．

　副交感神経の作用が遮断される結果，効果器では主として交感神経様作用が発現する．臨床的に重要な薬物であり散瞳，鎮痙，外分泌抑制などを期待して用いる．

a. 薬理作用

1) 抗ムスカリン作用（副交感神経遮断作用）

　眼：散瞳（瞳孔括約筋麻痺）による羞明，調節麻痺（毛様体筋麻痺）による小視症，眼圧上昇（眼房水排泄抑制）（**図2-8**）などを生じる．

　循環器系：迷走神経が緊張している状態では，これを抑えて心拍数の増加が起こる．しかし正常な成人では心拍数はほとんど変化しない．外因性にアセチルコリンを投与して降圧の起こっている状態ではこれを遮断し，血圧をもとのレベルに戻す．アトロピンは直接的に皮膚血管の拡張を起こし，皮膚の紅潮（アトロピンフラッシュ）をみることがある．

　平滑筋：消化管の緊張・運動を抑制する．気管支筋の弛緩，膀胱の拡張を起こす．

　外分泌腺：汗腺，涙腺，唾液腺，消化管，気管などからの分泌を抑制する．このため，口腔乾燥，嗄声，嚥下困難，皮膚乾燥による熱感などを生じる．

2) 中枢神経作用

　アトロピンでは中毒量で中枢興奮をきたし，不安，幻覚，せん妄などが起こる．さらに大量では昏睡，呼吸麻痺を起こして死に至る．しかし，錐体外路障害（パーキンソン病）による振戦・硬直には抑制性に作用する．

　スコポラミンは末梢にはアトロピンとほぼ同じ作用を示すが，中枢作用はつねに抑制的である．麻酔前投薬として利用される．また，乗り物酔いや錐体外路系疾患にもよい．大量ではやはり幻覚・錯乱が起こる．

b．臨床応用・禁忌

消化管, 気管支：鎮痙薬（消化管運動抑制薬）や気管支喘息治療薬として利用する.

眼：散瞳薬として使用する.

中枢神経系：パーキンソン病の治療, 乗り物酔いの予防に使用する.

麻酔前投薬：外分泌腺の抑制, 気管支拡張作用, 迷走神経抑制などを利用する.

中毒の治療：毒キノコや有機リン化合物の中毒に有効である.

緑内障, 麻痺性イレウス, 前立腺肥大による排尿障害のある患者には禁忌である. また, 発汗抑制のため高体温症になりやすいので, とくに小児には注意して用いる.

2．アトロピン代用薬

アトロピンは非選択性で広範な作用を示し, これが副作用となるので, 治療目的に沿った比較的選択性のある抗ムスカリン薬が多数合成されている.

a．散瞳薬

シクロペントラート, トロピカミドなどが散瞳薬として開発された（**図2-8**）.

b．鎮痙薬

ブチルスコポラミンは消化管平滑筋の緊張を減弱させる.

c．抗潰瘍薬

ピレンゼピンはムスカリン M_1 受容体に選択的に結合して胃酸分泌を抑制するので, 胃・十二指腸潰瘍の治療に用いる.

d．パーキンソン病治療薬

パーキンソン病では黒質-線条体におけるドパミンとアセチルコリンのバランスが崩れ, コリン性のニューロンの機能亢進が起こる（第3章 [7] 抗パーキンソン病薬参照）ので, 抗コリン薬を利用する. トリヘキシフェニジルなどがある.

E　アドレナリン作動薬

交感神経節後線維から神経伝達物質として放出されるノルアドレナリン, および副腎髄質からホルモンとして血中に放出されるアドレナリンと同じ効果を示す薬物を総称していう. ノルアドレナリン, アドレナリン, ドパミン, さらに合成薬イソプレナリンはいずれも分子内にカテコール構造を有することからカテコールアミンと総称される（**図2-10**）. これらは直接アドレナリン受容体に結合して作用する. 前述したように, アドレナリン受

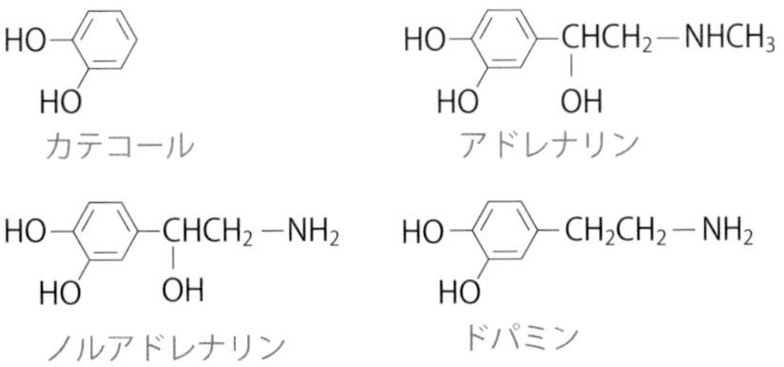

図2-10　カテコールとカテコールアミン

表 2-6　α受容体の種類とその生理機能

受容体	部位	組織	生理反応
α_1 受容体	シナプス後膜	血管平滑筋	収縮
		肝臓	グリコーゲン分解
		尿路平滑筋	収縮
		中枢	興奮
ニューロン性 α_2 受容体	シナプス前膜	中枢, 末梢のアドレナリン作動性ニューロン	ノルアドレナリン遊離抑制
		コリン作動性ニューロン	アセチルコリン遊離抑制
		セロトニン作動性ニューロン	セロトニン遊離抑制
	シナプス後膜	中枢	降圧, 徐脈
非ニューロン性 α_2 受容体		血小板	凝集
		ヒト脂肪細胞	脂肪分解抑制
		膵ランゲルハンス島	インスリン分泌抑制
		血管平滑筋	収縮
		脳下垂体	成長ホルモン分泌促進

表 2-7　β受容体の種類とその生理機能

受容体	組織	生理反応
β_1 受容体	心臓	陽性変力作用 陽性変時作用 自動能, 伝導速度増大
	腎臓	レニン分泌増加
	脂肪細胞	脂肪分解促進
β_2 受容体	血管平滑筋 (冠, 骨格筋, 腹部)	弛緩
	胃腸平滑筋	運動, 緊張低下
	気管支平滑筋	弛緩
	肝臓	グリコーゲン分解と糖新生
	膵ランゲルハンス島	インスリン分泌促進
β_3 受容体	脂肪細胞	脂肪分解促進

容体にはαおよびβ受容体の 2 種が存在する.

　α受容体は, α_1とα_2のサブタイプに(**表 2-6**), β受容体はβ_1, β_2, β_3の三つのサブタイプに分けられる(**表 2-7**).

　アドレナリン作動薬にはこれら受容体に直接結合して作用するものと, 伝達物質の放出を促進し, 間接的に効果を発現するものとがある.

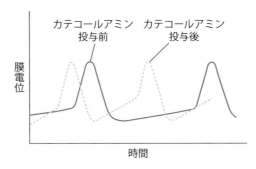

図2-11　ペースメーカー電位に対するカテコールアミン投与の影響

カテコールアミンは洞結節を刺激して，拡張期脱分極の速度増大を起こし，ペースメーカー機能を亢進する．

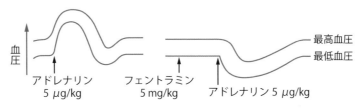

図2-12　アドレナリンのイヌ血圧作用に及ぼすα受容体遮断薬の効果

1. カテコールアミン

内因性カテコールアミン（アドレナリン，ノルアドレナリン，ドパミン）と合成薬（イソプレナリン，ドブタミン）について述べる．

a. アドレナリン

アドレナリンは高峰譲吉によってはじめて副腎から単離結晶化されたホルモンで，アドレナリン受容体に非選択的に作用し，交感神経興奮と類似した効果を示す代表的な薬物である．α_1, α_2, β_1, β_2 受容体刺激作用を有する．

1）薬理作用

循環器系：心臓では主として β_1 受容体を介して興奮作用を現す．心筋の収縮力増大（陽性変力作用），心拍数の増加（陽性変時作用）により心拍出量の増大をきたす．ペースメーカー機能の亢進を**図2-11**に示す．心室被刺激性を増大し，不整脈の原因となる．

血管では，一般に細動脈は α_1 受容体を介して収縮する．とくに皮膚，粘膜，腎臓などに分布する血管で著明である．骨格筋に分布する血管は β_2 受容体を介して拡張する．心臓の冠血管では，最終的には血流量が増加する．これは α_1 作用による冠血管の収縮，β_1 作用による心筋収縮力増大による血管の圧迫，心筋代謝の促進によるアデノシン生成，このアデノシンと β_2 作用による血管拡張などの総合として起こると考えられている．

血圧：代表的な昇圧薬である．アドレナリンを動物の静脈内に急速投与すると，著しい昇圧に続く降圧の2相性の変化がみられる（**図2-12**）．この初期の昇圧の要因として，高濃度アドレナリンによる α_1 受容体刺激を介する末梢血管の収縮と β_1 受容体刺激を介する心収縮力の増強がある．投与後，アドレナリンが血中で分解され濃度が低下すると α_1 受容体

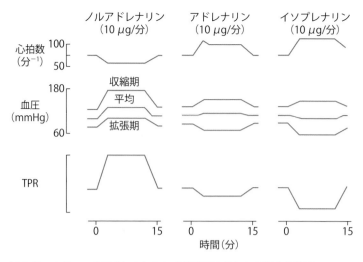

図2-13 カテコールアミンをヒトに点滴静脈内投与した場合の効果

TPR：全末梢血管抵抗
ノルアドレナリンはα受容体を介して著明な末梢血管抵抗の増大と血圧の上
昇をきたす．心拍数の減少は圧受容体を介した反射性のものである．
アドレナリンではβ₂作用により全末梢血管抵抗は減弱するが，β₁作用によ
る心筋収縮力の増大と心拍数の増加により，平均血圧は低下しない．
イソプレナリンはβ₁作用による心拍数の増加とβ₂作用による全末梢血管抵
抗の著しい減弱を生じ，平均血圧はやや低下する．

刺激は弱まり，やがてβ₂受容体刺激による血管拡張作用が前面に出現し，降圧がみられる
のである．これは，低濃度アドレナリンに対する血管平滑筋受容体の感受性はα₁受容体よ
りもβ₂受容体が大きいことを反映している．フェントラミンなどのようなα受容体遮断薬
存在下でアドレナリンを投与すると，初期から降圧がみられる（アドレナリン反転，**図2-**
12）．**図2-13**のようにヒトに点滴で血中アドレナリン濃度を低濃度に保ちながら静脈内投
与すると，前述したように，この条件下ではアドレナリンのα₁受容体刺激は弱いので，β₁
受容体刺激を反映した収縮期圧の上昇とβ₂受容体刺激を反映した拡張期圧の軽度の下降
を示す．

　平滑筋：気管支平滑筋や消化管壁平滑筋はβ₂受容体を介して弛緩する．消化管の括約筋
はα₁受容体を介して収縮する．ヒトの妊娠末期の子宮ではβ₂受容体刺激は筋の緊張低下
を引き起こす．

　代謝：肝臓ではβ₂作用で細胞内cAMP濃度を上昇させ，また，α₁作用では細胞内Ca²⁺
濃度を高めてグリコーゲン分解を促進し，ブドウ糖の血中濃度を増す．

　膵臓ではα₂受容体を介してインスリン分泌を抑制し，血糖値を上げる因子の一つともな
る．一方，β₂受容体はインスリン分泌促進作用をもつが，生理的状態ではα₂優位である．

　脂肪組織では，β₃作用でリパーゼを活性化し，中性脂肪を分解して脂肪酸とグリセロー
ルを血中に遊離する．

　アドレナリンはβ₂受容体を介して細胞内へのK⁺の取り込みを促進する．交感神経には
運動時に筋肉から放出されるK⁺を細胞内に戻す生理的作用がある．

　中枢神経系：通常は血液-脳関門を通過できないので中枢作用はないと考えられている
が，ヒトでは不安，頭痛，不眠，振戦など軽い興奮作用を示すことがある．

レニン分泌：腎傍糸球体細胞のβ_1受容体刺激で分泌促進作用を示す.

2）吸収, 運命

経口投与では消化管内でカテコール-O-メチル転移酵素（COMT）によって代謝されるため無効である.

3）臨床応用

ショック（急性循環不全, 心停止やアナフィラキシーショック）, 房室伝導障害に使用する. 気管支喘息など呼吸困難の改善に使用される. 血管収縮作用により局所麻酔薬の作用時間を延長させる目的で併用することもある. 局所的には充血除去, 止血に使用する.

4）副作用

循環器系：心臓の自動性が高まるので, とくにハロタン麻酔時や甲状腺機能亢進症では不整脈の発現に注意する. また, 急激な血圧上昇によって脳内出血を起こすことがあるので注意する. 軽症のものは心悸亢進, 頻脈, 頭痛などである.

中枢神経系：恐怖, 不眠, めまい, 幻覚, 重症では痙攣, 昏睡などを起こす.

消化器系：悪心, 嘔吐などを起こす.

以上のような副作用があるので, 高血圧症, 甲状腺機能亢進症, 心疾患, 腎疾患, 糖尿病, 精神障害のある者には禁忌である.

b．ノルアドレナリン

α_1, α_2, β_1受容体刺激作用を有する. アドレナリンと異なりβ_2受容体刺激作用はない. α受容体に強い選択性を示し, 末梢血管を収縮させるので, 著明な血圧上昇を起こす（**図2-13**）. 心臓のβ_1受容体を直接刺激するが, 生体では血圧上昇による迷走神経反射によってむしろ徐脈（反射性徐脈）となる. 臨床では急性低血圧時に用いる.

c．イソプレナリン（イソプロテレノール）

β_1, β_2の両受容体に作用する. α作用はほとんどない. したがって, 強い心臓興奮作用と血管平滑筋の弛緩作用が特徴である. β_1受容体刺激を介する心刺激作用により収縮期血圧は上昇するが, β_2受容体刺激によって末梢血管抵抗は著しく減少するので, 拡張期血圧は低下し, 平均血圧も低下する（**図2-13**）. 臨床的には徐脈や房室ブロックに用いる.

d．ドパミン

循環器に対しては, β_1受容体を介して心筋に陽性変力作用を示す. 腎臓の血管はドパミン受容体（D_1）をもち, 血管拡張を生じる. 腎血流量を増大し, 糸球体濾過量（GFR）を増加して無尿を防ぐ効果があるので, 治療上意義が大である. ショックの治療に使用される.

e．ドブタミン

比較的β_1受容体に選択的であり心機能促進作用を示す. 心不全患者の心機能改善に優れている.

2．選択性アドレナリン作動薬

a．α_1受容体作動薬（フェニレフリン）

α_1受容体に選択的に結合し, 血管のα_1受容体を介する収縮作用が特徴的である.

臨床的には昇圧薬, 局所麻酔時の作用延長, 散瞳薬として使用する.

b．α_2受容体作動薬（クロニジン, グアナベンズ, メチルドパ）

中枢神経系のα_2受容体に結合し, 交感神経系の活性を減弱させ降圧効果を示す. 末梢性

にも，アドレナリン作動性神経終末の α_2 受容体を介して伝達物質の遊離を抑制する．臨床的には降圧薬として使用する．副作用には口渇，眠気，起立性低血圧がある．

　メチルドパは代謝物である α-メチルノルアドレナリンがクロニジンと同様の作用を示す．

c. β_1 受容体作動薬（デノパミン）

　心臓に働き陽性変力作用を示す．陽性変時作用はあまりないので，これを利用して慢性心不全の治療に用いる．

d. β_2 受容体作動薬（プロカテロール，サルブタモール，テルブタリン，リトドリン）

　リトドリンは子宮平滑筋弛緩作用に優れ，早産の予防，治療に応用される．その他のものは気管支平滑筋の弛緩作用が強いので気管支喘息の治療に用いられる．

3. 間接型アドレナリン作動薬

　アドレナリン作動性神経の終末に作用してノルアドレナリンの放出を促進し，間接的に効果を現す．エフェドリン，アンフェタミン，メタンフェタミンなどがある．

　エフェドリンはマオウ（麻黄）に含まれるアルカロイドで，間接作用の他に α，β 両受容体を介する直接作用もある．アドレナリンによく似た作用（作用強度は約 100 分の 1）を示すが，経口投与が可能で持続時間が長い．循環器系には心臓興奮作用，血管収縮作用を介して昇圧効果を示す．ただ，短時間内に反復投与すると神経終末部のノルアドレナリンの枯渇による急性耐性（タキフィラキシー tachyphylaxis）が現れ，昇圧効果が急激に減じる．直接的 β_2 受容体刺激作用による気管支平滑筋の弛緩作用は持続性で，喘息の治療に利用される．中枢興奮作用もある．臨床的には昇圧薬，気管支喘息，充血除去などに用いられる．副作用として，心悸亢進，不眠，悪心，嘔吐，神経過敏などがある．

　アンフェタミン，メタンフェタミンは中枢神経興奮作用が強く覚醒剤に指定されている．

（F 抗アドレナリン薬（アドレナリン受容体遮断薬）

　この項に属するのはアドレナリンの作用を減弱させる薬物であり，効果器の α あるいは β 受容体に結合して伝達物質の作用に拮抗するアドレナリン α あるいは β 受容体遮断薬（表2-8）である．臨床的に循環器系の疾患の治療に用いられる薬物が多数含まれる．

1. α 受容体遮断薬

a. 非選択的 α 受容体遮断薬（フェノキシベンザミン，フェントラミン）

　フェノキシベンザミンは α_1，α_2 両受容体に強く結合し，非競合的，不可逆的に拮抗する．また，フェントラミンは α_1，α_2 受容体を競合的，可逆的に遮断する．

　薬物の効果は，シナプス後膜の α 受容体遮断，シナプス前膜の α_2 受容体遮断による伝達物質の放出量の増加などによって発現する．

　循環器系では，遮断薬の投与により四肢などで血流量の増大が認められたり，あるいは昇圧反応が抑えられる（末梢血管抵抗の減少による）．降圧の結果，圧受容器反射により交感神経が緊張するので，反射性頻脈が生ずる．このとき，シナプス前膜 α_2 受容体は遮断されているので，ノルアドレナリン遊離が著しく増加し心拍数と心筋収縮力の増大をきたす．

表 2-8　アドレナリン受容体遮断薬の分類

α受容体遮断薬		薬物	作用	β受容体遮断薬			薬物	作用
α受容体遮断薬	非選択性	フェノキシベンザミン フェントラミン	末梢血管拡張, 反射性頻脈および 心筋収縮力の増大, 心拍出量の増加, 血圧の低下, 血流量の増加	β受容体遮断薬	第一世代 （非選択性）		プロプラノロール ピンドロール	心機能の抑制, 血圧の低下, 抗不整脈作用, 脂肪分解の抑制, グリコーゲン分解 の抑制, 気管支平滑筋の収 縮作用
α受容体遮断薬	選択性	プラゾシン（α$_1$）		β受容体遮断薬	第二世代 （β$_1$選択性）		アテノロール メトプロロール アセブトロール	
α受容体遮断薬				β受容体遮断薬	第三世代		ラベタロール セリプロロール カルテオロール カルベジロール	

　α受容体遮断薬存在下ではアドレナリン投与による昇圧反応は著明に抑制され, 降圧反応だけがみられる(アドレナリン反転, **図 2-12**).

b. 選択的 α$_1$ 受容体遮断薬(プラゾシン, タムスロシン)

　プラゾシンは選択的 α$_1$ 受容体遮断薬の代表である. シナプス前膜 α$_2$ 受容体の遮断作用がほとんどないので, 降圧の結果生じる圧受容器反射時に心臓の交感神経終末からのノルアドレナリン遊離は増大しない. 血圧が低下しても反射性頻脈は少ない. タムスロシンは下部尿路平滑筋の α$_1$ 受容体遮断作用に優れる.

c. 臨床応用

　フェントラミンを褐色細胞腫(副腎髄質腫瘍で, 血中に大量のカテコラミンを分泌する)の高血圧に用いる. プラゾシンが高血圧症の治療に用いられる. タムスロシンやプラゾジンは尿道抵抗を改善するので前立腺肥大に伴う排尿障害の治療に有用である.

d. 副作用

　体位性低血圧が α 受容体遮断薬でよくみられる.

2. β受容体遮断薬

a. 非選択的 β 受容体遮断薬(プロプラノロール, ピンドロールなど)

　β$_1$, β$_2$ 両受容体を遮断する.

b. 選択的 β$_1$ 受容体遮断薬(メトプロロール, アテノロール, アセブトロールなど)

　β$_1$ 受容体に対する親和性が強いが, いくぶんかの β$_2$ 受容体親和性も有する.

c. 血管拡張作用を有する β 受容体遮断薬(ラベタロール, カルベジロール, セリプロロールなど)

　β受容体遮断作用とは独立して, 種々メカニズムによる血管拡張作用を有する(**表 2-9**).

d. 薬理作用

　交感神経は β 受容体を介して心臓の興奮, 平滑筋の弛緩, 代謝の亢進などを起こすことから, β受容体遮断薬(β遮断薬)の作用は容易に推測できる. β遮断薬の効果は安静時よりも運動やストレス時のように交感神経機能が亢進しているときに著明である.

表2-9　血管拡張作用を有するβ受容体遮断薬とその機序

カルベジロール	α_1 受容体遮断 Ca^{2+}チャネル阻害 抗酸化作用
セリプロロール	NO 産生 β_2 受容体刺激
ラベタロール	α_1 受容体遮断

1）心・血管系

　陰性変時作用，陰性変力作用により心拍出量の低下を生じる．心拍出量が低下すると代償性に交感神経反射が惹起され血管の α_1 受容体刺激が生じること，また，プロプラノロールのような非選択的 β 遮断薬は血管の β_2 受容体を遮断することから，β 遮断薬の投与は末梢血管抵抗を上昇させる．しかしながら，一般に β 遮断薬を長期に用いると末梢血管抵抗はやがて低下する．β 遮断薬は，洞調律の減少，異所性の自発性脱分極の抑制，結節部での伝導の遅延など抗不整脈作用にも関与している．

　β 遮断薬は正常血圧には影響しないが高血圧症患者では血圧を低下させ，高血圧症に対する優れた治療薬となっている．降圧のメカニズムとしては，①心臓の β_1 受容体遮断による心拍出量の低下，②腎臓の β_1 受容体遮断による傍糸球体細胞からのレニン分泌の抑制を介するレニン・アンジオテンシン系の活性低下，③β 遮断薬の長期投与による末梢血管抵抗の低下，④中枢を介する交感神経機能の低下，などが考えられている．この他，いくつかの薬物はその β 受容体遮断作用とは別にユニークな血管拡張作用を介して降圧作用を及ぼすことが知られている（**表2-9**）．

2）呼吸器系

　非選択的 β 遮断薬は β_2 受容体を遮断するため，喘息患者や慢性閉塞性肺疾患患者では気管支攣縮を起こし，気道抵抗を増大する．選択的 β_1 受容体遮断薬や後述の内因性交感神経刺激様作用（ISA）を有する β 遮断薬は気管支攣縮を生じにくいが，それでも気管支喘息患者への使用には細心の注意が必要である．

3）代謝

　β_2 受容体遮断により，肝臓でのグリコーゲン分解の阻害が起こる．糖尿病の患者が治療上インスリンや経口血糖降下薬を使用しているときに，低血糖を生じることがある．このような患者が β 遮断薬を同時に服用していると，低血糖が起こっても血糖を回復させるための肝臓でのグリコーゲン分解が始まらないこと，低血糖を知らせる生体の警告シグナルである交感神経反応（頻脈，振戦など）を隠してしまうこと，などの理由で低血糖が進行し危険である．選択的 β_1 受容体遮断薬は低血糖を生じる危険が低い．β 遮断薬は脂肪組織での脂肪分解を抑制する．

4）内因性交感神経刺激様作用 intrinsic sympathomimetic activity（ISA）

　薬物によっては（ピンドロール，アセブトロールなど），β 受容体遮断作用の他，弱い β 受容体刺激作用を示す．ISA のある β 遮断薬は末梢血管の β_2 受容体を刺激し，血管を拡張するので末梢循環障害を生じにくい．その他，心不全や徐脈のある患者に対しても使いやすい．

e．臨床応用

循環器系：β 遮断薬は高血圧症，狭心症，不整脈，心不全などの治療および心筋梗塞後の再発予防などに応用される．心不全については，β 遮断薬の急激な投与は一般に心不全を悪化させるので，治療に用いる場合には十分な経験と細心の注意が必要である．心不全時には血圧が低下しているため，反射性に交感神経緊張が高まり，これが弱った心臓にむちを打ち心機能をさらに障害すると考えられる．β 遮断薬は心臓に対するこの悪循環をブロックするので有用だと理解されている．カルベジロールには末梢血管拡張作用もあり，慢性心不全の予後改善効果があることが明らかになっている．この他 β 遮断薬は心筋収縮力低下，降圧作用を生じるので，解離性大動脈瘤の治療に応用される．

眼：β 遮断薬は緑内障に点眼で用いられる．眼房水の産生抑制が主たる機序である．

その他：甲状腺機能亢進症の症状（頻脈や振戦）に対する対症療法に用いられる．

f．副作用

循環器系では低血圧，心不全の悪化，徐脈，房室ブロックなどを生じるので注意が必要である．β 遮断薬を長期連用中に急に投薬を中止すると，心臓では β 受容体感受性が亢進しているため狭心症の悪化や突然死を招くことがある．

呼吸器系では，気管支喘息患者における発作の誘発，代謝系では低血糖の誘発，中枢神経系では睡眠障害やうつ病が問題となる．

Ｇ　アドレナリン作動性ニューロン遮断薬

アドレナリン作動性神経の終末における伝達物質の遊離を遮断し，この神経の機能を抑制する作用をもつ．

レセルピンはインド蛇木に含まれるアルカロイドで，交感神経終末の貯蔵顆粒に不可逆的に結合し，カテコールアミンの顆粒内への取り込みを阻害する．顆粒内に取り込まれないノルアドレナリンはモノアミン酸化酵素（MAO）により分解される．この結果，神経終末のノルアドレナリンは枯渇し，インパルスがきてもノルアドレナリンの遊離はほとんどなくなる．

a．薬理作用

降圧効果が著明である．中枢には抑制効果が強く，鎮静，体温低下があり，ドパミン量低下による錐体外路症状が現れる．

b．臨床応用と副作用

高血圧症の治療に利用する．しかし，倦怠感，鼻閉，抑うつ，パーキンソン症候群などの中枢作用や腹痛，下痢などの消化器症状が現れるので，注意が必要である．

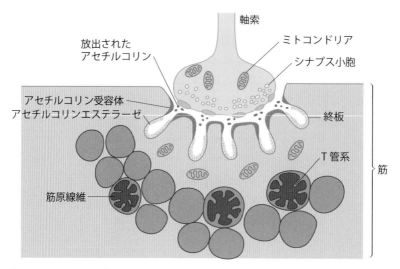

図 2-14　神経筋接合部

2　筋弛緩薬

筋弛緩薬は作用部位によって末梢性と中枢性に分類することができることから，その2
群に分けて述べる.

Ⓐ 末梢性筋弛緩薬

運動神経の筋肉への情報伝達をブロックする神経筋接合部遮断薬やボツリヌス毒素と，
筋小胞体からのカルシウム遊離を阻害して筋収縮を抑制するダントロレンがある.

1.　神経筋接合部遮断薬

神経筋接合部において，運動神経のシナプス終末に信号が伝わると，神経伝達物質であ
るアセチルコリン（ACh）が遊離される. 遊離された ACh が，骨格筋の表面（終板）に存在す
るニコチン性 ACh 受容体に結合すると，Na^+ などの陽イオンが筋細胞内へ流入し，脱分極
および活動電位が生じる. この電位の変化（興奮）が T 管に伝わり，筋小胞体から Ca^{2+} を遊
離させ，筋収縮が生じる. この現象を興奮収縮連関 excitation-contraction coupling という（図
2-14）（第 1 章 ③ C. 参照）.

神経筋接合部遮断薬の発見は矢毒に始まる. 南米のインディオは，アマゾン川流域に生
育するマメ科の大樹であるコンドデンドロンなどの樹皮から採取した物質を矢に塗り，動
物を動けなくして狩猟を行っていた. この植物からの抽出物質がクラーレである. 1942
年，カナダのグリフィスとジョンソンがクラーレを手術に応用して，筋弛緩薬の臨床応用
が開始された. クラーレはニコチン性 ACh 受容体に結合し，本来の伝達物質である ACh
が受容体に結合できなくすることで，筋弛緩を起こす（競合性阻害）. 一方，ACh 受容体に
結合して興奮を持続させ，Na^+ チャネルを不活性にすることにより，収縮を抑制するもの

表 2-10　筋弛緩薬の分類と臨床応用

筋弛緩薬	分類	作用部位，機序		臨床応用	薬物
末梢性筋弛緩薬	神経筋接合部遮断薬	神経筋接合部でのACh による情報伝達の阻害	競合性（非脱分極性）	腹部手術，骨折の整復時など	ベクロニウム，ロクロニウム
			脱分極性		スキサメトニウム
	カルシウム遊離抑制薬	骨格筋のCa²⁺遊離チャネルのリアノジン受容体に作用して筋小胞体からのCa²⁺の遊離を抑える		痙性麻痺，悪性症候群，悪性高熱症	ダントロレン
中枢性筋弛緩薬	脊髄性	脊髄で，単あるいは多シナプスに作用		痙性麻痺，肩こり，頭痛	バクロフェン，チザニジン，トルペリゾン
	上位中枢性，脊髄性	脊髄および上位中枢で作用		痙性麻痺，肩こり，頭痛	ジアゼパム，エチゾラム

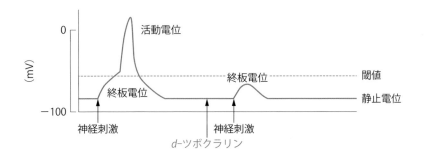

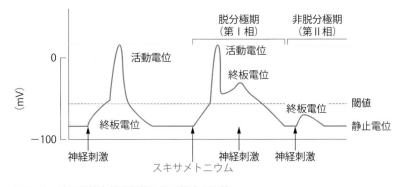

図 2-15　神経筋接合部遮断薬の作用様式の比較

(田中千賀子，加藤隆一（編）：NEW 薬理学　改訂第 7 版，p.250，南江堂，2017 より引用)

は脱分極性筋弛緩薬と呼ばれる（**表 2-10**）.

a. 競合性（非脱分極性）神経筋接合部遮断薬

　競合性筋弛緩薬は，ニコチン性 ACh 受容体に対して，ACh と競合することにより，筋収縮を抑制する（**図 2-15**）. この筋弛緩薬は矢毒として用いられたクラーレの主成分である *d*-ツボクラリンの構造を基本として開発され，現在ではベクロニウム，ロクロニウムが用いられている. 競合的筋弛緩薬の作用はコリンエステラーゼ阻害薬で拮抗される. 自律神経節にはニコチン性 ACh 受容体が分布しているため，血圧や脈拍など自律神経にも若干作用する.

表2-11　2種の筋弛緩薬の薬理作用比較

	非脱分極性遮断薬	脱分極性遮断薬
線維束性攣縮(初期興奮)	なし	あり
遮断の性質	変化しない(競合的)	変化する(第Ⅰ相→第Ⅱ相)
d-ツボクラリン	協力	拮抗(第Ⅰ相), 協力(第Ⅱ相)
抗コリンエステラーゼ薬	拮抗	協力(第Ⅰ相), 拮抗(第Ⅱ相)
重症筋無力症	過敏性	耐性
高カリウム血症の誘発	なし	あり(火傷など手術では禁忌)

　1)　*d*-ツボクラリン

　南米で用いられていた矢毒のクラーレから単離され, 神経筋接合部遮断薬の基礎となった. ヒスタミンを遊離させ, 血圧低下, 気管支収縮を引き起こすことがある. 日本では用いられることはなくなった.

　2)　ベクロニウム

　心・血管への作用が少なく, 持続時間が20～30分と短いため調節しやすい. 現在もっともよく使用されている. 拮抗薬としてスガマデクスナトリウムが用いられる.

　3)　ロクロニウム

　新しい筋弛緩薬で, 作用の発現がベクロニウムよりも早い. 拮抗薬としてスガマデクスナトリウムが用いられる.

b.　脱分極性神経筋接合部遮断薬

　脱分極性筋弛緩薬は, ニコチン性ACh受容体に結合し脱分極させて一過性の筋攣縮を引き起こすが, 神経筋接合部のアセチルコリンエステラーゼによる分解を受けにくいため, 脱分極が2～3分間持続した後, Na^+チャネルが不活性状態になり筋弛緩が生じる(第Ⅰ相遮断)(**図2-15**). さらに数分後に終板電位は再分極するが(静止膜電位), 遊離AChに対して脱分極が起こらず(脱感作状態), 弛緩が続く(第Ⅱ相遮断). 第Ⅰ相の弛緩作用はコリンエステラーゼ阻害薬では拮抗されない.

　1)　スキサメトニウム(サクシニルコリン)

　一過性の筋攣縮の後, 弛緩を引き起こす. 筋攣縮による疼痛や眼内圧の亢進, 高カリウム血症が起こる. 血漿中および肝臓の偽コリンエステラーゼpseudocholinesteraseにより急速に分解されるので, 作用時間は5分と短い. ハロタン麻酔との併用で悪性高熱症malignant hyperthermiaを起こす例がある. また, ムスカリン様作用があり, 徐脈や心停止を引き起こすことがある.

　2種の筋弛緩薬の薬理作用を比較してまとめた(**表2-11**).

2.　ダントロレン

　筋小胞体からのCa^{2+}遊離を抑制して, 筋弛緩を起こす. 痙性脊髄性麻痺や脳性小児麻痺, ジストニアなどに用いられる. また, 吸入全身麻酔薬で生じる悪性高熱症, また精神病治療薬の開始時やパーキンソン病治療薬の断薬で生じる悪性症候群の治療に用いられる. ダントロレンは骨格筋のCa^{2+}遊離チャネルのリアノジン受容体に作用してCa^{2+}の遊

離を抑えることにより，筋収縮を抑制する（**表2-10**）．

3. ボツリヌス毒素

神経筋接合部において前シナプスに作用してアセチルコリンの遊離を抑制する．作用が数ヵ月間持続することから，目的とする筋肉内へ投与し筋収縮を低下させる．頭頸部のスパズムとジストニアとともに四肢の痙縮治療に用いられている．

Ⓑ 神経筋接合部遮断薬拮抗薬（筋弛緩回復薬）

1）スガマデクスナトリウム

ロクロニウムあるいはベクロニウムを選択的に包み込み，包接体を形成して不活性化し，筋弛緩状態から回復させる．ロクロニウムへの効果がより高い．筋弛緩からの回復が早く，徐脈や低血圧などの副作用が少ない．

2）ネオスチグミン・アトロピン混注剤

非脱分極性筋弛緩薬の作用の拮抗に用いる．コリンエステラーゼ阻害薬であるネオスチグミンが主作用をもち，副作用である徐脈の防止のためにアトロピンが混注されている．

Ⓒ 中枢性筋弛緩薬

脊髄における多シナプス性反射経路を抑制して，筋弛緩を起こす．主に脊髄で作用するが，ベンゾジアゼピン類は上位中枢にも作用する（**表2-10**）．痙性麻痺や肩こりなどの治療に用いられる．

1）バクロフェン

GABA$_B$受容体に作用し，主に脊髄の単および多シナプス反射を抑制する．γニューロン活動が抑制される．眠気，めまい感などの中枢性副作用がみられることもある．

2）チザニジン，エペリゾン

脊髄多シナプス反射を抑制して筋緊張を低下させる．

3）ジアゼパム，エチゾラム

ベンゾジアゼピン類はGABA$_A$受容体に作用して筋弛緩を起こす．中枢神経作用による鎮静作用や眠気もみられる．

GABA受容体については第3章①**C.** を参照されたい．

3 局所麻酔薬

局所麻酔薬は歯科や外科的処置を目的として局所の痛みを取り除くことに用いられる．南米のインカ帝国では，コカの葉を噛むことによって疲労回復を図っていた．スペインの侵攻によりコカはヨーロッパにもち込まれ，最初はコーラなどの飲み物として普及した．コカから分離されたコカインが局所麻酔薬の最初である．1884年フロイトはコカが舌のしびれを起こすことから麻酔作用に注目し，同僚のコラーにより眼科手術へ応用され，コカ

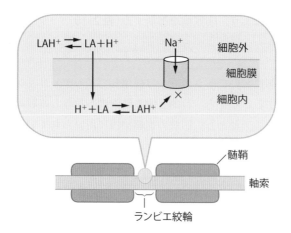

図 2-16　局所麻酔薬と末梢神経

LA：局所麻酔薬
局所麻酔薬は非イオン型（LA）で細胞内へ移行し，イオン型（LAH⁺）が細胞内から Na⁺ チャネルをブロックする．炎症巣では pH が低下してイオン型が増加するために，麻酔薬の細胞内への移行が減少し，麻酔効果は低下する．

表 2-12　神経線維のサイズ，機能と麻酔薬への感度

線維	機能と分布（例）	髄鞘	直径（μm）	伝導速度（m/分）	麻酔薬への感度
Aα	求心性（筋，腱），遠心性（骨格筋）	あり	13〜22	70〜120	＋
Aβ	求心性（皮膚感覚，圧覚）	あり	8〜13	40〜70	＋＋
Aγ	遠心性（錘内筋）	あり	4〜8	15〜40	＋＋＋
Aδ	求心性（皮膚感覚，痛覚）	あり	1〜4	5〜15	＋＋＋＋
B	自律神経（交感神経節前線維）	あり	1〜3	3〜14	＋＋＋＋
C	求心性（皮膚感覚）	なし	0.2〜1	0.2〜2	＋＋＋＋
	自律神経（交感神経節後線維）				＋＋＋＋

インの局所麻酔薬としての使用が開始された．その後，プロカイン（1905 年），リドカイン（1948 年）が開発されている．
　局所麻酔薬は，軸索の Na⁺ チャネルをブロックすることにより細胞内への Na⁺ の流入をブロックし，神経の興奮を抑制して神経伝導を遮断する（図 2-16）．局所に注射あるいは塗布して用いるが，局所麻酔薬は細胞内へ入り，開放している Na⁺ チャネルを内側からブロックする．細い神経線維ほど麻酔薬濃度が上昇しやすく，太い神経線維よりも先に伝導がブロックされる．また感覚神経は Na⁺ チャネルの開く頻度が高いために麻酔されやすい（use-dependent inhibition，表 2-12）．このために，感覚神経，とくに C 線維や Aδ など細い神経で伝わる痛覚が麻酔されやすい．局所麻酔薬は塩基性薬物であるため，組織の pH が酸性に傾くとイオン化しやすくなり，細胞膜を通過しにくくなる．炎症巣では pH が低下するため局所麻酔薬の効果が低下する．麻酔作用をもつ芳香環とアルキル鎖との結合から，エステル型とアミド型がある．投与経路により，表面麻酔，浸潤麻酔，伝達麻酔，硬

表 2-13　麻酔方法と麻酔薬

投与方法	投与部位と応用	麻酔薬
表面麻酔	粘膜, 角膜に用いられる. 皮膚の表面からの浸透は低い	コカイン, リドカイン
浸潤麻酔	皮下や筋肉内へ注射して, 周りに浸潤させ, 手術や処置部位の感覚麻痺を起こさせる	リドカイン, プロカイン, メピバカイン, ブピバカイン, ロピバカイン
伝達麻酔	神経幹, 神経叢, 神経節の周囲に注射して神経伝達をブロックする	リドカイン, プロカイン, ブピバカイン, ロピバカイン
硬膜外麻酔	硬膜外腔に注入して, 椎間孔を出たところで脊髄神経を麻酔する	リドカイン, ブピバカイン, ロピバカイン
脊椎麻酔	下肢や虫垂炎などの手術でよく用いられる. クモ膜下腔に投与して主に下半身の麻酔を行う. 薬液が上昇して麻酔が胸髄に及ぶと交感神経遮断による低血圧が起こる	リドカイン, テトラカイン, ジブカイン

膜外麻酔, 脊椎麻酔(脊髄クモ膜下麻酔)がある(表 2-13). なお, フグ毒(テトロドトキシン)は Na^+ チャネルを細胞の外側から抑制して, しびれ, 四肢の麻痺, 呼吸筋麻痺を起こす. 神経・筋の興奮を全般的に抑制するので, 局所麻酔薬としては用いない.

a. アミド型

1) リドカイン

浸潤麻酔, 伝達麻酔, 表面麻酔, 脊椎麻酔のすべてによく用いられている. また, 興奮の伝達を抑制して不整脈を抑えることから, 静脈内投与で心筋梗塞時などに抗不整脈薬として用いられる. もっともよく用いられる局所麻酔薬である. 肝臓で代謝されるために肝機能障害例では中毒を起こしやすくなる.

2) ブピバカイン

作用時間が長く, 伝達, 硬膜外麻酔に用いられる.

3) メピバカイン

作用時間は中程度で, 浸潤, 伝達, 硬膜外麻酔に用いられる.

4) ロピバカイン

ブピバカインが心毒性をもつため, 心毒性が小さく作用時間の長い局所麻酔薬として開発された.

b. エステル型

1) プロカイン

合成局所麻酔薬の原型として広く使用された. 作用時間は短く, 偽コリンエステラーゼで分解されるため麻酔作用による全身性の副作用は少ないが, 分解産物のパラアミノ安息香酸 para-aminobenzoic acid がアレルギーを起こすことがある.

セルフチェック

A. 正しいものには○，間違っているものには×を記せ

1. 末梢神経は体性神経と自律神経からなる
2. 自律神経系は交感神経と副交感神経からなる
3. 副交感神経節後線維の末端から放出されるアセチルコリンは心拍数を減少させる
4. 交感神経節後線維の末端から放出されるノルアドレナリンは血管を拡張する
5. アドレナリン受容体には α および β 受容体が存在する
6. 心臓には α_1 受容体が主に発現している
7. β 受容体遮断薬は心拍数を減少させる
8. α_1 受容体遮断薬は血管を拡張させる
9. 徐脈にはイソプレナリンは無効である．
10. β 受容体遮断薬は抗不整脈薬として使用されるが気管支喘息には適当でない．
11. サルブタモールは β 受容体作動薬であるが心臓刺激作用より気管支拡張作用のほうが強い．
12. リトドリン塩酸塩は子宮筋を弛緩させる．
13. インスリン治療中の糖尿病患者に β 受容体遮断薬を併用すると高血糖を誘発しやすい．
14. コリンエステラーゼ阻害薬は腸管麻痺に有効である．
15. アトロピンは気道分泌液を減少させる．
16. 緑内障患者にアトロピンは禁忌である．
17. 抗コリン薬の使用時には尿閉に注意する．
18. アトロピンは小児で高体温症を起こしやすい．
19. ネオスチグミン(ワゴスチグミン)は重症筋無力症の治療に用いられる．
20. 有機リン系の農薬中毒にはアトロピンとプラリドキシムを用いる．
21. 悪性症候群の治療にはダントロレンが用いられる．
22. 肩こりや筋緊張性頭痛の治療には中枢性筋弛緩薬が用いられる．
23. 開腹術には，末梢性筋弛緩薬の神経筋接合部遮断薬が用いられる．
24. 末梢性筋弛緩薬で，作用発現のもっとも早いものはロクロニウムである．

B. 昇圧作用があるのはどれか．

1. インスリン
2. ワルファリン
3. アドレナリン
4. ニトログリセリン

C. 重症高血圧症を β 遮断薬で治療するときに起こる副作用の観察でもっとも重要なのはどれか．

1. 脈拍数
2. 呼吸数
3. 便通
4. 水分摂取量

D. 左心室の収縮力を抑制するのはどれか．

1. アンジオテンシンII受容体拮抗薬
2. β 遮断薬
3. 硝酸薬
4. 利尿薬

アクティブラーニング

1. 交感神経，副交感神経の働きを整理してみよう
2. 心機能や血管の収縮・拡張に自律神経がどのようにかかわっているか調べてみよう

中枢神経作用薬 3

　中枢神経作用薬は，中枢神経機能を減弱させる抑制薬，亢進させる興奮薬，そして神経機能に対して特異的に効果を発揮する向精神薬に大別される（**表3-1**）．抑制薬はさらに，一般的（非選択的）中枢神経抑制薬と，選択的抑制薬に分けて考えるのが便利である．また向精神薬は統合失調症，不安障害，うつなどの臨床診断に基づいて処方される．

　近年の研究により，いくつかの中枢神経作用薬については，その主たる作用が具体的にどの受容体あるいはトランスポーター，イオンチャネルなどを介して発揮されるかを説明できるようになった．

1 中枢神経系の神経伝達物質

　哺乳類の神経系は，中枢神経系と末梢神経系の二つに大別される．このうち中枢神経系は脳と脊髄からなり，脳はさらに大脳，小脳および脳幹の三つの主要な部分からなる．中枢神経系には，その機能の基本単位である数百億〜1千億個もの神経細胞が存在し，それぞれの神経細胞間の情報伝達は，シナプスと呼ばれる特殊な構造をもつ場所で行われる．シナプスにおける情報伝達は，種々の神経伝達物質 neurotransmitter によって仲介される．これらの神経伝達物質を含有する神経細胞はそれぞれ脳内の比較的限局された部位に細胞体を有し，その軸索は脳内の広範囲に投射して，中枢神経系機能の全般を担っている．神経伝達物質には，生合成，シナプス小胞への貯蔵，シナプス間隙への遊離，特異的な受容

表3-1　中枢神経系に作用する薬物の分類

抑制薬	一般的（非選択的）抑制薬	全身麻酔薬 鎮静睡眠薬 アルコール類
	選択的抑制薬	鎮痛薬 解熱薬 抗痙攣薬 抗パーキンソン病薬
興奮薬		
向精神薬	抗精神病薬 抗不安薬 抗うつ薬 催幻覚薬	

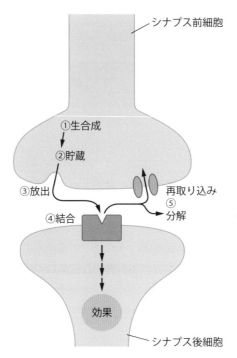

図 3-1 中枢神経系における薬物の作用部位

体への結合，再取り込みもしくは分解という中枢神経系，末梢神経系に共通した機構が存在する（**図 3-1**）．中枢神経系に作用する薬物の多くは，これらの機構を標的として作用すると考えられている．本項では，中枢神経系における主要な神経伝達物質について概説する．

A カテコールアミン（ドパミン，ノルアドレナリン，アドレナリン）

ドパミン，ノルアドレナリンおよびアドレナリンは，カテコール構造をもっており，カテコールアミンと総称される．カテコールアミンは食物由来のアミノ酸のチロシンから始まる共通の酵素反応経路によって生合成される（**図 3-2**）．カテコールアミン生合成の律速酵素はチロシンをドパに変換するチロシン水酸化酵素 tyrosine hydroxylase（TH）である．ドパミンを神経伝達物質として用いる神経細胞は，TH に加えて芳香族 L-アミノ酸脱炭酸酵素 L-amino acid decarboxylase（AADC）を，ノルアドレナリンを神経伝達物質として用いる神経細胞は TH，AADC に加えてドパミン β 水酸化酵素 dopamine-β-hydroxylase（DBH）を，アドレナリンを神経伝達物質として用いる神経細胞は TH，AADC，DBH に加えてフェニルエタノールアミン-N-メチル転移酵素 phenylethanolamine-N-methyl transferase（PNMT）を含有する（**図 3-2**）．

軸索終末からシナプス間隙に放出されたカテコールアミンの作用は，神経終末に存在する輸送体（トランスポーター）によって再取り込みされ，シナプス小胞に再貯蔵されるか，または神経終末のミトコンドリア外膜に存在するモノアミン酸化酵素 monoamine oxidase（MAO）によって分解されるか，もしくはシナプス後細胞の細胞質のカテコール-O-メチル

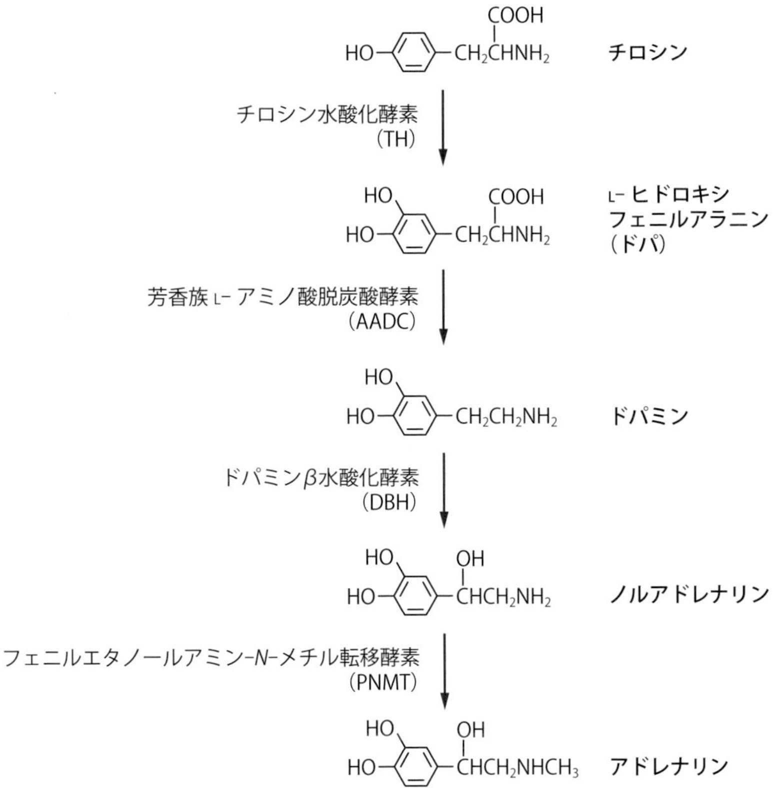

図3-2　チロシンからカテコールアミンの生合成

転移酵素 catechol-o-methyl transferase（COMT）によって分解されることによって終結する.

中枢神経系においては，ドパミンおよびノルアドレナリンが神経伝達物質として重要な働きをしている.

1. ドパミン

脳内ドパミン作動性神経系投射には黒質-線条体系，中脳-辺縁系，および隆起部下垂体系の三つがある（**図3-3**）. 脳内ドパミン受容体は，薬理学的には大きく D_1（D_1, D_5）および D_2（D_2, D_3, D_4）の二つのサブタイプに分類される（**表3-2**）.

2. ノルアドレナリン

脳内ノルアドレナリン作動性神経系は，主に延髄の孤束核および橋の青斑核から大脳皮質，海馬など脳内の広範囲な部位へ投射している（**図3-4**）. 脳内アドレナリン受容体は α 受容体および β 受容体に分類され，α 受容体はさらに α_1 および α_2 のサブタイプを，β 受容体は β_1 および β_2 のサブタイプを含んでいる. α_2 受容体は自己受容体としてシナプス前終末に存在し，その活性化によって神経終末からのノルアドレナリン放出を抑制する.

3. カテコールアミンの臨床応用

中枢神経系のカテコールアミンの働きを修飾する薬物は，統合失調症，うつ病などの精

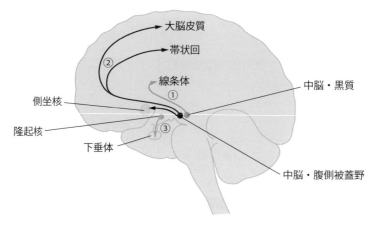

図 3-3　黒質と腹側被蓋野から起始するドパミン作動性神経系投射

①黒質-線条体系，②中脳-辺縁・中脳-皮質系，③隆起部下垂体系

表 3-2　ドパミン受容体のサブタイプ

サブタイプ	D_1	D_2	D_3	D_4	D_5
アゴニスト	SKF82958	ブロモクリプチン アポモルフィン	キンピロール 7-OH-DPAT		SKF38393
アンタゴニスト	SCH23390	ハロペリドール スルピリド		クロザピン	SCH23390
共役 G 蛋白質	G_s	G_i	G_i	G_i	G_s
脳内局在	新線条体，大脳皮質，嗅球，側座核	新線条体，嗅球，側座核	側座核	中脳，扁桃体，海馬，視床下部	

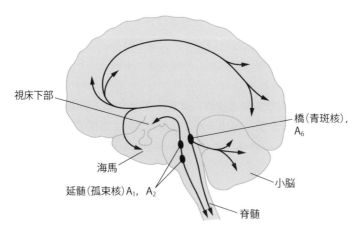

図 3-4　孤束核および青斑核から起始するノルアドレナリン作動性神経系投射

神疾患やパーキンソン病などの神経変性疾患の治療薬として，臨床上重要な応用がある.

B アセチルコリン(ACh)

　　アセチルコリンは脳内においては線条体の介在神経などに存在している．アセチルコリンはコリンアセチル転移酵素 choline acetyl transferase(ChAT)によってアセチル CoA とコリンから合成され，軸索終末のシナプス小胞に貯蔵される．神経終末からシナプス間隙に放出されたアセチルコリンはアセチルコリンエステラーゼ(AChE)によって酢酸とコリンに分解される．

　　脳内のアセチルコリン受容体は機能的にムスカリン受容体とニコチン受容体に分類される．ムスカリン受容体は大脳皮質，海馬，線条体などに局在する．ニコチン受容体は大脳皮質，海馬などを含め広範囲に分布する．

アセチルコリンの臨床応用

　　中枢神経系のアセチルコリンの働きを修飾する薬物は，パーキンソン病および認知症(アルツハイマー病)などの神経変性疾患の治療薬として臨床上重要な応用がある．

C γ-アミノ酪酸(GABA)とグルタミン酸

1. GABA

　　GABA(γ-aminobutyric acid)は脳内および脊髄における主要な抑制性神経伝達物質である．GABA はグルタミン酸からグルタミン酸脱炭酸酵素によって合成される．

　　GABA 受容体は $GABA_A$ 受容体および $GABA_B$ 受容体の二つに分類される．前者はイオン透過型で，GABA 結合部位およびベンゾジアゼピン結合部位と共役した Cl^- チャネルとして構成され，細胞内へ Cl^- を流入させる(図 3-5)．後者は G 蛋白質共役型で，アデニル酸シクラーゼを抑制する．どちらのタイプの受容体も活性化されると，神経細胞の興奮性が抑制される．神経終末からシナプス間隙に放出された GABA は，GABA トランスポーターによって再取り込みされる．

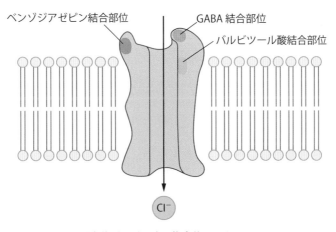

図 3-5　$GABA_A$受容体-Cl^-チャネル複合体モデル

表3-3　イオンチャネル共役型グルタミン酸受容体のサブタイプ

サブタイプ	NMDA	AMPA	カイニン酸
アゴニスト	NMDA	AMPA，カイニン酸	カイニン酸
アンタゴニスト	D-AP5, MK-801, フェンサイクリジン(PCP)	CNQX，NBQX	CNQX，LY294486
効果	陽イオン透過性亢進		

NMDA：N-メチル-D-アスパラギン酸 N-methyl-D-aspartic acid, AMPA：α-アミノ-3-ヒドロキシ-5-メチル-4-イソキサゾールプロピオン酸 α-amino-3-hydroxy-5-methyl-4-isoxazole propionic acid

2. GABA の臨床応用

中枢神経系の GABA の働きを修飾する薬物は，不安神経症，不眠症，てんかんの治療薬および筋弛緩薬として臨床上重要な応用がある．

3. グルタミン酸

グルタミン酸は脳内における主要な興奮性神経伝達物質で，ほとんどのニューロンはグルタミン酸で興奮する．グルタミン酸は脳内でグルタミンからグルタミナーゼによって，あるいは α-ケトグルタル酸からトランスアミナーゼによって合成される．

グルタミン酸受容体は，機能的に陽イオン透過性に関わるイオン透過型(**表3-3**)と G 蛋白共役型受容体である代謝型の二つに分類される．イオン透過型，G 蛋白共役型いずれのグルタミン酸受容体も活性化されると，細胞は興奮する．神経終末からシナプス間隙に放出されたグルタミン酸は主にグリア細胞のグルタミン酸トランスポーターによって再取り込みされる．

4. グルタミン酸の臨床応用

中枢神経系のグルタミン酸の働きを修飾する薬物は，認知症の治療薬として臨床上重要な応用がある．

D セロトニン

セロトニン作動性神経細胞体の神経核は，主に橋の縫線核に局在し，脳内のほとんどの領域に投射している．セロトニン(5-ヒドロキシトリプタミン 5-hydroxytryptamine(5-HT))は，食物由来のアミノ酸のトリプトファンから二つのステップによって生合成される(**図3-6**)．セロトニン作動性神経において，トリプトファンは生合成の律速酵素であるトリプトファン水酸化酵素によって，中間体の 5-ヒドロキシトリプトファン 5-hydroxytriptophan(5-HTP)に変換され，さらに芳香族 L-アミノ酸脱炭酸酵素によって 5-HT が合成される．

セロトニン受容体は現在までに $5-HT_1$〜$5-HT_7$ のサブタイプの存在が明らかにされている(**表3-4**)．$5-HT_{1A}$ 受容体は細胞体あるいは樹状突起に存在し，自己受容体としてセロトニンの遊離と生成を抑制する．神経終末からシナプス間隙に放出された 5-HT の作用は，輸送体(セロトニントランスポーター)によって再取り込みされシナプス小胞に再貯蔵され

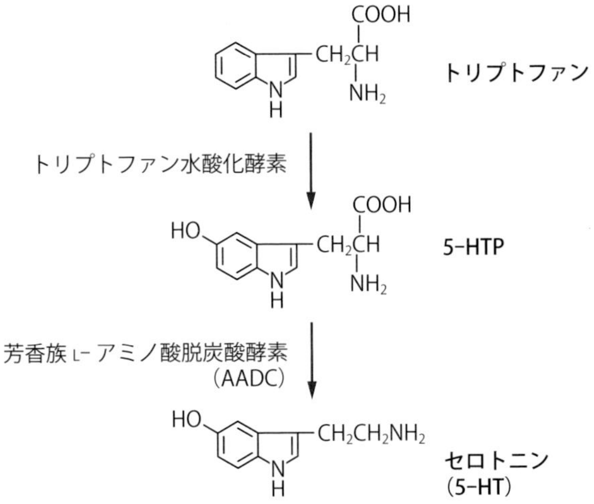

図3-6　トリプトファンからセロトニンの生合成経路

表3-4　セロトニン受容体のサブタイプ

サブタイプ	5-HT$_{1A}$	5-HT$_{2A}$	5-HT$_3$	5-HT$_4$	5-HT$_{5A}$	5-HT$_6$	5-HT$_7$
アゴニスト	タンドスピロン	DMT, DOB, DOI, LSD		シサプリド, メトクロプラミド		ブロモクリプチン	ペルゴリド
アンタゴニスト	WAY100135	アモキサピン, クロルプロマジン	オンダンセトロン, グラニセトロン	GR113808	メチオテピン	クロザピン, アミトリプチリン	クロザピン, メチオテピン
シグナル伝達	G$_i$	G$_q$	リガンド依存性チャネル	G$_s$	G$_i$	G$_s$	G$_s$
脳内局在	海馬, 中隔, 扁桃体, 縫線核	大脳皮質, 嗅球	脊髄, 大脳皮質, 海馬, 脳幹神経核	海馬, 側座核	大脳皮質, 海馬, 小脳	線条体, 嗅球 大脳皮質, 海馬	視床下部, 視床, 大脳皮質, 視索上核

るか，またはモノアミン酸化酵素（MAO）によって分解されるか，もしくはカテコール-*O*-メチル転移酵素（COMT）によって分解されることによって終結する．

セロトニンの臨床応用

　　中枢神経系のセロトニンの働きを修飾する薬物は，うつ病や不安障害の治療薬として臨床上重要な応用がある．

2 全身麻酔薬

　　全身麻酔薬は，広範および非特異的に中枢神経を抑制し，外科手術を可能にする薬物である．通常鎮痛，鎮静（意識消失），筋弛緩および過度の自律神経反射の抑制をもたらす．

Ⓐ 理想的な全身麻酔薬

① 麻酔への導入・麻酔からの覚醒が速やかである.
② 麻酔効果が強力であり, 低濃度, 低用量で臨床使用が可能である.
③ 麻酔深度(麻酔の深さ)の調節が容易である.
④ 引火性, 爆発性がない.
⑤ 副作用がない.

Ⓑ 全身麻酔薬の分類

全身麻酔薬は, 投与経路により吸入麻酔薬と静脈内麻酔薬に大別される.

1. 吸入麻酔薬

ガス性麻酔薬と揮発性麻酔薬に分類される. ガス性麻酔薬は常温・大気圧で気体であるため, 圧力調節器を用いて投与される. 一方, 揮発性麻酔薬は常温で液体であるため気化器を用いて投与される.

吸入麻酔薬は, ガス状態で気道投与され, 肺胞を介して血中に取り込まれて, 脳・脊髄に作用し, 麻酔状態を引きおこす. 吸入濃度を変えることによって血中濃度を自由に変えることができるため, 麻酔深度も自由に変えることができる. また肺胞からの排泄も短時間で行われるため, 作用持続時間も容易に決めることができる.

2. 静脈内麻酔薬

静脈内に投与され, 血流によって全身に分布し, 脳・脊髄に作用する. 吸入麻酔の急速かつ円滑な導入に用いられることが多い.

また, 神経遮断性麻酔 neuroleptanesthesia(NLA)は, 気管支鏡検査や消化器内視鏡検査の処置の際に, 神経遮断薬と鎮痛薬を併用し, 呼びかけに対応できる程度の意識を保ちつつ, 鎮静・鎮痛状態をうる麻酔法である.

Ⓒ 全身麻酔薬の作用機序

現在ではそれぞれの麻酔薬は, さまざまな分子標的に作用することによって, 麻酔状態を引き起こすと考えられている. それぞれの麻酔薬の作用機序については各麻酔薬の項目で解説する.

Ⓓ 全身麻酔薬の作用

血中に吸収された全身麻酔薬は, 特に脂肪成分を多く含む中枢神経系に作用して, 可逆的な抑制作用を示す. 多くの全身麻酔薬の中枢神経系への作用順序は, 脳領域による感受性の差異から大脳皮質→間脳→中脳→脊髄→延髄というように, 下行性麻痺を示す(図 3-7). 麻酔作用が延髄へ及ぶ前に手術が可能な全身麻酔状態を達成できるかどうかが全身麻

脳領域によって感受性が異なる

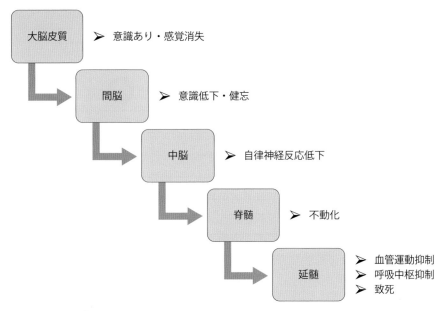

図 3-7　麻酔の深度

酔薬にとっての重要な必要条件となる.

Ｅ 全身麻酔薬の麻酔深度

　　全身麻酔薬の麻酔深度は，古典的な吸入麻酔薬であるエーテルを投与した際に認められる症状(呼吸の状態，瞳孔の大きさ，眼球運動，各種の反射，骨格筋の緊張状態など)を指標として，第Ⅰ期から第Ⅳ期の四つの段階(①第Ⅰ期:無痛期，②第Ⅱ期:興奮期，③第Ⅲ期:手術期，④第Ⅳ期:延髄麻痺期)に分類されている(**図3-8**).エーテル麻酔は導入が遅いため，第Ⅰ期から第Ⅳ期の全経過を観察することができるが，エーテル以外の全身麻酔薬では各段階が不明瞭なことが多く，徴候が異なっている.また，静脈麻酔，鎮痛薬，筋弛緩薬の麻酔前投与によっても徴候は変化する.

Ｆ 全身麻酔薬の動態に関連した指標

1. 血液/ガス分配係数

　　血液/ガス分配係数は吸入麻酔薬の導入および覚醒の速さを表す指標である.37℃，760 mmHg において血液 1 mL に溶ける麻酔ガスの量(mL)である.吸入麻酔薬の血液への溶解度を示す.吸入麻酔薬は血中で飽和することによって中枢作用を発揮する(中枢神経系へガスが移行する)ため，この値が小さいほど血液に溶解しにくく(飽和しやすく)，導入および覚醒が速やかとなる.逆にこの値が大きいと血液に溶解しやすく，麻酔開始時に肺胞内に入った麻酔ガスが血液に溶解して運び去られるため，肺胞内濃度が低下し導入時間が長くなる.

麻酔期／症状	第Ⅰ期	第Ⅱ期	第Ⅲ期				第Ⅳ期
			第1相	第2相	第3相	第4相	
呼吸（胸式）	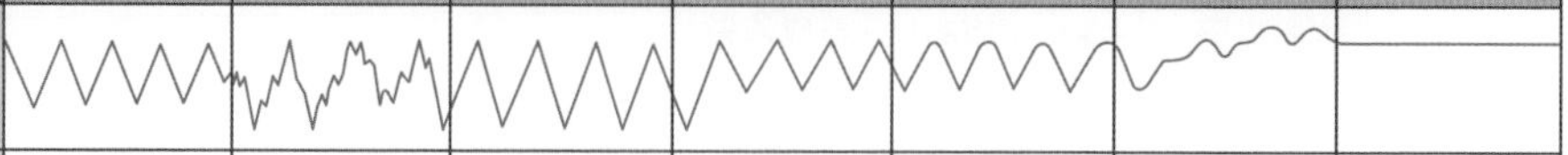						
瞳孔径（アトロピンなし）	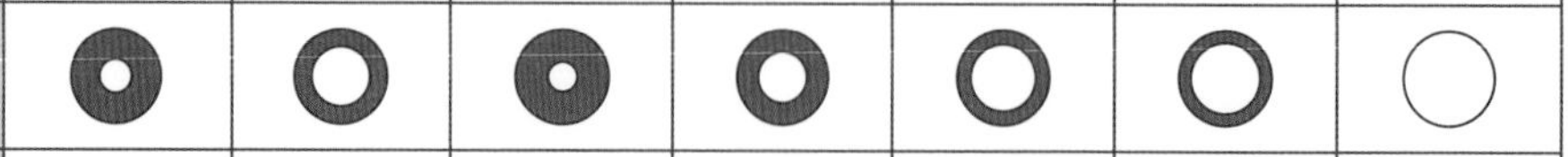						
眼球運動	（随意的）	活発	次第に減少	固定	固定	固定	
角膜反射	＋	＋	＋	＋	－	－	－
皮膚反射	＋	＋	＋	－	－	－	－
骨格筋緊張	＋	＋＋	±	－	－	－	－
その他	意識鈍麻　痛覚	見かけ上の興奮	至適手術期			危険状態	致死

図3-8　全身麻酔の各時期における症状

2．油/ガス分配係数

　　油/ガス分配係数の大きい全身麻酔薬では脳への取り込みが多くなるため，モル濃度で比較した場合，作用が強くなる．

3．最小肺胞内濃度（MAC）

　　最小肺胞内濃度（MAC：minimal alveolar concentration）は吸入麻酔薬の作用の強さを表す指標である．吸入麻酔薬により50%の患者が侵害刺激（外科的皮膚切開など）に対して反応しなくなるときの肺胞内吸入麻酔薬濃度である．薬物の50%有効濃度（ED_{50}）に相当する．MACが低いほど麻酔作用が強く，高いほど麻酔作用が弱いことを示す．

G 麻酔前投与（麻酔補助薬）

　　麻酔導入開始前に①鎮静・不安の減少，②円滑な麻酔導入，③術中・術後の鎮痛，④副作用（気道分泌，胃酸分泌，迷走神経反射，嘔吐）の軽減を目的に，麻酔が十分に効果を発揮できるように投与される．通常は**表3-5**にまとめた薬物群の中から選択し投与する．

H 各種全身麻酔薬

1．吸入麻酔薬

　　表3-6に吸入麻酔薬の種類と作用について示す．エーテルは古くから使用された揮発性吸入麻酔薬であるが，引火爆発性があること，麻酔の導入も非常に遅いことなどから現在は用いられない．現在用いられるセボフルラン，イソフルラン，デスフルラン，亜酸化窒素の作用をエーテルの作用と比較しながら学んでいただきたい．
　　吸入麻酔薬の副作用として重要なものを以下に示す．

表 3-5　麻酔前投薬として用いられる薬物

薬物分類	目的			
	鎮静 不安除去	鎮痛	制吐	副作用 軽減
鎮静睡眠薬 （ベンゾジアゼピン系睡眠薬）	○			
抗精神病薬 （クロルプロマジン）	○		○	
抗不安薬 （ベンゾジアゼピン系抗不安薬）	○		○	
麻薬性鎮痛薬 （モルヒネ，オキシコドンなど）	○	○		
副交感神経遮断薬 （アトロピン）				○[#]

[#]：気道分泌の抑制，手術中の徐脈抑制など

表 3-6　吸入麻酔薬の種類と作用

	揮発性麻酔薬				ガス麻酔薬
	エーテル	セボフルラン	イソフルラン	デスフルラン	亜酸化窒素
燃焼性	（＋）	（－）	（－）	（－）	（－），助燃性（＋）
血液/ガス 分配係数	12.1	0.63	1.43	0.42	0.47
油/ガス 分配係数	65	53.9	90.8	19	1.4
最小肺胞内濃 度（MAC）（%）	1.92	1.71	1.15	6.0	105
全身麻酔作用	導入，覚醒は非常に遅く，気道刺激性も強い．現在，臨床応用されない．	導入，覚醒は速やかで，気道刺激性もない．世界中でよく用いられる薬である．本麻酔薬は乾燥したCO_2吸収材と接触すると発熱・発火の危険性があるので麻酔機器のCO_2吸収材の管理に注意が必要である．	導入，覚醒は速やかで．刺激臭があるので，一般に，導入は他の麻酔薬で行い，本麻酔薬は麻酔の維持に使用する．	導入，覚醒は速やかである．気道刺激性があるので，麻酔の導入には静脈麻酔薬を用い，本麻酔薬は麻酔の維持に使用する．	導入は速やかで，鎮痛作用は強いが，麻酔作用は弱い．本剤単独での全身麻酔は得られない．全身麻酔には，他の麻酔薬と高濃度の本剤を併用する．麻酔終了後の拡散性無酸素症に注意が必要である（本文参照）．

a. 悪性高熱症

　全身麻酔の術中やまれに術後に発症する疾患（全身麻酔例10万人に1〜2例）で，筋硬直，体温上昇（40℃以上），アシドーシス，筋破壊による CPK（creatine phosphokinase）上昇などが見られる．適切な処置を行わなければ致死的で，全身麻酔薬によるもっとも死亡率の高い疾患である．本症の原因としてハロタン，イソフルラン，セボフルラン，デスフルランな

どのハロゲン化揮発性吸入麻酔薬およびスキサメトニウムなどの脱分極性筋弛緩薬の投与により，骨格筋内のカルシウム貯蔵庫である筋小胞体からのカルシウム放出速度が異常亢進していることが指摘されている．また原因遺伝子として骨格筋細胞の1型リアノジン受容体（RYR1）が証明されている．治療として誘因薬物の投与中止，ダントロレンの静注と全身冷却を行う．ダントロレンは骨格筋細胞内の筋小胞体からのCa^{2+}放出チャネル（RYR1）に直接作用し，Ca^{2+}放出を抑制する薬物である．

b．肝障害

すべての全身麻酔薬に軽度の肝障害が認められる．特にハロゲン化麻酔薬ではその代謝産物がハプテンとなりアレルギー反応を引き起こし肝障害，時にアナフィラキシーを生じる可能性がある．

c．拡散性無酸素症

亜酸化窒素（笑気）は血液/ガス分配係数が小さく，一般に高濃度で吸入されるため，麻酔中止後，大量の笑気ガスが血中から肺胞へ拡散し肺胞を満たすため，肺胞内の酸素が欠乏し，急激に酸素分圧の低下をきたす．これを拡散性無酸素症と呼び，予防のために亜酸化窒素麻酔終了時，しばらく（5分以上）100%酸素の吸入を行う．

2．静脈麻酔薬

a．プロポフォール

全身麻酔の導入・維持，集中治療における鎮静に広く使用されている．作用発現，作用持続時間がともに短く，麻酔からの回復も速やかで，体内蓄積がほとんど起こらない．プロポフォールは$GABA_A$受容体に作用して催眠を誘導する．副作用として，静脈内投与時の血管痛，低血圧，アナフィラキシー様症状，舌根沈下，一過性無呼吸，重篤な徐脈がある．小児への長期大量投与は，プロポフォール症候群（代謝性アシドーシス，横紋筋融解，高カリウム血症，急性心不全を伴う心筋症）を引き起こすため禁忌である．

b．バルビツール酸誘導体

チオペンタール，チアミラールは，ともに超短時間作用型で全身麻酔の導入，短時間全身麻酔の維持，電気痙攣療法の際の麻酔に用いられる．チオペンタールは鎮静作用，催眠作用のほか，用量依存性に脳代謝を抑制する．チオペンタールやチアミラールを含むバルビツール酸は，$GABA_A$受容体のバルビツール酸結合部位に特異的に結合し，GABAによる抑制を増強することにより鎮静および催眠作用を惹起する．副作用として呼吸抑制，循環不全がある．急性間歇性ポルフィリン症患者，重症気管支喘息の患者に対して禁忌である．

c．ケタミン塩酸塩

ケタミン塩酸塩は小手術・検査時の全身麻酔および吸入麻酔の導入などに使用される麻薬指定薬物である．ケタミン塩酸塩は視床・新皮質を抑制する一方，辺縁系を活性化する薬理学的特徴をもつことから解離性麻酔薬と呼ばれる．麻酔から覚醒する際に浮遊感覚，鮮明な夢（悪夢など），幻覚，せん妄状態などが出現する．ケタミン塩酸塩の作用は主にグルタミン酸受容体（NMDA受容体）に対する非競合的拮抗作用によると考えられている．副作用として急性心不全，呼吸抑制，舌根沈下，痙攣，覚醒時反応（悪夢，幻覚）がある．脳血管障害，痙攣発作の既往歴のある患者，外来患者（麻酔前後の管理が行き届かないため），統合失調症患者に対して禁忌である．

d. ミダゾラム

ミダゾラムはベンゾジアゼピン系の全身麻酔薬で，麻酔前投薬，全身麻酔の導入および維持，集中治療における人工呼吸中の鎮静，局所麻酔時の鎮静に用いられる．ミダゾラムは $GABA_A$ 受容体のベンゾジアゼピン結合部位に特異的に結合し，$GABA_A$ 受容体の感受性を亢進することによって抑制性 GABA 作動性神経系の作用を増強する．その結果，鎮静効果と抗痙攣作用を発揮する．

副作用として呼吸抑制，舌根沈下，アナフィラキシーショック，心停止，心室性頻拍，悪性症候群がある．

e. 神経遮断性麻酔（neuroleptanesthesia：NLA）

強力な神経遮断薬と鎮痛薬を併用することによって，意識を残しながら周囲に対してまったく無関心な状態と手術可能な鎮痛状態を得る麻酔方法である（眠りなき全身麻酔）．神経遮断薬としてドロペリドールを，鎮痛薬としてフェンタニルを併用する原法は作用時間が長いため，気管支鏡検査などに使用が限られる．最近ではさまざまな変法が開発され，ベンゾジアゼピン系薬（ミダゾラムなど）に非麻薬性のペンタゾシンを併用した NLA 変法が，気管支鏡検査や消化器内視鏡検査の処置の際などに広く使われている．

f. 全静脈麻酔（total intravenous anesthesia：TIVA）

TIVA は，吸入麻酔を使わずにすべての麻酔薬を経静脈的に投与する麻酔法である．鎮静はプロポフォール，鎮痛はフェンタニル，レミフェンタニル，筋弛緩はベクロニウムなど，各種薬物を組み合わせる「バランス麻酔」が行われる．

③ 鎮静睡眠薬

不眠症は罹患頻度の高い代表的な睡眠障害のひとつである．夜間に十分な睡眠の質や量が得られないと，日中の眠気，倦怠，集中困難，精神運動機能低下，抑うつや不安など様々な精神・身体症状を引き起こし，日中の QOL の低下をきたすことになる．成人の約 20% が入眠困難，中途覚醒，早朝覚醒，熟眠困難などいずれかの不眠症状を自覚しており，睡眠薬は成人の約 20 人に 1 人が常用している．

Ａ 理想的な睡眠薬

① 自然睡眠と同様な睡眠作用がある．
② 急速に効果が発現する．
③ 起床後まで作用が残存しない．
④ 連用しても習慣性がない．
⑤ 副作用がない．

Ｂ 睡眠薬の分類

現在用いられる睡眠薬は，①ベンゾジアゼピン系睡眠薬，②非ベンゾジアゼピン系睡眠

表 3–7　睡眠薬として用いられるベンゾジアゼピン系薬物

<table>
<tr><td></td><td>分類</td><td>半減期</td><td>代表的な薬物</td><td>特徴</td><td>投与経路</td></tr>
<tr><td rowspan="4">睡眠薬</td><td>超短時間作用型</td><td>2〜4 時間</td><td>トリアゾラム</td><td>麻酔前投薬</td><td rowspan="4">内服</td></tr>
<tr><td>短時間作用型</td><td>6〜10 時間</td><td>ブロチゾラム
リルマザホン
ロルメタゼパム</td><td>老人性不眠症
プロドラッグ
高齢者の不眠に適応</td></tr>
<tr><td>中時間作用型</td><td>20〜30 時間</td><td>エスタゾラム
ニトラゼパム
フルニトラゼパム</td><td>最初のベンゾジアゼピン系睡眠薬
強力な催眠作用，麻酔前投薬</td></tr>
<tr><td>長時間作用型</td><td>30〜100 時間</td><td>クアゼパム
ハロキサゾラム
フルラゼパム</td><td>少ないふらつき感

代謝物に強い活性化</td></tr>
</table>

薬，③メラトニン受容体作動薬，④オレキシン受容体拮抗薬，⑤バルビツール酸系睡眠薬，⑥その他の睡眠薬に分類されている．また，睡眠薬の血中半減期により①超短時間型睡眠薬，②短時間型睡眠薬，③中間型睡眠薬，④長時間型睡眠薬に分類されることもある．

1.　ベンゾジアゼピン系睡眠薬

　　ベンゾジアゼピン系睡眠薬は，$GABA_A$受容体のベンゾジアゼピン結合部位に特異的に結合し，$GABA_A$受容体の感受性を亢進することによって抑制性 GABA 作動性神経系の作用を増強する．作用部位は主に大脳辺縁系であり，覚醒中枢への GABA による抑制を増強することによって催眠作用を発揮する．依存性や呼吸抑制，レム睡眠の抑制が少なく，また耐性も生じにくいことから比較的安全性が高く，もっとも広く使用される内服の睡眠薬である．しかし，高齢者は吸収・代謝が遅いため，薬効が翌朝にまで残りやすい（持ち越し効果）．また筋弛緩によるふらつきや転倒，一過性の健忘を誘発することがあるので，高齢者への投与には注意する必要がある．ベンゾジアゼピン系薬は睡眠薬としての他に抗不安薬，抗てんかん薬，静脈麻酔薬などとしても適応がある薬物である．睡眠薬として使用されるのは催眠作用の強いベンゾジアゼピン系薬物である．ベンゾジアゼピン系睡眠薬の作用時間による分類を表（**表 3–7**）に示す．

2.　非ベンゾジアゼピン系睡眠薬

　　非ベンゾジアゼピン系睡眠薬は，化学構造上ベンゾジアゼピン骨格をもたないが，ベンゾジアゼピン系睡眠薬と同様に$GABA_A$受容体のベンゾジアゼピン結合部位に特異的に結合し，$GABA_A$受容体の感受性を亢進することによって抑制性 GABA 作動性神経系の作用を増強する．超短時間作用型の睡眠薬で，レム睡眠を抑制することなく自然睡眠に近い睡眠を誘発する．ベンゾジアゼピン系睡眠薬に比べて筋弛緩作用，持ち越し効果，健忘などの副作用が少ない．わが国ではゾピクロン，ゾルピデムおよびエスゾピクロンが臨床使用されている．

レム睡眠

　　睡眠時の急速眼球運動(rapid eye movement)を特徴とする相をレム睡眠という．脳は活発に活動している状態であり，夢を見るのはこの相である．レム睡眠は，眠っている人の目の動きを観察すれば，外から容易に確認できる．レム睡眠以外の睡眠はノンレム睡眠である．睡眠のうち約25%がレム睡眠であり，レム睡眠相は比較的規則正しく繰り返される．正常な睡眠では一晩に4〜5回のレム睡眠相がある．バルビツール酸系催眠薬はレム睡眠を抑制し非生理的な睡眠状態とする傾向が強いので睡眠薬としては用いられなくなった．

3．メラトニン受容体作動薬

　　メラトニンは松果体でトリプトファンから合成される睡眠物質である．松果体からのメラトニンの分泌は夜間高く，日中低いという日内リズムがあり，暗い状況下における分泌増強による体温や血圧の降下などを通じて，自然な眠りを誘発する．メラトニン受容体は脳内では視交叉上核，視床下部，海馬などに，また網膜や内臓などの末梢器官にも存在する．メラトニン受容体は三つのサブタイプに分類され，このうち中枢性のメラトニン MT_1 および MT_2 受容体が睡眠に関与している．日本で開発されたラメルテオンは，メラトニン MT_1 および MT_2 受容体を刺激する睡眠薬である．ベンゾジアゼピン系睡眠薬とは異なり，鎮静作用やふらつき，筋弛緩作用がないため，転倒を起こしにくい．耐性や依存が生じにくい．これらの利点から，高齢者に使用しやすい．

4．オレキシン受容体拮抗薬

　　オレキシンは視床下部外側下野に限局して産生されており，睡眠に関係するアセチルコリン・モノアミン神経系の上位調節因子として睡眠・覚醒機構に重要な働きをしている．スボレキサントはオレキシン受容体拮抗薬であり，視床下部で産生される覚醒保持に関連するオレキシンのオレキシン受容体への結合を遮断することによって，過剰な覚醒状態を抑制し，脳を生理的に覚醒状態から睡眠状態へと移行させる．耐性，依存性および筋弛緩作用が少ない．

5．バルビツール酸系睡眠薬

　　バルビツール酸系睡眠薬(ペントバルビタール，アモバルビタール，セコバルビタール)は $GABA_A$ 受容体のバルビツール酸結合部位に特異的に結合し，GABA による抑制を増強する．①レム睡眠の著しい減少，②狭い安全域(致命的な呼吸抑制)，③連用による精神依存，身体依存，耐性の形成，④肝 P450 ミクロソーム酵素誘導による薬物相互作用などから，現在睡眠薬としての使用は少ない．

6．その他

　　抱水クロラールは，バルビツール酸系睡眠薬が導入される20世紀初頭以前に鎮静催眠薬として使用されていたが，現在では睡眠薬としての使用はほとんどない．抱水クロラールは静注が困難な痙攣重積状態の改善を目的として，直腸内投与される．ヒスタミン H_1 受容体拮抗薬のジフェンヒドラミンは，副作用としての強い眠気が睡眠薬として臨床応用さ

れ，わが国初の一般用医薬品の睡眠改善薬として 2003 年に販売された.

4 向精神薬

　向精神薬 psychotropic drug は，高次神経機能（精神）に作用して精神状態に影響を及ぼす薬物の総称である. 精神障害治療薬の歴史は，1952 年にフランスの精神科医ジャン・ドレーらが統合失調症・躁病などの精神疾患にフェノチアジン系誘導体のクロルプロマジンを用いて，著効であることを報告したことに始まる.

　その後，イミプラミンの抗うつ作用，ベンゾジアゼピンの抗不安作用，リチウムの抗躁作用が次々に発見され，現在に至るまで新しい薬物の開発が進められている. 向精神薬は作用特性によって**表3-8**のように分類される.

A 抗不安薬 antianxiety drugs, minor tranquilizers

　不安症（神経症）は，心理的原因によって心身の機能障害が生じた疾患で，恐怖症，パニック症，全般性不安症，強迫症，適応障害などがある. 不安症は，現代社会の中では，精神病ではなくても患者の訴えの頻度が高い症状である. したがって，抗不安薬は処方される頻度が比較的高い薬のひとつとなっている.

　抗不安薬の主体は睡眠薬，抗てんかん薬，中枢性筋弛緩薬としても用いられるベンゾジアゼピン系薬である. 抗不安薬にはベンゾジアゼピン系薬の中でも抗不安作用が強いものが選ばれ使用される. 作用点は，主として大脳辺縁系や視床下部（情動の中枢）である. 作用機序は睡眠薬の項目で述べたように，中枢神経系内の抑制性神経伝達物質である GABA 作用の増強である. エチゾラム，クロチアゼパム，アルプラゾラム，オキサゾラム，クロ

表3-8 向精神薬の分類

1 抗精神病薬	A	定型抗精神病薬	①フェノチアジン誘導体 ②ブチロフェノン系誘導体 ③ベンズアミド誘導体，その他
	B	非定型抗精神病薬	①セロトニン・ドパミン受容体遮断薬 ②D$_2$受容体低親和薬 ③D$_2$受容体部分作動薬
2 抗うつ薬			①三環系抗うつ薬 ②四環系抗うつ薬 ③選択的セロトニン再取り込み阻害薬 ④セロトニン・ノルアドレナリン再取り込み阻害薬 ⑤その他
3 抗躁薬			①リチウム塩 ②カルバマゼピン ③その他
4 抗不安薬			①ベンゾジアゼピン誘導体 ②その他

ルジアゼポキシド，ジアゼパムなどがある．共通してみられる副作用として，眠気，倦怠感，認知機能低下，ふらつき，転倒，依存などがある．

近年，非ベンゾジアゼピン系薬物として，セロトニン 5-HT$_{1A}$ 受容体部分作動薬のタンドスピロンや選択的セロトニン再取り込み阻害薬のパロキセチン(**C.**「抗うつ薬,」参照)なども使用されるようになってきた．タンドスピロンは過鎮静や催眠，筋力低下を引き起こすことなく不安を軽減させる．ベンゾジアゼピン系薬に比して，服用による転倒のリスクが少ないので高齢者に望ましい．

B 抗うつ薬 antidepressant

うつ病(大うつ病 major depression)は，抑うつ気分，通常興味をもっているものに対する興味の喪失を特徴とし，睡眠，食欲，活力，性衝動，意欲の障害を伴い，自殺の主な原因にもなる気分障害である．日本における有病率は 3～5％であり，男女比はおよそ 1：2 で女性に多い．初発年齢は思春期以降であり，40～50 歳代で初発するものもかなりある．

①レセルピンのようにモノアミンを枯渇させる薬物はうつ症状をきたすこと，②大部分の抗うつ薬はモノアミン神経伝達，とくにセロトニンとノルアドレナリンの作用を高めること，③うつ病患者の脳脊髄液中のモノアミンおよびその代謝物濃度が減少していること，などの研究成果から，うつ病発症の生物学的病因はモノアミン神経伝達物質(アミノ基を一つもつ神経伝達物質の総称)の不足による，というモノアミン仮説がある．とくにノルアドレナリンとセロトニンのうちどちらか一方の欠乏が重要であるとされているが，この仮説の問題点として，抗うつ薬の薬理学的作用は即時性であるにもかかわらず，臨床的な抗うつ作用が発現するまでには一般的に 2～3 週間以上の比較的長い時間を必要とするという事実がある．最近，この矛盾に対して，抗うつ薬は神経細胞の新生に必要な脳由来神経成長因子(BDNF)を転写レベルで増加させることによって効果を発現することが明らかにされた．

現在市販されている抗うつ薬は，モノアミン神経伝達物質(セロトニンおよびノルアドレナリン)の神経終末への再取り込みを阻害し，シナプス間隙の神経伝達物質量を増加させてシナプス作用増強させる薬物が主なものである(**図 3-9**)．

1. 再取り込み阻害薬

a. 三環系抗うつ薬

化学構造の共通骨格として三環構造をもち，イミプラミンが原型薬である．シナプス前膜にあるセロトニントランスポーターとノルアドレナリントランスポーターへの阻害作用により，セロトニンとノルアドレナリンの神経終末部への再取り込みを抑制する．シナプス間隙の神経伝達物質が増加することによって受容体活性が亢進し，その結果，後シナプス応答を増強させる(**図 3-9**)．三環系抗うつ薬はさまざまな受容体に対する拮抗作用があり，副作用の原因となる．ムスカリン受容体阻害による口渇，便秘，尿閉，αアドレナリン受容体阻害による起立性低血圧，反射性頻脈，ヒスタミン受容体阻害による鎮静，体重増加などが副作用となる．三環系抗うつ薬には，イミプラミン，クロミプラミン，アミトリプチリン，ノルトリプチリンなどがある．

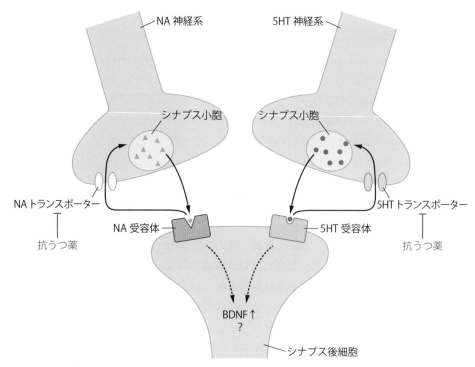

図 3-9　抗うつ薬の作用部位
BDNF：脳由来神経成長因子
──┤：阻害

b. 四環系抗うつ薬

　　三環系抗うつ薬に続く抗うつ薬として開発された．従来の三環系抗うつ薬に比べて，鎮静作用や抗ムスカリン作用などの副作用は弱い．ミアンセリン，マプロチリンなどがある．

c. 選択的セロトニン再取り込み阻害薬 selective serotonin reuptake inhibitors（SSRIs）

　　うつ病に有効であると同時に自律神経系の副作用を最小限に抑える薬物として，セロトニントランスポーターに選択的に結合してセロトニンの再取り込みを抑制する SSRIs が開発された．パロキセチン，フルボキサミン，セルトラリン，エスシタロプラムがある．さらに，三環系抗うつ薬同様セロトニンとノルアドレナリンの再取り込みを阻害するが，自律神経系の副作用が抑えられたセロトニン・ノルアドレナリン再取り込み阻害薬 serotonin & norepinephrine reuptake inhibitors（SNRIs）のミルナシプラン，デュロキセチンがある．

2. その他

　　ミルタザピンはシナプス前部のアドレナリン α_2 受容体を遮断し，セロトニンとノルアドレナリンの放出を促進する．トラゾドンはシナプス後部のセロトニン 5-HT$_{2A}$ 受容体を阻害する作用とセロトニン取り込みを阻害する作用を有する．

（C 気分安定薬（抗躁薬）

　　気分安定薬は双極性障害の第一選択薬となる．リチウムは双極性障害（躁うつ病）の躁状

態に対して有効であり，躁病相とうつ病相の再発予防にも効果が認められている．有効血中濃度が中毒域と接近しているため，定期的な血中濃度のモニタリングが必要である．副作用は胃腸症状(悪心，嘔吐，下痢)，口渇，多尿，手指振戦で，腎疾患には禁忌である．抗てんかん薬であるカルバマゼピン，バルプロ酸，ラモトリギン(抗てんかん薬の項参照)には，抗躁効果と躁うつ両病相の予防効果がある．

D 抗精神病薬

　統合失調症は，青年期に好発する原因不明の精神病である．人格全般に障害が及び，思考，感情，自我意識，意欲などに障害が認められる．幻覚や妄想などの異常体験を主な症状とするが，その一方で意識は清明で，明確な身体所見はない．多くは慢性経過をとる．日本の一般人口における罹病危険率は0.8〜1.2％で，血縁関係が近いほど罹病危険率が高くなる．

　①ほとんどの抗精神病薬が中枢神経系(とくに中脳-辺縁系)のシナプス後ドパミンD$_2$受容体を強く遮断する，②レボドパ(前駆体)やアンフェタミン(ドパミン放出促進)，アポモルヒネ(ドパミン受容体刺激薬)はいずれも統合失調症を悪化させる，③抗精神病薬で治療していない統合失調症患者の死後脳で，ドパミン受容体密度が高くなっている，④PET画像を統合失調症でない人と比較すると，統合失調症患者では抗精神病薬の治療の有無にかかわらずドパミン受容体密度が高くなっている，⑤統合失調症の治療成功例において脳脊髄液中・血中・尿中のホモバニリン酸(HVA，ドパミン代謝物)の量が変化しているなどの研究成果から，統合失調症発症の生物学的病因として脳内ドパミン神経系の過活動を推定するドパミン仮説がある．しかし，多くの患者で抗精神病薬の抗ドパミン効果が幻覚妄想などの陽性症状に限定されており，感情鈍麻や意欲の低下などの陰性症状に対して有効ではないことや，有効な薬物のいくつかがドパミンD$_2$受容体以外の受容体に高親和性を有することなどから，完全には本疾患発症のメカニズムを説明できない．最近，興奮性アミノ酸受容体のNMDA受容体非競合的拮抗薬であるフェンサイクリジンの中毒が精神病症状，とくに陰性症状を主体とする慢性統合失調症様の症状を引き起こすことから，海馬や大脳皮質のグルタミン酸神経低活性仮説が提唱されている．

　現在臨床応用されている抗精神病薬は，定型抗精神病薬および非定型抗精神病薬に大別される．これら抗精神病薬は共通してドパミン受容体遮断作用を有するので，主作用と副作用を理解するうえで中枢ドパミン神経系(中脳-辺縁系，中脳-皮質系，黒質-線条体系，隆起部下垂体系など)への影響を考慮することが重要である(図3-3参照)．

1. 定型抗精神病薬

　化学構造的に，主にフェノチアジン系(クロルプロマジン，レボメプロマジン，ペルフェナジン，プロペリシアジン)，ブチロフェノン系(ハロペリドール，ブロムペリドール)，ベンズアミド系(スルピリド，ネモナプリド)に分類される．これらの薬物は，基本的に同一の作用機序によって薬理作用を発現し，抗精神病薬の効力としてはドパミンD$_2$受容体の遮断作用が関係していると考えられる．臨床的には統合失調症における精神運動性興奮，昏迷，対人反応，幻覚妄想状態に対して効果が認められ，同時に軽度の鎮静作用を有して

いる．隆起部下垂体系のドパミン神経が投射する下垂体前葉のドパミン受容体はプロラクチンの分泌に対して抑制的に作用しているが，抗精神病薬によってこの受容体が遮断されると，プロラクチンの分泌が増加して乳漏症，無月経が引き起こされる．同様に，黒質-線条体系のドパミン神経遮断はこのグループの薬物に共通して認められる錐体外路症状（パーキンソン症候群，遅発性ジスキネジアなど）を引き起こす．このグループの薬物は，さらにアドレナリン α_1 受容体，ムスカリン性アセチルコリン受容体，ヒスタミン受容体なども結合することが知られており，抗アドレナリン作用（血圧下降），抗コリン作用（便秘，口渇，尿閉など），抗ヒスタミン作用（眠気）などの副作用が出現する．また硬直，発汗異常，高熱を主症状とする致死的な副作用である悪性症候群 malignant syndrome を生じることがあり，その場合は治療薬としてダントロレンを用いる．

2．非定型抗精神病薬

　　非定型抗精神病薬は，定型抗精神病薬にみられる錐体外路症状や高プロラクチン血症などの副作用が少なく，一方，治療上の有効性においては，精神運動性興奮や幻覚・妄想などの陽性症状だけでなく，定型抗精神病薬が無効なことが多い感情鈍麻や意欲低下といった陰性症状にも有効である．現在では統合失調症に対する第一選択薬として使用される．

　　非定型抗精神病薬は強力なセロトニン受容体（とくに $5\text{-}HT_{2A}$）遮断作用を有し，従来の抗精神病薬の有していた D_2 受容体をはじめとするさまざまな受容体の遮断作用は弱い．非定型抗精神病薬は定型抗精神病薬に比べ，中脳-辺縁系，中脳-皮質系のドパミン神経路を選択的に遮断する．

　　非定型抗精神病薬には，セロトニン・ドパミン遮断薬，多元受容体作用抗精神病薬 multiacting receptor targeted anti-psychotics（MARTA），ドパミン部分作動薬がある．非定型抗精神病薬の分類と特徴を**表 3-9** に示す．一般に非定型抗精神病薬では，錐体外路症状や口渇といった副作用は少ないか認められず，服薬コンプライアンスの向上に役立っている．オランザピンおよびクロザピンには糖尿病性昏睡，クロザピンには無顆粒球症の副作用があるので，慎重な投与が必要である．

表 3-9　非定型抗精神病薬の特徴

分類	特徴
セロトニン・ドパミン遮断薬 （リスペリドン，ペロスピロン，ブロナンセリン）	強力な $5\text{-}HT_{2A}$ 受容体拮抗作用と比較的弱い D_2 受容体拮抗作用を有する
多元受容体作用抗精神病薬（MARTA） （オランザピン，クロザピン，アセナピン）	$5\text{-}HT_{2A}$，$5\text{-}HT_{2C}$，D_2，D_4，α_1，H_1，$M_{1\sim5}$ 受容体拮抗作用を有する，アセナピンは速崩性舌下錠
ドパミン部分作動薬 （アリピプラゾール）	D_2 部分作動薬，$5\text{-}HT_{2A}$ 遮断薬，$5\text{-}HT_{1A}$ 部分作動薬としての作用あり

5　抗認知症薬

　　認知症とは脳の認知機能（記憶，学習など）が低下し，日常・社会生活に支障をきたす疾患の総称である．認知症の原因疾患としてもっとも多いのは，脳の神経細胞死が進行する変性疾患で，アルツハイマー病，前頭・側頭型認知症，レビー小体病などがある．ついで多いのが，脳梗塞，脳出血，脳動脈硬化などによる脳血管性認知症である．

Ⓐ 認知症治療薬の分類・種類

1．コリンエステラーゼ阻害薬（ドネペジル，ガランタミン，リバスチグミン）

　　アルツハイマー型認知症患者の脳内では，記憶機能に関わる海馬の神経細胞に投射し記憶を強化するアセチルコリン作動性神経の減少が認められる（コリン仮説）．コリンエステラーゼ阻害薬は脳内でアセチルコリンを分解する中枢型アセチルコリンエステラーゼを可逆的に阻害し，シナプス間隙のアセチルコリン量を増やすことによって認知機能低下の進行を抑制する．コリンエステラーゼ阻害薬はアルツハイマー型認知症の中核症状である記憶障害や日常生活動作の進行抑制作用があることが報告されている．

2．NMDA受容体拮抗薬（メマンチン）

　　アルツハイマー型認知症では，持続的なグルタミン酸濃度上昇を介したNMDA受容体の過剰な活性化が起こり，その結果神経細胞傷害や記憶・学習障害が起ると考えられている．メマンチンはNMDA受容体を阻害することによって，過剰なグルタミン酸による神経細胞死を抑制し（神経保護作用），記憶・学習障害の抑制作用を示す．ドネペジルをすでに内服中の患者でのメマンチンの併用はアルツハイマー病の中核症状を改善することが認められている．

3．その他

　　血管性認知症の原因には，脳梗塞，脳出血，クモ膜下出血に加えて脳循環不全，低灌流などの病型も含まれる．ニセルゴリンは血管性認知障害の認知機能の改善に有用性が示され，わが国では「脳梗塞後遺症に伴う慢性脳循環障害による意欲低下の改善」に対して保険適応を有する．イフェンプロジルはα受容体遮断作用により脳血管を拡張して血流量を増加させることによって，意欲の低下やうつ状態などの周辺症状を改善することがある．

6　抗てんかん薬

　　てんかんは，大脳ニューロンの過剰な発射の結果起こる反復性発作（てんかん発作）を主徴とする脳疾患である．てんかんの主症状としては発作的な痙攣，意識障害，自律神経症状などがみられる．てんかんの薬物治療はてんかん発作型に基づいて行われる（**表3-10**）．
　　てんかん発作の詳細な機序はいまだに不明であるが，脳の局所（てんかん焦点）に起こっ

表3-10 てんかんの発作型の分類と薬剤選択

分類		第一選択薬	第二選択薬
部分発作 一側性大脳半球の限局的部位の興奮による発作	**単純部分発作** 意識消失を伴わない **複雑部分発作** 意識消失を伴う **二次性全般化** 部分発作から強直間代発作に発展	カルバマゼピン	フェニトイン バルプロ酸 ゾニサミド
全般発作 大脳の両側半球の興奮による全身性の発作で意識消失を伴う	**強直間代発作（大発作）** もっとも多いてんかん発作. 意識消失とともに強直性痙攣（後弓反張）が生じ, 律動的な骨格筋の痙攣に移行	バルプロ酸	カルバマゼピン フェノバルビタール フェニトイン プリミドン
	欠神発作（小発作） 短時間の意識消失発作と動作の停止. 痙攣は伴わない		エトスクシミド
	ミオクロニー発作 両側四肢筋肉の不随意収縮		クロナゼパム
	脱力発作 意識消失と脱力により倒れてしまう失立発作		エトスクシミド
	てんかん発作重積 てんかん発作が持続的に反復し, 意識回復がない重篤状態	ジアゼパム	ホスフェニトイン

た過剰な放電が脳の隣接領域へ伝搬して引き起こされると考えられている. 神経細胞はNa^+またはCa^{2+}チャネルを介した陽イオンの流入により興奮し, Cl^-チャネルを介した陰イオンの流入により興奮が抑制される. 抗てんかん薬の作用機序は以下の三つのカテゴリーに分類される. ①電位依存性Na^+チャネルを不活性化する薬物, ②T型電位依存性Ca^{2+}チャネルを阻害する薬物, ③GABAを介する抑制性シナプス伝達を増強させる薬物, ④その他である.

代表的な抗てんかん薬の生体内動態と副作用を**表3-11**にまとめた.

この他, レベチラセタム, ペランパネルなどの新規の抗てんかん薬が近年開発されており, 治療選択肢が広がってきている. 新規薬は, 新しい作用機序をもち, 重大な副作用や相互作用が少ないといった特徴のあるものが多くなっている.

1. Na^+チャネルを不活性化する薬物

神経細胞のNa^+チャネルを介してNa^+が細胞内に流入する神経細胞は興奮する. Na^+チャネルの不活性化によって, 神経細胞の興奮を抑制し, てんかん発作を抑えることができる. このような作用をもつ抗てんかん薬としては, フェニトイン, カルバマゼピン, バルプロ酸, ラモトリギン, ゾニサミドがある.

2. Ca^{2+}チャネルの阻害

視床の神経細胞に存在するT型電位依存性Ca^{2+}チャネルは, 欠神発作（小発作）に特徴的

表3-11　代表的な抗てんかん薬のプロフィール

薬物名	てんかん発作型		有効濃度 (μg/mL)	中毒濃度 (μg/mL)	副作用
	第一選択	第二選択			
カルバマゼピン	部分発作，二次性全般化	強直間代発作	4〜12	8〜12以上	眠気，めまい，ふらつき，顆粒球減少，血小板減少，発疹
フェニトイン	部分発作，二次性全般化	強直間代発作	10〜20	20以上	失調，眠気，眼振，歯肉増殖，多毛，顆粒球減少，発疹
バルプロ酸	強直間代発作，欠神発作，ミオクロニー発作	部分発作	40〜125	100〜125以上	消化器症状，眠気，肝障害，膵炎，血小板減少，高アンモニア血症
フェノバルビタール	強直間代発作	部分発作	10〜35	35以上	眠気，ふらつき，易刺激性・多動(小児)，巨赤芽球性貧血
プリミドン(体内でフェノバルビタールに変換)	強直間代発作	部分発作	5〜12	10以上	眠気，ふらつき，嘔気，巨赤芽球性貧血
ゾニサミド	部分発作，二次性全般化	強直間代発作，強直発作	10〜30	30以上	眠気，失調，食欲不振，腎結石，代謝性アシドーシス
エトスクシミド	欠神発作，ミオクロニー発作		40〜100	150以上	嘔吐，眠気，頭痛，顆粒球減少
クロナゼパム		強直間代発作，ミオクロニー発作，欠神発作，部分発作	0.02〜0.07		眠気，ふらつき，依存傾向

な3Hz spike & wave discharge（棘徐波放電）の発生に重要な役割を果たしていると考えられている．したがって，このチャネルを阻害することによって小発作を抑えることができる．エトスクシミドやバルプロ酸がある．

3. GABAを介する抑制作用を増強する薬物

　　シナプス間隙に遊離した抑制性神経伝達物質のGABAがGABA_A受容体に結合すると，受容体が活性化してCl⁻チャネルが開口し，細胞内にCl⁻が流入して細胞は過分極し，興奮は抑制される．このCl⁻チャネルにはベンゾジアゼピン誘導体やバルビツール酸誘導体が結合する部位が共存しており，GABA存在下でこの部位に薬物が結合すると，Cl⁻チャネルの開口頻度の増加（ベンゾジアゼピン誘導体）やCl⁻チャネルの開口時間の延長（バルビツール酸誘導体）が起こり，GABAの抑制効果を増強する（図3-10）．薬物として，ジアゼパム，ニトラゼパム，クロナゼパムなどのベンゾジアゼピン誘導体や，フェノバルビタールなどのバルビツール酸誘導体がある．

　　また，シナプス前終末からのGABA遊離を増強するガバペンチンgabapentinもGABAの抑制効果を増強する．さらに，神経細胞内においてGABAを不活性化するGABAアミノ

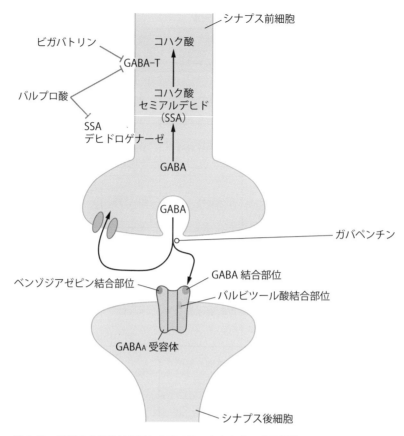

図3-10　GABA作動性神経系における抗てんかん薬の作用部位

GABA-T：GABAアミノ基転移酵素
⊣：阻害　─○：促進

基転移酵素 GABA transaminase を阻害する薬物として，ビガバトリン vigabatrin やバルプロ酸がある（**図3-10**）．

4. その他

　　synaptic vesicle protein 2A（SV2A）に結合し，神経伝達物質放出を調節するレベチラセタム levetiracetam が新規抗てんかん薬として臨床使用されている．肝での薬物代謝酵素の誘導がなく蛋白結合率が低いため，薬物相互作用が少ない．

　　ペランパネルは，後シナプスにある AMPA 受容体を非競合的に拮抗し，グルタミン酸による神経の過剰興奮を抑制する薬物である．部分発作だけでなく，強直間代発作にも適応がある．既存薬では抑制されないてんかん発作にも効果があると期待されている．

5. 副作用

　　抗てんかん薬に共通して認められる副作用としては，眠気，企図振戦，失調歩行，眼振，複視，反射亢進，いらいら，自発性の低下などがある．

　　その他主な薬物の副作用を**表3-11**にまとめた．また，催奇形性（バルプロ酸による二分脊椎，カルバマゼピンによる頭蓋奇形）や過量投与による呼吸抑制に注意が必要である．

7 抗パーキンソン病薬

　パーキンソン病(本態性パーキンソン病)は，中年以降に発症する錐体外路機能の異常を主症状とする疾患で，安静時振戦 tremor，筋強剛 rigidity，無動 akinesia，姿勢反射障害 postural instability，などの運動障害の症状を呈する(図3-11)．病理的には黒質のドパミン神経細胞の減少が，生化学的には黒質，大脳皮質および青斑核などにおいてドパミンやノルアドレナリンの減少が認められる．

　線条体(図3-3)は，大脳皮質から脊髄へ走向する運動ニューロンの調節に重要な役割を果たしている．線条体の正常な機能は，黒質ドパミン神経細胞からの投射によるドパミン作動神経系活性レベルと線条体内に局在するコリン作動神経系活性レベルの均衡によって維持されている(図3-12A)．パーキンソン病においては，黒質-線条体経路のドパミン神

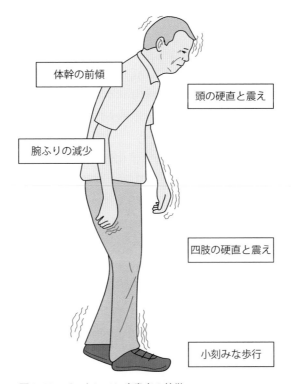

体幹の前傾

頭の硬直と震え

腕ふりの減少

四肢の硬直と震え

小刻みな歩行

図3-11　パーキンソン病患者の特徴

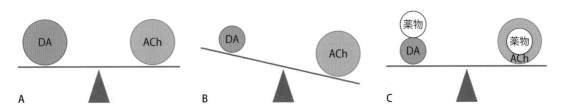

図3-12　抗パーキンソン病薬の作用
DA：ドパミン，ACh：アセチルコリン

経の変性によって，ドパミン作動神経系活性が異常に低下している(**図3-12B**)．したがって治療にはドパミン作動神経系活性を高めるか，相対的に高まっている過剰なコリン作動神経系活性を低下させる方法がとられる(**図3-12C**)．

錐体外路とは

　大脳皮質の運動野からは，骨格筋に向かって運動神経(随意神経)が出ており，この神経は延髄の錐体という部位を通るので錐体路と呼ばれる．一方，線条体からは骨格筋の緊張や運動を不随意的(無意識的)に調節する役割をもつ運動神経経路が出ているが，この神経経路は錐体を通らないので錐体外路と呼ばれる．パーキンソン病では黒質-線条体系の機能が変性・低下し，骨格筋の緊張・運動が障害される．

Ⓐ ドパミン作用を増強する薬物

1．ドパミン前駆物質

　レボドパ(L-DOPA)が黒質-線条体路のドパミン減少を改善させる目的で投与される．ドパミンは血液-脳関門を通過できないが，その前駆物質であるアミノ酸のL-DOPA(3, 4-dihydroxyphenylalanine)は，アミノ酸輸送体を介して脳内へ取り込まれ，芳香族L-アミノ酸脱炭酸酵素(ドパ脱炭酸酵素)によってドパミンへ変換されることから，不足したドパミンの補充に用いられる(**図3-13**)．

　ドパ脱炭酸酵素は脳内ばかりでなく消化管をはじめとしてほぼ全身に分布しているので，レボドパを全身投与した場合，末梢の脱炭酸酵素によってDOPAはドパミンへと代謝され，DOPAの脳内への移行は制限されてしまう(**図3-13**)．そのうえ，末梢臓器において生成されたドパミンによって，消化器系(嘔吐)や循環器系(低血圧)にさまざまな症状が発現する(副作用)．そこでDOPAの末梢臓器での代謝を抑制して脳内移行率を高めるため，脱炭酸酵素阻害薬(カルビドパ，ベンセラジド)が併用される．酵素阻害薬自体は血液-脳関門によって脳内移行が制限されるので脳内で起こる脱炭酸反応には影響しない(**図3-13**)．

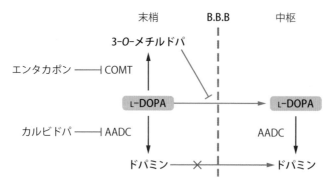

図3-13　抗パーキンソン病薬と血液-脳関門
COMT：カテコール-O-メチル転移酵素，AADC：芳香族L-アミノ酸脱炭酸酵素，B.B.B：血液-脳関門
⊣：阻害

レボドパでは幻覚, 妄想, 不眠などの精神症状が生じることがある.

　既存の薬物治療で十分な効果が得られないパーキンソン病症状の日内変動(ウェアリングオフ現象;レボドパの薬効時間が短縮し, 服用後数時間を経過すると効果が消退する現象)を改善するために, 胃瘻でレボドパとカルビドパの配合剤が空腸に直接投与される.

2. ドパミン受容体アゴニスト

a. 麦角系ドパミンアゴニスト

　レボドパ長期服用によるウェアリングオフ現象などを改善する目的で, 麦角アルカロイドでドパミン受容体作動薬(特に D_2 受容体)のブロモクリプチンが開発された. 現在ではペルゴリド, カベルゴリンが用いられている. 麦角系ドパミンアゴニストの副作用として心臓弁膜症が報告されている. その他の共通の副作用として悪心・嘔吐がある.

b. 非麦角系ドパミンアゴニスト

　D_2 受容体に作用するプラミペキソール, ロピニロール, タリペキソールが臨床使用されている. これらの薬物では, 単独療法での運動症状の改善に加え, レボドパの追加併用薬として使用した際のジスキネジア(不随意運動)の発現抑制効果が示されている. 共通して認められる副作用に傾眠や突発性睡眠がある. 経皮吸収薬のロチゴチンが承認された.

3. モノアミン酸化酵素 B(MAO-B)阻害薬

　MAO には MAO-A および MAO-B の二つのアイソザイムがあり, 前者は主にノルアドレナリンおよびセロトニンの代謝を担うのに対して, 後者はより選択的にドパミンを代謝する.

　セレギリンおよびラサギリンは選択的 MAO-B 阻害薬であり, ドパミンの代謝を抑制する. レボドパに付加して用いられる. 三環系抗うつ薬のようなモノアミン濃度を高める薬とは併用しない.

4. カテコール-*O*-メチル転移酵素(COMT)阻害薬

　COMT は末梢組織でレボドパを 3-*O*-メチルドパ(3OMD)に変換する酵素である. エンタカポンは COMT 阻害薬であり (**図 3-13**), ①末梢組織でレボドパ代謝を抑制することによるレボドパ血中半減期延長, ②レボドパの血液-脳関門通過を競合的に阻害する 3OMD レベルを低下させることによるレボドパの脳内移行促進によって作用を発揮する.

5. ドパミン遊離促進薬

　アマンタジンは神経終末からのドパミンの遊離を促進してドパミン作動性神経の活性を高めると考えられている. 抗 A 型インフルエンザウイルス薬であるが, その目的ではほとんど用いられない.

6. ゾニサミド

　抗てんかん作用を示すより少量で抗パーキンソン病作用を発揮する. ドパミンの合成, 放出を促進する.

B アセチルコリンの作用を抑える薬物

1. 抗コリン薬

　　トリヘキシフェニジルが代表的薬物である．ムスカリン受容体に対する特異的遮断薬で，脳内への移行率が高い．末梢のムスカリン受容体も遮断するので，口渇，排尿困難，便秘などの副作用が発現する．

C その他

1. ノルアドレナリン前駆物質

　　ドロキシドパは，化学的にはL–threo–3, 4–dihydroxyphenylserine（L–threo–DOPS）というアミノ酸である．パーキンソン病の中には，ドパミン系ばかりではなくノルアドレナリン作動神経系に活性低下のある場合もあり，この場合ドロキシドパを投与すると，ノルアドレナリンが補給され効果を発揮する．すくみ足，無動の改善に効果がある．

2. イストラデフィリン

　　イストラデフィリンは，線条体—淡蒼球経路に特異的に発現しているアデノシン A_{2A} 受容体を遮断することによって，パーキンソン病の運動機能異常を改善する．パーキンソン病治療でのウェアリングオフ現象を改善する新たな治療選択肢として注目をされている．

8 麻薬性鎮痛薬（オピオイド鎮痛薬）

　　強力な鎮痛作用をもつ麻薬性鎮痛薬は，①ケシの未熟果実から得られるアルカロイド（天然アルカロイド），②このアルカロイドに置換基をつけて合成した化合物（半合成アルカロイド）および③構造活性相関に基づいてデザインされた化合物群（合成鎮痛薬）の三つに分類される．オピオイドとはオピウム（opium，あへん）に由来する言葉であり，オピオイド受容体に親和性を示す物質の総称である．モルヒネなどのオピオイドは，中枢神経系（大脳皮質，視床，中脳，延髄および脊髄後角など）に広く分布するオピオイド受容体（μ, δ, κ 受容体）に結合することによって鎮痛作用を示すが，多くのオピオイドは μ 受容体への作用をもつ（**表 3–12**）．

オピオイド鎮痛薬の作用点

　モルヒネをはじめとするオピオイド鎮痛薬の作用は，主に二つのメカニズムで発揮される．

　まずひとつは中脳での作用である．中脳には中脳水道周囲灰白質という領域があり，ここからは脊髄後角に投射する下行性痛覚抑制経路が出ている．オピオイド鎮痛薬が中脳において下行性痛覚抑制経路の神経線維上にある μ 受容体を刺激することで，下行性痛覚抑制経路が活性化され脊髄後角での痛覚伝導が抑制される．

　もうひとつは，脊髄後角での作用である．下行性痛覚抑制経路の一部は脊髄後角において神経終末から内因性モルヒネ(エンドルフィン)を放出し，侵害性求心線維の μ 受容体に結合して痛覚の伝達を阻害する．オピオイド鎮痛薬はこの部位の μ 受容体を刺激し，脳への痛覚伝達を抑制する．

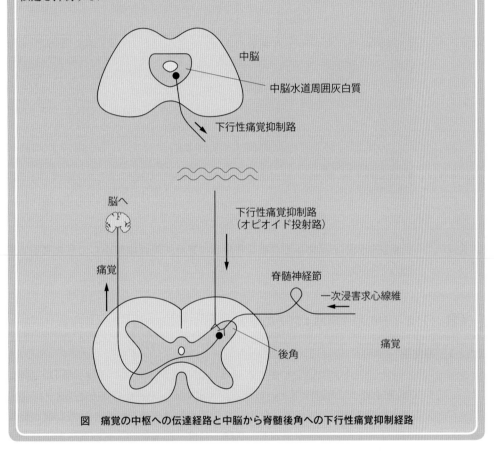

図　痛覚の中枢への伝達経路と中脳から脊髄後角への下行性痛覚抑制経路

Ⓐ オピオイドの薬理作用

　オピオイドは多岐にわたる薬理作用を示す．大別すると，①中枢抑制作用(上行性痛覚伝導路の抑制および下降性痛覚抑制経路の活性化による鎮痛作用，疼痛により発生する恐怖，不安を抑制する鎮静作用，延髄の咳中枢(孤束核)抑制による鎮咳作用，延髄の呼吸中枢抑制による呼吸抑制，鎮静作用による眠気)，②中枢刺激作用(延髄の化学受容器引き金帯刺激による悪心・嘔吐，中脳の動眼神経核刺激による縮瞳)，③末梢作用(腸内神経叢におけるアセチルコリン遊離抑制を介した腸管運動抑制による便秘，oddi 括約筋収縮を介し

表3-12 オピオイドの分類と作用機序

A 天然アルカロイド			作用機序	疼痛作用の強さ
フェナンスレン誘導体	モルヒネ	麻薬	μ, κ, δ刺激	(基準)
	コデイン	麻薬	μ刺激	モルヒネの1/6
B 半合成アルカロイド				
オキシコドン		麻薬	μ, κ刺激	モルヒネの1.5倍(経口)
C 合成麻薬性鎮痛薬				
フェンタニル		麻薬	μ刺激	モルヒネの50〜100倍
レミフェンタニル		麻薬	μ刺激	
メサドン		麻薬	μ刺激, NMDA受容体拮抗	モルヒネと同等であるが, 個人差が大きい
タペンドール		麻薬	μ刺激	モルヒネの1/4程度
D 非麻薬性鎮痛薬				
ペンタゾシン		非麻薬	κ刺激, μ部分作動薬	モルヒネの1/4〜1/2
トラマドール		非麻薬	μ刺激, 5HTおよびNA再取り込み阻害	モルヒネの1/5程度
ブプレノルフィン		非麻薬	μ部分作動薬	モルヒネより25〜50倍
E 麻薬拮抗薬				
ナロキソン			急性オピオイド中毒に有効	

た総胆管内圧上昇による疝痛発作症状の悪化, 肥満細胞からのヒスタミン遊離による瘙痒感など)がある.

Ⓑ オピオイドの副作用およびその対策

1. 副作用

　　オピオイドに共通して生じる頻度の高い副作用には, 便秘, 悪心・嘔吐, 鎮静作用(眠気)があり, 三大副作用といわれる. オピオイドの鎮痛作用があらわれる投与量より, 低用量で便秘や悪心・嘔吐が, 一方, 高用量で鎮静作用(眠気)や呼吸抑制が発現する. 過剰投与によって急性中毒が出現し, 昏睡, 縮瞳, 呼吸抑制, 体温低下およびチアノーゼなどが認められる. がんの終末期, 高齢者では見当識障害, 幻覚などせん妄を起こすことがある. オピオイドを長期投与すると身体依存を形成し, オピオイドを急に中止したとき, オピオイド離脱症状(退薬症状:下痢, 頻脈, 発汗, 腹痛, 流涎, 流涙, あくび, 不眠, 不安など)が出現するため, オピオイドは徐々に減量する. 離脱症状出現時の治療は, オピオイドを再投与し漸減する.

2. 副作用対策

　　便秘の予防には緩下剤(センノシド, 酸化マグネシウムなど), 悪心・嘔吐にはD$_2$受容体拮抗薬(ドンペリドン, クロルプロマジンなど)など制吐薬の併用, 呼吸抑制時にはナロ

キソンなどオピオイド受容体拮抗薬の投与を行う.

C オピオイド鎮痛薬の種類

オピオイド鎮痛薬は，意識の消失を起こさない用量で，痛覚伝導路を特異的に抑制する薬物である．オピオイドμ受容体を刺激し，鎮痛作用をもたらす.

1. オピオイド受容体完全作動薬

a. モルヒネ

モルヒネは代表的な麻薬性鎮痛薬で，主にオピオイドμ受容体の完全作動薬として強力な鎮痛作用を示す．血中のモルヒネは肝臓における3位または6位の水酸基のグルクロン酸抱合により，モルヒネ-3-グルクロニド(M3G)およびモルヒネ-6-グルクロニド(M6G)に代謝される．モルヒネの多くはM3Gとなり失活するが，活性代謝物のM6Gの鎮痛作用はモルヒネよりも強い．これらの代謝物は腎臓から排泄される．モルヒネは腸管循環を受けるため，長時間にわたり体内に貯留する場合がある．適応として，がん性疼痛，心筋梗塞の疼痛，術後疼痛がある．モルヒネは作用持続時間が4時間程度であるため1日に6回投与する必要がある．これに対して安定した血中濃度を維持する目的で定時服用するモルヒネ徐放製剤が開発されている.

b. コデイン

コデインはオピオイドμ受容体に対する親和性が弱いため，モルヒネに比べて鎮痛作用が弱い．鎮痛効果はコデインの一部がO-脱メチル化されたモルヒネによるものである．安全域が広く，呼吸器疾患における鎮咳薬として用いられる．また，コデイン自体の止瀉作用を利用して激しい下痢(細菌性下痢に対しては禁忌)に適応される.

c. オキシコドン

オキシコドンは，WHO方式がん疼痛治療法の強オピオイドに分類される．鎮痛作用は主にμオピオイド受容体を介して発現する．オキシコドンはほとんど肝臓で代謝される.

d. フェンタニル/レミフェンタニル

フェンタニルは，μオピオイド受容体に対する選択性が非常に高く，完全作動薬として作用する．フェンタニルの鎮痛作用はモルヒネの約50〜100倍であるにも関わらず，便秘や悪心・嘔吐は軽度である．モルヒネに比べて脂溶性がはるかに高く比較的分子量も小さいため，経皮吸収型製剤(フェンタニル貼付剤)が利用可能である．フェンタニルはほとんど肝臓で代謝される．脂溶性が高いフェンタニルは，血液脳関門を速やかに移行する．経皮，静脈内，皮下，硬膜外，くも膜下腔内へ投与することができる．中等度〜高度のがん性疼痛，中等度〜高度の慢性疼痛に適応される．レミフェンタニルもμ受容体完全作動薬である．作用は超短時間であり，全身麻酔の導入や維持に使用される.

e. メサドン

メサドンの鎮痛効果はμオピオイド受容体に対する親和性とNMDA受容体拮抗作用により発揮される．他の強オピオイドで治療困難な中等度〜高度のがん性疼痛に適応される.

f. タペンタドール

タペンタドールの鎮痛作用は，主としてオピオイドμ受容体刺激作用および脊髄後角に

おけるノルアドレナリン再取り込み阻害作用に基づくと考えられている．タペンタドールは徐放性製剤であり，中等度から高度の疼痛を伴う各種がんにおける鎮痛に適応される．

2. オピオイド受容体部分作動薬

a. ペンタゾシン

ペンタゾシンは κ オピオイド受容体に対して作動薬として作用し，μ オピオイド受容体に対しては拮抗薬もしくは部分作動薬として作用する合成非麻薬性オピオイド鎮痛薬である．ペンタゾシンは鎮痛（モルヒネの 1/4〜1/2 程度），鎮静，呼吸抑制を含めモルヒネなどのオピオイドとほぼ類似する作用を示す．その鎮痛作用は主に κ オピオイド受容体を介して発現するが，一部 μ オピオイド受容体も介している．また，鎮痛作用はある程度の量以上，投与量を増やしても鎮痛効果が頭打ちになる（天井効果）．モルヒネを長期間投与されている患者に対して，ペンタゾシンを投与すると μ オピオイド受容体拮抗作用により離脱症候を引き起こす可能性がある．術後の痛みや検査時の鎮痛などに用いられる．錠剤には乱用防止のためにオピオイド受容体拮抗薬のナロキソンが含有されている．

b. トラマドール

トラマドールはコデイン類似の合成非麻薬性鎮痛薬である．鎮痛作用は，μ オピオイド受容体に対する弱い親和性およびセロトニン・ノルアドレナリン再取り込み阻害作用を介した下行性疼痛抑制経路の刺激によって発揮される（モルヒネの 1/5 程度）．肝臓での代謝産物である *O*-デスメチルトラマドールは，μ オピオイド受容体に作用しトラマドールの数倍の鎮痛効果を発揮する．WHO 方式がん疼痛治療法の第二段階薬群に分類されている．

c. ブプレノルフィン

ブプレノルフィンはテバイン誘導体の半合成オピオイドで，非麻薬性鎮痛薬である．その鎮痛作用は μ オピオイド受容体に対して部分作動薬として作用する．モルヒネより 25〜50 倍強い効力をもち，モルヒネと類似する作用を示すが，天井効果を有する．ブプレノルフィンは，オピオイド受容体に対して親和性が高く，かつ高い脂溶性をもつため，受容体からの解離が緩やかであり，長時間の作用（約 6〜9 時間）を示す．主に肝臓で代謝され，初回通過効果が高いために経口では用いず，注射，坐剤，貼布剤として投与される．

3. オピオイド受容体拮抗薬（ナロキソン）

ナロキソンは μ 受容体における競合的拮抗薬である．オピオイド鎮痛薬の副作用である呼吸抑制を消失させるため，オピオイド急性中毒時の呼吸抑制の解毒薬として使用される．副作用として肺水腫があらわれることがある．

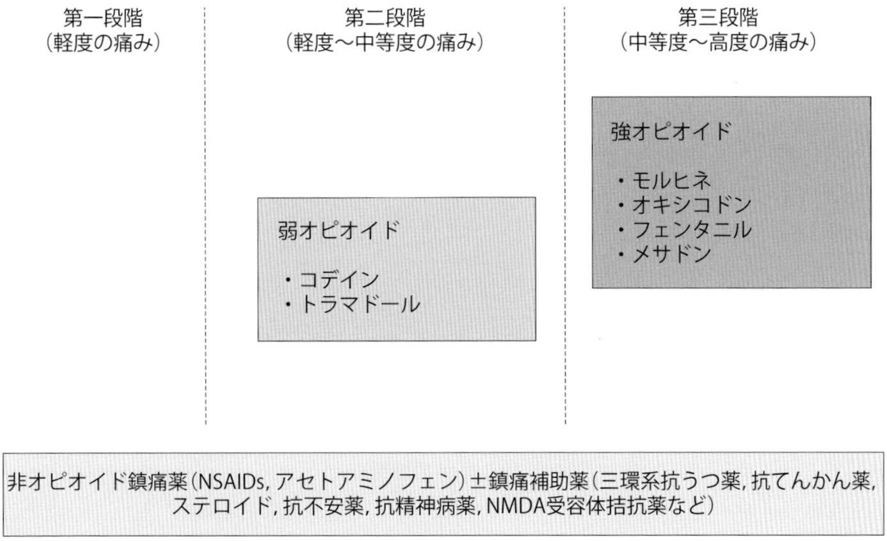

第一段階
（軽度の痛み）

第二段階
（軽度～中等度の痛み）

第三段階
（中等度～高度の痛み）

強オピオイド

・モルヒネ
・オキシコドン
・フェンタニル
・メサドン

弱オピオイド

・コデイン
・トラマドール

非オピオイド鎮痛薬(NSAIDs,アセトアミノフェン)±鎮痛補助薬(三環系抗うつ薬,抗てんかん薬,ステロイド,抗不安薬,抗精神病薬,NMDA受容体拮抗薬など)

図 3-14　WHO 方式がん疼痛治療の三段階除痛ラダー

D がん性疼痛への応用と除痛ラダー

　　がん疼痛治療の成績向上を目指して作成された「WHO 方式がん疼痛治療法」の第 2 版が 1996 年に WHO（世界保健機関）から出版された．第一の目標は『痛みに妨げられずに夜間の睡眠時間が確保できること』，第二の目標は『日中の安静時に痛みがない状態で過ごせること』，第三の目標は，『起立時や体動時の痛みが消失すること』である．がん性疼痛に対しては鎮痛薬の段階的な使用法を示した「三段階除痛ラダー」が示すところに従って鎮痛薬を選択する（**図 3-14**）．

　　第一段階：軽度の痛みには，第一段階の非オピオイド鎮痛薬を使用する．なお，痛みの種類によっては第一段階から鎮痛補助薬を併用する．

　　第二段階：非オピオイド鎮痛薬が十分な効果を上げないとき，もしくは，軽度から中等度の強さの痛みの場合には，弱オピオイドを追加する．

　　第三段階：第二段階で痛みの緩和が十分でない場合もしくは中等度から高度の強さの痛みの場合には，第三段階の薬剤に変更する．基本的には一つの強オピオイドを選択する．強オピオイドは，増量すればその分だけ鎮痛効果が高まる．

　　鎮痛薬の投与にあたっては，WHO 方式がん疼痛治療法の『鎮痛薬使用の 5 原則』①経口的に，②時刻を決めて規則正しく，③除痛ラダーにそって効力の順に，④患者ごとの個別的な量で，⑤その上で細かい配慮を，に従う．

9 中枢神経興奮薬

　　中枢神経系の精神機能や体性運動機能に対して刺激作用を発揮する薬物を中枢神経興奮薬と呼ぶ．このグループに属する薬物は，大量に投与した場合痙攣を惹起するものが多い．

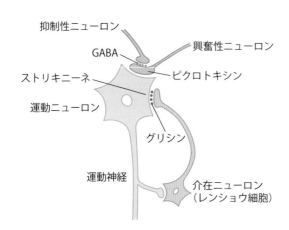

図 3-15　抑制性神経伝達機構と薬物の作用

運動神経は上位中枢からの興奮性インパルスで興奮し、骨格筋の収縮を起こす。この系において過剰な興奮を抑えるため、①運動神経の側枝が介在ニューロン（レンショウ Renshow 細胞）を介して運動ニューロンの興奮を直接抑制する働きをし、また②上位中枢からの興奮性ニューロンに対して、抑制性ニューロンが抑制性伝達物質を放出し興奮性伝達物質の遊離を抑制して、間接的に興奮を抑制する働きをしている。前者をシナプス後抑制と呼び、後者をシナプス前抑制と呼ぶ。シナプス後抑制には抑制性神経伝達物質グリシンが関係し、その遮断薬がストリキニーネである。一方、シナプス前抑制にはGABA が関係し、その遮断薬がピクロトキシンである。両薬物とも、抑制性ニューロンを抑制することにより運動神経の過剰な興奮を起こし、痙攣を惹起する。

1. ストリキニーネ

　　植物アルカロイドのストリキニーネは、主に脊髄反射を亢進させ痙攣を惹起する。作用機序を**図 3-15** に示す。ストリキニーネの臨床応用はないが、研究用の試薬として用いられてきた。ストリキニーネは次に説明するピクロトキシンとともに神経機能を知るうえで重要な情報を提供してくれる薬物である。

2. ピクロトキシン

　　ピクロトキシンも植物アルカロイドであり、延髄よりも上部に作用して痙攣を惹起する毒である（**図 3-15**）。臨床応用はない。

3. 呼吸刺激薬（ドキサプラム，ジモルホラミン）

　　ドキサプラムは末梢化学受容体を介して間接的に、ジモルホラミンは直接的に呼吸中枢を刺激して換気量を増加させる。麻酔薬をはじめ中枢神経抑制薬による中毒時の呼吸抑制に対して用いられる。

4. キサンチン誘導体

　　コーヒー豆、茶葉に含まれるカフェイン、茶葉に含まれるテオフィリン、カカオに含まれるテオブロミンが代表である。これら 3 種類の物質は類似の作用をもっているが、個々の臓器に対する作用の強さが多少異なる（**表 3-13**）。カフェインは中枢神経系（大脳皮質）に強い作用を示し、疲労感を軽減し、作業量を増加させる働きがある。一方、テオフィリンやテオブロミンは強心作用、平滑筋弛緩作用、利尿作用など概して末梢臓器に強い作用を発揮する。キサンチン誘導体には①ホスホジエステラーゼを阻害し cAMP を増加させる、②アデノシン受容体を遮断する、③骨格筋、心筋中の Ca^{2+} イオンの移動を増大させる、などの作用が知られている。

　　テオフィリンは気管支喘息、慢性閉塞性肺疾患（COPD）に適用される。副作用は不眠、動悸、悪心・嘔吐などがある。テオフィリンの安全域は狭いので、血中濃度モニタリング

表 3-13　キサンチン誘導体の相対的効果の比較

	中枢興奮作用	胃液分泌	心筋興奮・強心作用	平滑筋弛緩作用	利尿作用
カフェイン	+++	+++	+	+	+
テオフィリン	++	++	+++	+++	+++
テオブロミン	+	+	++	++	++

が必要である．カフェインは倦怠感，頭痛，呼吸促進に用いる．副作用は不安，不眠，不整脈，振戦，めまいなどである．

コーヒーの薬理作用の発見

　コーヒーの中枢神経興奮作用は中世のアラブの国で発見されたという．ある寺院の僧侶は徹夜のお祈りでの睡魔に困り，それをなんとか抑えることができないかと思い悩んでいた．ある時，僧侶は知り合いの山羊飼いから，山羊が藪の中の赤い実を食べた後，ピョンピョンと興奮して跳ね回り，なかなか眠りにつかないことがあったという話を聞いた．そこで僧侶はその赤い実を採ってきて，飲み物を作り，飲んでみると，確かに眠気がなくなることを知り，夜の礼拝の眠気覚ましとして使い始めたそうである．この赤い実がコーヒーの実であり，この実の中にカフェインが含まれていたのである．

　カフェインはコーヒーや緑茶以外にもコーラなどのソフトドリンク，それに市販の風邪薬や栄養ドリンク剤などの中にも含まれている．カフェインの過剰摂取は，不整脈や不眠，興奮状態などを惹起するので注意が必要である．

5．その他

　メタンフェタミンはナルコレプシー（睡眠発作），嗜眠，もうろう状態，麻酔からの覚醒促進などに使われる薬物であるが，この薬物を反復摂取すると，幻覚・妄想を主とする精神病状態の出現することが知られている．このため，さまざまな社会問題を惹起することが多く，アンフェタミンなどと共に覚醒剤取締法により管理されている．

　コカインはコカの葉に含有されているアルカロイドで麻薬に指定されている．局所麻酔作用，交感神経刺激作用を併せもつ．臨床では局所麻酔薬として用いる．

⑩ 薬物乱用と薬物依存

　薬物乱用（drug abuse）とは，社会規範から逸脱した目的や方法で，薬物を自己摂取することである．覚せい剤，麻薬（ヘロイン，コカイン，LSD，MDMA など）は所持，売買および使用が『麻薬及び向精神薬取締法』によって禁止されている．これら薬物乱用の原因となるのが薬物依存である．薬物依存（drug dependence）とは WHO によれば，『ある生体器官とある薬物との相互作用の結果として生じた精神的あるいは時には身体的状態であり，その

表3-14　WHOによる依存性薬物の分類

依存の型	薬物名	身体依存	精神依存	耐性
アルコール依存		++	+++	+
薬物依存				
モルヒネ型	モルヒネ, ヘロイン, ペチジン, オピアール, パビナール, コデイン	+++	+++	+++
バルビツール酸系薬物型	フェノバルビタールなど；メプロバメート, メタカロン, クロルジアゼポキサイド, 各種睡眠薬	+++	++	++
コカイン型	コカイン	−	+++	−
大麻型	マリファナ, ハシッシュ	−	++	−
アンフェタミン型	セドリン, ヒロポン	−	+++	++(+)
カート型	カート	−?	++	−?
幻覚薬型	LSD, DMT, プシロシビン	−	+	++

薬物の精神作用を体験するため，あるいは，時にはその薬物の欠乏から来る不快を避けるために，その薬物を継続的ないしは周期的に摂取したいという衝動を常に有する行動上の，ないしは他の形での反応によって特徴づけられる状態』と定義され，**表3-14**に示すような薬物が依存性薬物として指定されている．薬物依存は精神(的)依存(薬物の精神的効果を反復体験しようとする欲求：渇望)と身体(的)依存(薬物の投与を中断すると様々な身体的苦痛をともなう症状が出現する状態)に分類される．たとえば，アルコール，モルヒネ，バルビツール酸誘導体は精神依存のみならず身体依存も惹起するが，コカイン，大麻，覚せい剤は精神依存を惹起しても，身体依存は引き起こさない．薬物を反復投与することによって同じ用量での効果がしだいに減弱し，初期と同等の効果をうるためには投与量を増やす必要がある現象を耐性と呼ぶ．この現象の発現には細胞の薬物に対する感受性が低下する機構(受容体数の増減など)と体内の薬物代謝が促進される機構(酵素誘導など)が関与している．覚せい剤による快感は耐性を形成しやすいが，幻覚，妄想などの精神症状は，逆に反復使用によって感受性が亢進する逆耐性現象を形成し，より少量の薬物使用やストレスによって精神病症状が出現しやすくなる．

Ⓐ 離脱(退薬)症状の特徴

　離脱症状とは，常用していた薬物の減量や中断によりおこるさまざまな身体的症状(頭痛，発汗，振戦，痙攣，失調性歩行，筋緊張低下，構音障害など)，精神的症状(注意集中障害，記銘力・記憶力低下，感情不安定，意欲低下，不安，不眠，うつ状態，幻覚，妄想など)のことである．麻薬，覚醒剤，アルコール(エタノール)，ニコチンばかりでなく，睡眠薬，抗不安薬，鎮痛薬などの長期連用後の中断によってもさまざまな症状を呈する．

a. オピオイド(麻薬性鎮痛薬)

　経口投与していたオピオイドを急に中断した場合，誤って投与量を極端に減量した場合，オピオイドローテーションに伴い大量のオピオイドを一度に他のオピオイドに変更し

た場合に，離脱症候群を生じる．初期の流涙，あくび，発汗，鼻漏に続いて，散瞳，食欲不振，不眠，易刺激性，振戦などが観察され，下痢，腹痛，流涎，過剰な発汗など『自律神経の嵐』とよばれる多彩な症状が出現する．極期には著しい体重減少，脱水症状，ケトン血症，酸-塩基平衡の異常などがみられ，死亡することもある．オピオイドの離脱症候群は，投与されていたオピオイドを少量投与することで症状は消失する．離脱症候群の発現予防として，急にオピオイドを中断せず，減量が必要な場合には徐々に減量することが必要である．

b. アルコール（エタノール）

　長期間エタノールを摂取したアルコール中毒患者が飲酒を突然中断すると，睡眠障害，悪心，脱力感，不安および振戦にはじまる離脱症状が認められる．重症の場合には大発作様のけいれんが認められる．最終飲酒から48〜72時間後に見られる振戦せん妄では，失見当識，小動物幻視，精神運動興奮などが特徴的である．ベンゾジアゼピン系薬はエタノールと同じく$GABA_A$受容体機能を増強するため，アルコールの離脱症状に対して置換療法として用いられる．

c. ベンゾジアゼピン系抗不安薬（睡眠薬）

　長期大量投与によって精神依存および身体依存を形成し，退薬時における離脱症状の出現が知られている．離脱症状は，軽度（不眠，不安，神経過敏，食欲不振など）から，重度になると幻覚，錯乱，痙攣などが認められる．短時間作用型薬物では退薬1〜2日後，長時間作用型薬物では退薬2〜5日後に出現する．

　離脱症状の発現予防として，①服薬用量を少しずつ減らす漸減法，②服薬間隔を少しずつ延ばす隔日法，③漸減しながら別の薬を一時的に追加する置換法がある．

セルフチェック

A. 全身麻酔薬について正しいのはどれか.
1. 第Ⅱ期が手術期である.
2. MAC が低いほど麻酔作用が弱い.
3. 揮発性麻酔薬は常温で気体である.
4. ケタミンは GABA 受容体での GABA の作用で増強する.
5. 血液/ガス分配係数が小さいほど導入が速やかである.

B. モルヒネの作用機序で正しいのはどれか.
1. κ 受容体を選択的に刺激する.
2. μ 受容体を遮断する.
3. 上行性痛覚伝導路を活性化する.
4. 下行性痛覚抑制系を阻害する.
5. 第一次知覚神経の伝導を阻害する.

C. フェンタニルの鎮痛作用発現に関与するのはどれか.
1. $GABA_A$受容体
2. ドパミン D_2 受容体
3. オピオイド μ 受容体
4. 電位依存性 Na^+ チャネル
5. グルタミン酸 NMDA 受容体

D. モルヒネの作用で正しいものをあげよ.
1. 呼吸中枢の興奮
2. 便秘
3. 散瞳
4. 制吐
5. oddi 括約筋弛緩

E. 正しいのはどれか.
1. ドパミンはトリプトファンから生合成される.
2. ノルアドレナリンはチロシンから生合成される.
3. アセチルコリンは神経終末から再取り込みされる.
4. GABA はアセチル CoA から生合成される.
5. アセチルコリンは MAO もしくは COMT によって分解される.

F. ベンゾジアゼピン系薬物について誤っているのはどれか.
1. 依存を生じる.
2. 健忘を生じる.
3. 筋弛緩を生じる.
4. ドパミン受容体に結合する.
5. クロライドチャネルを活性化する.

G. てんかん重積状態に選択されるべき静脈内投与薬はどれか.
1. クロルプロマジン
2. エトスクシミド
3. カルバマゼピン
4. ジアゼパム
5. バルプロ酸

H. 強直間代発作に無効なのはどれか.
 1. バルプロ酸
 2. フェニトイン
 3. エトスクシミド
 4. カルバマゼピン
 5. フェノバルビタール

I. 統合失調症治療薬として適切なのはどれか.
 1. リチウム
 2. レボドパ
 3. イミプラミン
 4. オランザピン
 5. フェノバルビタール

J. 非定型抗精神病薬について正しいのはどれか.
 1. ドパミン D_2 受容体遮断作用がきわめて強い.
 2. セロトニン受容体遮断作用を有する.
 3. ハロペリドールは代表的薬物である.
 4. 抗コリン性副作用が頻発する.
 5. 陰性症状には無効である.

K. 悪性症候群の原因となるのはどれか.
 1. ジアゼパム
 2. フェニトイン
 3. ダントロレン
 4. カルバマゼピン
 5. クロルプロマジン

L. 三環系抗うつ薬治療に伴う一般的な副作用はどれか.
 1. 高血圧
 2. 腎毒性
 3. 肝毒性
 4. 痙攣発作
 5. 抗コリン作用

M. レボドパについて正しいのはどれか.
 1. ドパミン前駆体
 2. ドパミン受容体作動薬
 3. チロシン水酸化酵素賦活薬
 4. アドレナリン受容体作動薬
 5. 芳香族アミノ酸脱炭酸酵素阻害薬

N. パーキンソン病治療に有効なドパミン受容体作動薬はどれか.
 1. セレギリン
 2. アマンタジン
 3. ロピニロール
 4. エンタカポン
 5. トリヘキシフェニジル

O. パーキンソン症候群をきたす薬物はどれか.
1. ニコチン
2. ジアゼパム
3. フェニトイン
4. ハロペリドール
5. ブロモクリプチン

P. アルツハイマー病治療薬の塩酸ドネペジルについて<u>誤っている</u>のはどれか.
1. アセチルコリンエステラーゼを選択的に阻害する.
2. シナプス間隙のアセチルコリン濃度を増加する.
3. 脳内ムスカリン受容体を遮断する.
4. 認知機能障害の進行を抑制する.
5. 重症度に関係なく適用される.

心・血管系作用薬

　人間のからだは，各臓器・器官に存在する多種類のすべての細胞が十分機能するために酸素や栄養成分を供給するとともに，老廃物を排出するしくみを有する．循環系は，血液およびリンパ液を全身の細胞に直接行き渡らせ正常機能を維持しており，それ自体が重要な臓器である．少なくとも循環系の疾患は放置すれば致命的であり，その治療薬を学ぶことはきわめて重要である．

1 関連する生理活性物質

　血流量の調節には，神経系では交感・副交感神経などの自律神経，体液性ではバソプレシンをはじめとするホルモンやレニン・アンジオテンシン・アルドステロンなど血中に放出される体内生理活性物質，局所的には内皮細胞由来の血管平滑筋に影響する物質などが，主要な役割を担っている．以下に，循環系において広く重要な役割を担っているアンジオテンシンについて述べる．

A レニン・アンジオテンシン・アルドステロン系 renin-angiotensin-aldosteron system (RAAs)

1. アンジオテンシンⅡの生成

　血漿中のアンジオテンシノーゲンに腎臓から分泌される酵素レニンが作用して，図4-1のような経過で活性型のアンジオテンシンⅡが生成される．アンジオテンシンⅠをⅡに変換する酵素はアンジオテンシン変換酵素 angiotensin converting enzyme (ACE) であり，この酵素はブラジキニン分解酵素であるキニナーゼⅡと同一の蛋白質である（第9章②B. カリクレイン・キニン系，217頁参照）．ヒトでは心臓や血管組織中の肥満細胞が生成するキマーゼも，アンジオテンシンⅠをアンジオテンシンⅡに変換する．アンジオテンシンⅠの血管平滑筋収縮作用はアンジオテンシンⅡの 1/100 以下である．

2. 受容体

　アンジオテンシンⅡは細胞膜上の AT_1 と AT_2 の二つの受容体を介して作用するが，主たる作用は AT_1 を介するものである．AT_1 受容体は IP_3（イノシトール-1,4,5-三リン酸）や DAG（ジアシルグリセロール）の生成を促進し，細胞内 Ca^{2+} 濃度を上昇させる．これらの情報伝達系は血管平滑筋の収縮をもたらす．この他，AT_1 受容体は遺伝子転写を促進して，心・血管細胞の増殖肥大を引き起こす．AT_2 受容体は，細胞増殖抑制，アポトーシス促進，血

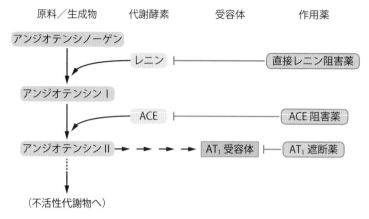

　原料／生成物　　　代謝酵素　　　　受容体　　　　作用薬

図4-1　RAAs 上流の概観：アンジオテンシノーゲンから AT₁ 受容体まで
⊣：阻害

管平滑筋弛緩作用を引き起こす.

3. 生理・薬理作用

a. 循環器系

　細動脈の平滑筋に直接作用して強い収縮作用を起こし，その結果著明な昇圧を生じる.
長期的には心筋細胞の肥大を起こす.

b. 副腎皮質・腎臓

　副腎皮質においてアルドステロンの合成・分泌を促進し，腎臓での Na^+ 再吸収を促進する. 体内への水とナトリウムの貯留により血圧が上昇する.

c. 自律神経系

　副腎髄質や交感神経終末からのアドレナリン・ノルアドレナリンの遊離促進および再取り込み抑制，さらに血管平滑筋収縮の感受性増大を引き起こす.

d. 中枢神経系

　血圧中枢の調節，飲水行動の促進，抗利尿ホルモン（ADH）の分泌促進作用を示す.

2 心臓作用薬

　心臓は，生命維持に必要な血液を送り出す臓器であり，成人の安静時で1分間に50〜100回の収縮・弛緩を繰り返し，その心筋の収縮力によって1分間に約5Lの血液を送り出すという，非常に大きな仕事を休むことなく行っている. そのリズムの異常が「不整脈」であり，収縮力の減弱の結果が「心不全」という病態である. また，心筋組織における酸素の供給と消費のバランスが崩れ，心筋が酸素不足に陥った場合の病態が「狭心症」であり，酸素不足が強度となり心筋の壊死にまで至ってしまうのが「心筋梗塞」である. 以上の病態の治療薬として，心不全治療薬，狭心症治療薬，抗不整脈薬がある.

（A 心不全治療薬

1. 心不全の病態生理

　　心不全とは，日本循環器学会のガイドラインにおいて「なんらかの心臓機能障害，すなわち，心臓に器質的および/あるいは機能的異常が生じて心ポンプ機能の代償機転が破綻した結果，呼吸困難・倦怠感や浮腫が出現し，それに伴い運動耐容能が低下する臨床症候群」と定義されている．左室収縮機能の臨床的な指標としては左室駆出率(left ventricular ejection fraction：LVEF)が用いられる．LVEF は 1 回心拍出量(1 回の心臓の収縮で血液が供給される量)の左室拡張末期容積に対する割合のことである．LVEF そのものは正常でも心不全症状は出現し，現在では心不全は LVEF が 40％未満のもの(LVEF が低下した心不全，Heart Failure reduced EF：HFrEF)，正常に保たれているもの(LVEF の保たれた心不全，Heart Failure preserved EF：HFpEF)，およびその中間に分類される．後述するようにこれらはそれぞれ治療方針が異なる．

　　1 回心拍出量は，心筋の収縮力(ポンプそのものの力)，心臓の拡張末期圧(心臓の拡張期にポンプに供給される血液の量，前負荷)，動脈の血管抵抗(血液を各臓器へ送り込む際の抵抗．後負荷)などにより規定される．心筋の収縮力低下により心拍出量が減少し，体液量の増大と左室拡張末期圧の上昇が認められる．前者により倦怠感が生じ，運動耐容能は低下し，また腎血流量低下，尿細管での水，Na^+ の再吸収の増加が起こり，体液貯留はより悪化する．後者は肺のうっ血をきたすため動作時の息切れや起座呼吸を呈する．**図 4-2** に心拍出量と左室拡張末期圧の関係(Frank-Starling 曲線)を示す．心不全では図に示すように右下方に偏位している．

2. 心不全の薬物療法の目的と概要

　　心不全の薬物治療はまず自覚症状の改善を目標とする．薬剤の投与により心血行動態が改善すれば自覚症状の改善が期待できるうえ，日常生活における活動性の改善，入院期間

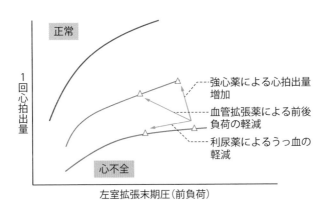

図 4-2　心拍出量と左室拡張末期圧の関係

正常および心不全での 1 回心拍出量と左室拡張末期圧の関係．
心不全では，同じ左室拡張末期圧でも拍出量は少ない．すなわち，ポンプに水が供給されてもポンプから十分な水は出てこないため，低心拍出量による症状と末梢組織での水のうっ滞(うっ血)による症状が出現する．

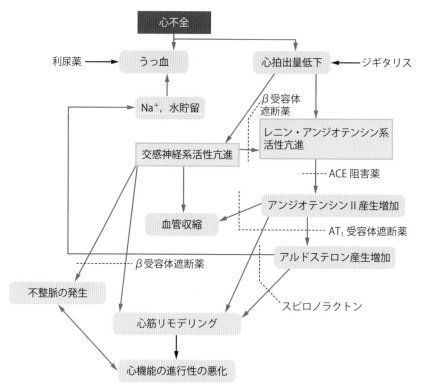

図4-3　心不全の病態生理と薬剤の作用するポイント

や頻度の減少など生活の質（QOL）が向上する．しかし短期的な症状の改善だけでは十分でない．心不全の薬物療法の最終的な目的は生命予後の改善である．

　　心不全の治療薬を，病態生理学的観点から述べる．心不全時には，低下した心拍出量に適応するため，交感神経系，レニン・アンジオテンシン系など神経体液因子が活性化される．これらは心筋の収縮力を増加させ，血管を収縮させて主要臓器への血流を維持しようとする一方で，心筋に直接作用し，あるいは過度の血管収縮を介してリモデリング（肥大や線維の増生など）をさらに進行させ，心機能はますます低下する．このような悪循環を断ち切る薬物療法が必要である（**図4-3**）．世界保健機関（WHO）必須医薬品リストにある心不全薬は，ビソプロロール（代替薬としてカルベジロール，メトプロロール），ジゴキシン，フロセミド，ヒドロクロロチアジド，エナラプリルである．ただし，後述する薬剤（ACE阻害薬，β遮断薬，ミネラルコルチコイド受容体拮抗薬）はいずれも左室収縮機能が低下した心不全（HFrEF）では生命予後の改善が報告されているが，左室収縮機能が保持された心不全（HFpEF）では予後改善作用は証明されていない．

3. 心不全の指標としての脳性ナトリウム利尿ペプチド brain natriuretic peptide（BNP）および NT-proBNP

　　心不全の診療においては，入院，さらには死亡といったイベントが生じる前（できれば自覚症状が顕著になる前）に，適切な治療を実施，あるいは病態の変化に応じて治療の変更を行わねばならない．心室負荷に応じて脳性ナトリウム利尿ペプチド前駆体（proBNP）が産

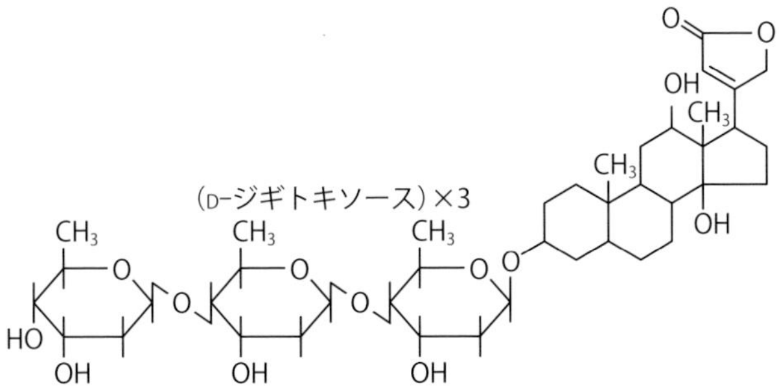

図4-4　ジゴキシンの構造式

生され(脳性の名称が付くが心臓で産生・分泌される), これが蛋白質分解酵素により生理活性をもつ BNP と, もたない NT-proBNP に分解される. BNP は血管拡張作用, ナトリウム利尿作用を有し, 心不全の重要な病態生理としての交感神経系活性亢進, レニン・アンジオテンシン系活性亢進(**図4-3**)に拮抗する. 心不全患者では血中 BNP および NT-proBNP 濃度が高値であり, 診断の一助となる他, 病態の変化に対して鋭敏であり, 病態の悪化で上昇, 効果的な治療で低下するなど, これらをガイドとした治療, 指標とした臨床試験が可能であることがこれまでに明らかになっている.

4. ジギタリス製剤

　　ジギタリス(強心配糖体)は *Digitalis purpurea*(キツネノテブクロ)という植物に含まれるステロイド骨格をもつ配糖体(**図4-4**)で, ある種の浮腫に有効であったことはすでに約200 年前に記載がある.

a. 心筋収縮増強作用

　　ジギタリスは Na^+ ポンプである Na^+, K^+-ATPase を抑制することにより, 細胞内から細胞外への Na^+ 排出と K^+ の取り込みを抑制する. 結果として細胞内 Na^+ の増加がみられるため, 細胞内外の Na^+ 濃度勾配が減少する. このため, 心筋細胞の弛緩時(再分極時)に Na^+ 濃度勾配を利用して行われていた Ca^{2+} の細胞外への排出が減少し, 細胞内 Ca^{2+} が増加する(**図4-5**). このような機序で心筋収縮増強作用を示し, **図4-2** の心不全患者における曲線は上方にシフトする. すなわち, 同じ前負荷で拍出量は上昇する.

b. 心拍数低下作用

　　治療域とされる血中濃度において, ジギタリスは迷走神経緊張を亢進させ, 結果として興奮伝導の抑制を引き起こす. ジギタリスは頻脈性心房細動を有する心不全に有効である. 治療域を超えたり, あるいはジギタリスへの感受性が高まった状態では, 徐脈, 房室ブロックなどが生じる.

c. ジギタリスの適応

　　ジギタリスが, 正常洞調律ですでにアンジオテンシン変換酵素(ACE)阻害薬や利尿薬の投与を受けている心不全患者において, 臨床症状の改善, 心不全による入院の減少, 運動耐容能の改善の点で有効であること, 生命予後を少なくとも悪化させないことが明らかになった. 心房細動を有する心不全患者においても, ジギタリスによる心拍数コントロール

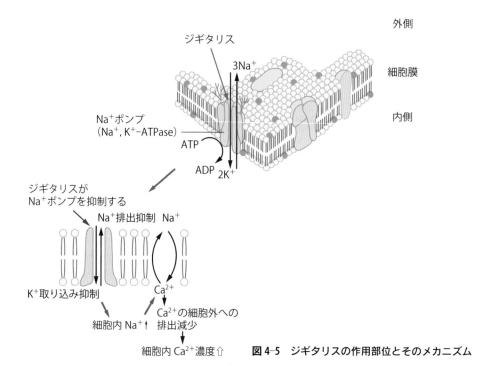

図4-5 ジギタリスの作用部位とそのメカニズム

表4-1 ジギタリス剤と他の薬剤との重要な薬物相互作用

カルシウム製剤	相乗作用により中毒を起こしやすい
利尿薬	低カリウム血症を生ずるとジギタリス中毒を起こしやすくなる
心筋酸素消費量を増大させる薬物	アミノフィリンの併用時に作用が強く現れる
ジギタリスの吸収に影響を与える薬物	コレスチラミン，非吸収性制酸薬，フラジオマイシンなどを併用するとジギタリスの吸収が阻害される
肝臓での代謝に影響を与える薬物	フェノバルビタールなど薬物分解酵素を誘導するものと併用するとジギタリスの分解が速くなる
抗アルドステロン薬	併用するとジゴキシンの排泄が抑制され中毒を起こしやすい

が自覚症状および心機能の改善を伴うことから適応とされる．

d．投与量の設定

　現在経口投与が可能なジギタリス製剤にはジゴキシン，メチルジゴキシンがあるが，現在の使用頻度，臨床試験の成績などからジゴキシンのみについて記す．表4-1にジゴキシンの薬理作用に影響を与える可能性のある併用薬を示す．

　臨床上重要なポイントの一つは，ジゴキシンの半減期が長く（約36時間），経口投与では定常状態に達するまでその約5倍の時間がかかることである．さらに半減期は腎機能などに影響されるため，個人差も大きい．高齢者では一見血清クレアチニン値の上昇は軽度でも実際のクレアチニンクリアランスは低下していることも多く，血中濃度の測定のほか推定クレアチニンクリアランスを算出して腎機能を把握することも必要である．血中濃度の測定は薬物動態が平衡状態に至った後が望ましく，通常は半減期の5倍の時間が経過したのち，投与後12時間から次回投与直前に測定する．有効血中濃度は，かつては心房細動を

表4-2　ジギタリスの中毒症状

心臓症状	①徐脈：洞性徐脈，洞停止 ②刺激性の亢進：心室性期外収縮，発作性心室頻拍，心室細動など ③伝導障害：房室ブロックなど
消化器症状	食欲不振，悪心，嘔吐，下痢，腹痛，便秘
神経症状	頭痛，めまい，不眠，抑うつ症状，眼症状（視力障害，黄視，暗点など），錯乱，痙攣など

合併する場合は1.5～2.0 ng/mLとされたが，現在はより低濃度（1.0 ng/mL以下）が有効かつ安全と考えられている．洞調律の場合，従来有効血中濃度と考えられていた1.2 ng/mL以上ではむしろ生命予後は悪化し，0.5～0.8 ng/mLが適切な血中濃度であることが示唆されている．

e．副作用―ジギタリス中毒について

表4-2にジギタリス中毒の症状，所見を示す．中毒症状がみられる場合にはただちにジギタリスの投与を中止する．低カリウム血症のときにはジギタリス作用は増強されやすいので，補正する．

5．レニン・アンジオテンシン系抑制薬

カプトプリルやエナラプリルといったアンジオテンシン変換酵素（ACE）阻害薬は，**図4-6**に示すようにACEおよびキニナーゼⅡを抑制し，アンジオテンシンⅠからⅡの生成およびブラジキニンの不活性化を抑制する．レニン・アンジオテンシン系を抑制することは心不全の病態生理学的視点からも妥当であり，短期的な症状の改善のみならず長期的な生命予後が改善される．現在，ACE阻害薬は心不全の標準的治療とされている．しかしブラジキニンの増加による咳の副作用のために投与を継続できない例が少なからず存在する．さらにACE阻害薬を使用してもキマーゼによるアンジオテンシンⅡ（AngⅡ）産生があるため（**図4-6**），AngⅡそのものの効果に拮抗する薬物としてロサルタンやカンデサルタンなどのAngⅡ受容体拮抗薬（AT_1受容体遮断薬）が開発されている（③B1.，132頁参照）．AT_1受容体遮断薬もいくつかの臨床試験では，心不全，とくにACE阻害薬が使用できない場合に予後を改善することが知られており，日本ではカンデサルタンが2005年に慢性心不全への適応を取得した．ただし，ACE阻害薬と比較して優れているというエビデンスは得られておらず，添付文書上，使用はACE阻害薬の使用が適切でない場合とされている．ACE阻害薬，AT_1受容体遮断薬の使用時には高カリウム血症の副作用に注意が必要である．また，これら薬剤は妊婦への使用は禁忌である．

レニン阻害薬は，**図4-6**に示すように，レニンを直接阻害し，レニン・アンジオテンシン系を抑制する薬剤である．複数の臨床試験ではこれまでのレニン・アンジオテンシン系抑制薬と比べてメリットが明らかでないこと，重症心不全でもACE阻害薬との併用で生命予後は改善しないこと，吸収が不安定であることなど積極的な使用を支持するエビデンスはない．

6．β受容体遮断薬

基本的に，β受容体遮断薬は心収縮力の低下をきたし，強心薬とは逆の作用をもつと理

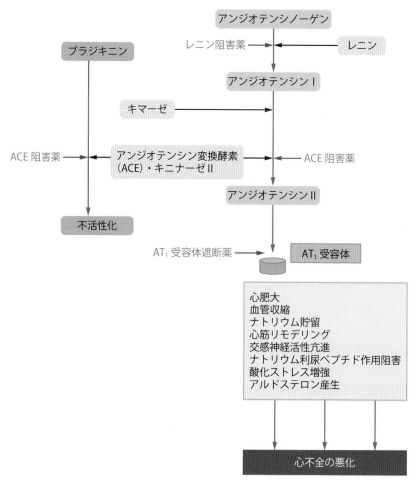

図4-6　レニン・アンジオテンシン系

解される．しかし，臨床試験により，β受容体遮断薬は重症心不全，心筋梗塞直後の左室機能低下を含め死亡率を減少させることが明らかになった．わが国ではカルベジロールおよびビソプロロールが適応となる．前者は$\alpha\beta$遮断作用を有し，後者はβ_1選択性である．両者ともガイドライン上，低用量から開始し，段階的に増量することが推奨されている．

　β受容体遮断薬が高濃度のカテコールアミンの有害作用を減少させ，心拍数・心収縮速度を減少させることや心臓のリモデリングを抑制することに加え，β受容体の数を増加させることも有効な機序と考えられている．

7.　利尿薬

　利尿薬の薬理作用についての詳細は第6章に記載されており，本項では心不全での利尿薬治療について述べる．利尿薬は心不全に伴う浮腫や肺うっ血による呼吸困難などの症状を緩和する．利尿作用による体液貯留の改善の他，ループ利尿薬では，静脈拡張による体液の再分布（静脈系に貯留する）により，拡張末期圧が低下するが，心拍出量は改善しない．**図4-2**の心不全患者における曲線そのものは改善しないが，前負荷の減少によりうっ血症状を軽減させる．

　利尿薬ではループ利尿薬のフロセミドがもっともよく用いられる．重症心不全では臓器血流の低下や腸管浮腫などにより薬物の吸収が低下するので，速やかにうっ血の改善が必要な場合はフロセミドの静注が望ましい．また利尿効果はある程度腎血流量に依存するので，後述するように低用量ドパミンとの併用が有効な場合がある．

　スピロノラクトンは腎臓の集合管において抗アルドステロン作用を示すカリウム保持性利尿薬であるが，単独で心不全に用いられるほどの利尿作用はなく，ループ利尿薬と併用される．近年，より副作用の少ない抗アルドステロン薬としてエプレレノンが開発された．慢性心不全に適応がある．

8. 心不全の急性期や重症心不全に使用される薬物

a. カテコールアミンおよび類似物

1）ドブタミン

　ドブタミンは主に β_1 受容体を刺激して心筋収縮を増強し，1回拍出量を増加させるが，心拍数には影響しない．β_2 刺激作用も有し，末梢血管抵抗は軽度低下させる．腎血流量の増加はドパミンと異なり，心拍出量増加に伴うものである．

2）ドパミン

　ドパミンは，低用量（$2\,\mu g/kg/$分）では D_1 および D_2 受容体（ドパミン受容体）を刺激して血管拡張作用を示す．腎血流量も増加し，利尿薬との併用により利尿効果が増強される．$2\sim5\,\mu g/kg/$分では β_1 刺激作用が強く，心筋収縮力と心拍数を増加させ，それ以上の投与量では α 刺激作用により血管収縮が生じる．

b. ホスホジエステラーゼ阻害薬

　ホスホジエステラーゼ III を特異的に阻害する薬物に，オルプリノン，ミルリノンがある．これらの薬物は心筋や血管平滑筋細胞内に cAMP を蓄積させ，心筋収縮力を増強し，動静脈を拡張させる．しかしあくまで重症心不全に短期間使用するもので，長期投与には適さない．

c. ニトロプルシドとニトログリセリン

　両者とも一酸化窒素（NO）供与体として血管拡張作用を示す．ニトロプルシドは動脈と静脈をバランスよく拡張し，動脈抵抗の低下による後負荷の減少，血液の拡張した静脈への再分布による拡張末期圧（前負荷）の減少をきたす．結果として血管抵抗は低下し，心筋の収縮は変化しないが心拍出量は増加する．したがって，図4-2では左上方へシフトさせる．ニトログリセリンは低用量では静脈に選択的に作用し，前負荷を軽減する．

d. 心房性および脳性ナトリウム利尿ペプチド

　心房性ナトリウム利尿ペプチド（ANP）は，心房内圧増加によって心房が伸展すると心房より分泌されるペプチドである．脳性ナトリウム利尿ペプチド（BNP）は当初ブタ脳より発見されたが，現在では心筋に多く存在し，心室の容量負荷により分泌されることが知られている．両者とも作用はほぼ同じである．ただし，BNP のほうが半減期が長い．ANP の投与により，健常人ではナトリウム利尿，動静脈の拡張，レニン分泌やアルドステロン分泌の抑制などが認められる．しかも，心拍数の上昇はきたさず，心不全患者にとっては理想ともいえる内因性ペプチドである．ANP 製剤カルペリチドが心不全治療薬として認可されている．

B 狭心症治療薬

1. 狭心症の病態生理（図4-7）

　　　狭心症は心筋虚血のもっとも基本的な症状であり，心筋における酸素の需要と供給のバランスの破綻により生ずる．心筋の酸素需要は心拍数，収縮力，心室壁への圧により決定され，供給は基本的に冠動脈血流量に依存している．このバランスが崩れたときに，狭心症が出現する．動脈硬化により冠動脈に狭窄が生じ，その状態で酸素需要を高めるような負荷がかかると症状が出現し，この場合を労作性狭心症と称する．また，冠動脈に一過性に攣縮（スパスム）を生じることにより症状が出現する．安静時に起こる狭心症は攣縮によることが多く，労作性狭心症に対して安静時狭心症として分類される．症状は数年にわたってその頻度や胸痛の程度が変化しない場合もあるが（安定狭心症），頻度・痛みの程度が増強してくること（不安定狭心症）もあり，安定狭心症とは治療が異なる．

　　　労作性狭心症の治療は，酸素の心筋への供給を増加させるか，酸素の需要を減少させることが目的となる．この場合，薬剤のターゲットはむしろ末梢血管や心筋であり，冠動脈そのものではない．冠攣縮性（安静時）狭心症では攣縮の予防（による酸素供給の維持）が，また不安定狭心症では血栓形成阻止/動脈硬化性プラークの安定化が必要である．これらでは冠動脈そのものが治療のターゲットになる．現在，狭心症治療薬として硝酸薬，β受容体遮断薬，カルシウム拮抗薬が通常用いられ（表4-3），さらに不安定狭心症に対してア

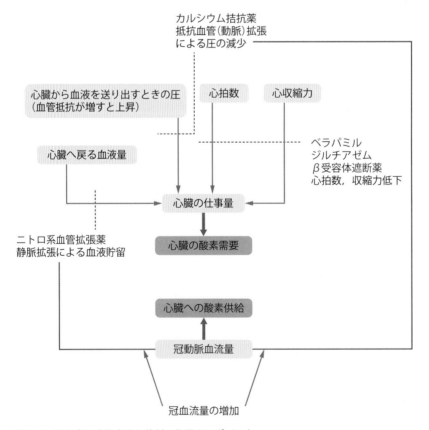

図4-7　狭心症の病態生理と薬剤の作用するポイント

表4-3　狭心症治療薬

硝酸化合物	ニトログリセリン(舌下), 硝酸イソソルビド(舌下, 徐放剤, 皮膚貼付テープ)
冠動脈拡張薬	①カルシウム拮抗薬：ニカルジピン, ベラパミル, ニフェジピン, ジルチアゼム ②ジピリダモール：アデノシン増強作用を介して冠拡張作用を示す ③ニコランジル：硝酸基を有し冠動脈拡張作用を示す
β受容体遮断薬	プロプラノロール, アルプレノロール, オクスプレノロール, ピンドロールなど

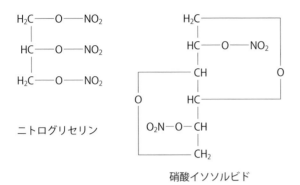

ニトログリセリン

硝酸イソソルビド

図4-8　硝酸化合物の化学構造

スピリンおよび低分子ヘパリン, プラークの安定化に関しては脂質異常症治療薬であるスタチン系薬剤が注目されている.

2. ニトログリセリン系血管拡張薬(硝酸薬)

a. 抗狭心症作用

　ニトログリセリン系血管拡張薬は外因性一酸化窒素 nitric oxide(NO)供与体として知られる(図4-8). 一酸化窒素は cGMP を介して血管を拡張させる. ニトログリセリンは動静脈の血管拡張を引き起こすが, 主として静脈に作用するとされている.

　ニトログリセリンは静脈の拡張により血液の再分布(静脈系への貯留)を起こし, 心不全の項で述べた左室拡張末期圧(心臓に戻る血液, 前負荷)を減少させる. さらに動脈の拡張は, 血管抵抗, すなわち後負荷を減少させる. 結局, ニトロ系血管拡張薬は, 冠動脈への直接作用よりも末梢血管に対する拡張作用を介して心臓の負荷を軽減させて心筋の酸素需要(消費)を減少させ, 虚血による症状をやわらげると考えられている. 虚血部位の冠動脈血流の増加は軽度である.

　ニトロ系経口薬は舌下投与にて狭心症発作時に, また経口投与あるいは経皮投与にて発作の予防に有効であるとされているが, 長期的に安定狭心症患者の心・血管系障害を減少させ, 生命予後を改善するという証拠は得られていない.

b. 体内動態

　ニトロ系薬剤は, 経口投与された場合は初回肝臓通過時にほとんどが代謝されるため(初回通過効果), 大循環に到達せず, 急性の効果発現のためには舌下投与される. 経口投与で効果を発現させるためには, 比較的大量投与が長期に必要である. 経皮吸収製剤は初回通過効果を受けることなく大循環に到達できる.

c. 耐性の出現

　ニトログリセリンの耐性の出現は，すでに100年以上前から報告がある．胸痛時のみニトログリセリンの舌下投与を行う場合にはさほど問題は生じないが，比較的高濃度に持続して曝露されると耐性が生ずる．

d. 副作用―シルデナフィルとの相互作用

　最近，勃起不全や肺動脈性肺高血圧症の治療薬としてシルデナフィル(バイアグラ)が使用されるようになった．この薬はホスホジエステラーゼⅤを抑制するため，cGMPの蓄積を介して血管を拡張させニトロ系の薬剤の作用を増強する．これら薬剤の併用は急激な血圧低下を生じるので禁忌である．また，グアニル酸シクラーゼを刺激するリオシグアトとの併用も禁忌である．

3. β受容体遮断薬

　β受容体遮断薬は心収縮力と心拍数の抑制から心臓の仕事量を減少させ，酸素消費を減少させることにより労作性狭心症の胸痛の程度や発症頻度を改善する．とくに運動負荷時の血圧上昇と心拍数上昇を抑制することにより，酸素消費量を抑制する．安定狭心症患者の長期予後へのβ受容体遮断薬の影響に関して，狭心症の悪化を抑制するとされている．また心筋梗塞後の患者の予後を改善させる．最近の観察研究の結果からは，以前は禁忌とされていた糖尿病のみならず，心機能低下例，高齢者，慢性気管支炎患者においても心筋梗塞後の予後の改善が認められる．抗狭心症薬としてはビソプロロール，カルベジロール，メトプロロールなどがある．

4. カルシウム拮抗薬

　ベラパミル，ベンゾチアゼピン系(ジルチアゼム)およびジヒドロピリジン系(ニフェジピン，アムロジピン，ニトレンジピンなど)に分類される．労作性狭心症および安静時狭心症に有効である．

　血管平滑筋のLタイプのCa^{2+}チャネルを遮断し，Ca^{2+}の細胞外から内への流入を阻害することによる血管拡張作用を示す．主として動脈を拡張させる．ベラパミルやジルチアゼムは心筋細胞の膜電位感受性Ca^{2+}チャネルも遮断し，房室伝導の抑制や心収縮力の低下をきたす．

　カルシウム拮抗薬の抗労作性狭心症作用は，①動脈拡張(血管抵抗減少)による心臓の仕事量低下，②ベラパミルやジルチアゼムでは心収縮力の低下や労作時心拍数の低下による心筋酸素消費量の低下，③冠動脈の血流増加によるものである．抗安静時狭心症作用は冠動脈攣縮の抑制による．またジヒドロピリジン系では，強力な抵抗血管の拡張により反射性の頻脈をきたすことがある．心拍数の上昇が少ないニフェジピン持続徐放錠や，長期間持続型であるアムロジピンなどが主に使用される．また，β受容体遮断薬との併用は心拍数の上昇を防止し，労作性狭心症には有効であることが示されている．

5. ニコランジル

ニコランジルは，ATP 感受性の K^+ チャネルを活性化し開口する作用と，ニトロ系薬剤の薬理作用を有する．前者の作用により比較的細い冠動脈を拡張し，後者により比較的太い冠血管を拡張するとされるが，狭心症の症状の改善にどちらがより貢献しているかは不明である．労作性狭心症のみならず安静時狭心症にも有効である．

最近，この薬は安定狭心症の患者において長期的に心・血管系障害を減少させることが明らかになった．

6. 不安定狭心症に対する薬物療法

不安定狭心症に対しては，その病態が安定した労作性狭心症とは異なり，心筋の酸素消費量の減少を図ることよりも血栓形成の抑制が焦点となる．アスピリン(またはアスピリンに低分子ヘパリンが結合している薬剤)が，不安定狭心症患者の死亡，心筋梗塞の発生，脳卒中の発生を減少させる．

C　抗不整脈薬

症状を伴う急性期の不整脈に関しては不整脈を消失させることが優先されるが，慢性治療に関しては他の心疾患同様，最終的に生命予後を改善するか否かが焦点になる．不整脈は抑えたが心不全は悪化して亡くなったというようなことを避けるべきである．そのためには，不整脈の原因となる心不全や虚血性心疾患，心筋疾患などの原疾患に対する治療が重要である．近年のカテーテルアブレーションや植え込み型除細動器などの非薬物療法の発展により，さらに本当に利益のある，予後を改善する薬物療法が求められることになる．

1. 抗不整脈薬理解のための電気生理学

心筋細胞は細胞内外のイオン(Na^+，K^+，Ca^{2+}，Cl^-)濃度の違いにより活動電位を生じる．図4-9に心室筋の電位の変化を示す．心室筋が興奮すると Na^+ チャネルや Ca^{2+} チャネルが開口して(チャネルの活性化)，これらのイオンの透過性が増し，細胞内電位はプラスとなる(脱分極)．Na^+ の細胞内への急速流入が活動電位 0 相に相当し，このときの最大立ち上がり速度(V_{max})が心筋内伝導を反映する．その後 Na^+ チャネルは不活性化される．したがって，Na^+ チャネル抑制薬は V_{max} を低下させ，心筋内興奮伝導を抑制し，膜安定化作用を有する．Ca^{2+} チャネルには L 型および T 型が存在する．このチャネルは細胞内への Ca^{2+} 流入の主要経路であり，心筋の収縮や房室伝導に関与する．カルシウム拮抗薬は L 型 Ca^{2+} チャネルを遮断する．K^+ チャネル(数種類ある)を介する K^+ の細胞外流出に伴う電流は，静止膜電位形成や再分極に関与している．したがって，活動電位持続時間は K^+ チャネルに強く依存しており，K^+ チャネル遮断薬はこれを延長させる．

2. 不整脈の病態生理

不整脈の発生は，刺激生成の異常と興奮伝導の異常に分類される．前者はさらに，もともと刺激を発生できる(自動能をもつ)組織からの異常な刺激が生成される場合と本来発生しない組織で生成される場合がある．後者では，興奮伝導に障害があるとき，興奮がもと

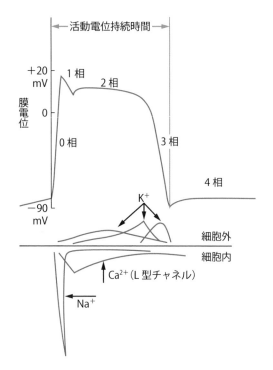

図4-9　心筋の活動電位とイオンの移動

表4-4　Vaughan-Williams 分類

I群 (Na⁺チャネル遮断)	I a	キニジン ジソピラミド プロカインアミド ピルメノール	II群 β受容体遮断薬	プロプラノロール メトプロロール
	I b	アプリンジン メキシレチン リドカイン	III群 (活動電位持続時間延長)	アミオダロン ソタロール ニフェカラント
	I c	ピルシカイニド プロパフェノン フレカイニド	IV群 カルシウム拮抗薬	ベラパミル ジルチアゼム ベプリジル

の場所に戻り再び伝導性興奮を発生することで不整脈が発生する(リエントリー).

3. 抗不整脈薬の分類と適応

　表4-4に従来から用いられているVaughan-Williams(ヴォーン・ウィリアムズ)分類を示す.

　I群薬はNa⁺チャネルを遮断することから最大立ち上がり速度を減少させ,心筋の興奮伝導を遅延させて,心筋の興奮性低下,膜の安定化をもたらす.これらの作用により,リエントリー性不整脈発生および異常自動能による不整脈発生を抑制する.活動電位期間に対する影響から,a,b,cの3群にさらに分類される.発作性上室頻拍の停止,発作性心房細動・粗動の停止・予防に用いられる.心室頻拍を停止させるには,リドカイン(I b)が用いられる.心室性不整脈予防の薬物療法は,基本的に心筋梗塞後の心室性不整脈の抑

制は予後を改善するという仮説のもとに行われてきた．しかし約10年前の大規模臨床試験（CAST研究）の結果，少なくとも**クラスⅠc群の抗不整脈薬**は，心室性期外収縮を抑制するものの，死亡率を増加させるということが判明した．致死的心室性不整脈の予防に関しては，Ⅲ群薬アミオダロンを除けばむしろ埋め込み型除細動器のほうが予後がよい可能性がある．

Ⅱ群薬はβ受容体遮断薬である．発作性および慢性心房細動，粗動の心拍を低下させるため使用される．心不全や心筋梗塞後の患者において予後を改善する可能性がある．

Ⅲ群薬はK$^+$チャネル遮断により活動電位期間を延長させ，結果的に不応期の延長をきたす．アミオダロンは心不全に伴った心房細動や心室頻拍に対して用いられる．現在，唯一心室頻拍の予防薬として予後の改善がもたらされる薬剤である．最近，日本でも静注用アミオダロンが承認された．ソタロールはβ受容体遮断作用をあわせもち心室性不整脈に適応とされるが，予後改善については不明である．ニフェカラントは心室頻拍を停止させるために静注薬として用いられる．ニフェカラントやソタロールがブロックするK$^+$チャネルは，アミオダロンとは異なる．

Ⅳ群薬はカルシウム拮抗薬である．心房細動，心房粗動の心拍コントロールに使用される．WPW症候群には禁忌である．

この分類に含まれていない抗不整脈薬に，ジギタリス（②A4.，127頁参照）やアデノシン三リン酸がある．ジギタリスは心房細動の心拍コントロールに，急性期・慢性期ともに用いられる．WPW症候群には禁忌である．アデノシン三リン酸はリエントリー性上室頻拍の停止に用いられる．

4. 抗不整脈薬の副作用

抗不整脈薬は基本的に催不整脈作用を有すると考えてよい．Ⅰa群，Ⅲ群ではQT延長による torsades de pointes（トルサード・ド・ポアント）と呼ばれる特殊な心室頻拍が発生することがある（**図4-10**）．

Ⅰc群では伝導抑制による心室頻拍がみられる．このような薬剤性不整脈の発生素因として，遺伝的因子が注目されている．Ⅰ，Ⅱ，Ⅳ群ではブロックや徐脈がみられる．Ⅰa，Ⅰc，Ⅱ，Ⅳ群では心機能抑制作用がⅠbやⅢ群薬よりも強く，薬剤性心不全が生じることもある．

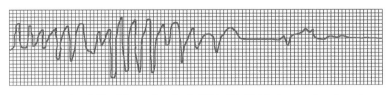

図4-10　82歳の女性に対してジソピラミド投与後に発生した torsades de pointes

NO について

　　体内では一酸化窒素(NO)はさまざまな生体の機能に関与しているが，血管内皮細胞でも
L-アルギニンを基質として生成されており，血管内皮由来の血管拡張因子として同定され
た．この物質を中心とした血管内皮機能の循環器疾患における役割に関して，研究が大きく
進んできた．その結果，高血圧，高脂血症，糖尿病など動脈硬化性疾患において血管内皮機
能・NO 産生が低下していることが明らかになり，これらが動脈硬化進行に大きく関与して
いることがわかった．NO は抗動脈硬化作用を有するが，外因性の NO，すなわちニトロ系血
管拡張薬の投与が動脈硬化性疾患の予後を改善するかどうかは不明である．血管における
NO 産生系は，たとえばアンジオテンシン II などによる血管収縮性物質により刺激される．
血管拡張性物質である NO を産生し，血管緊張の恒常性を維持していると考えられる．定常
状態でわずかな NO 産生もみられているが(Vallance, *Lancet*, 1989)，生体が必要とするときに
NO を産生して，局所での血管機能を制御する．下図のようなバウンシーキャッスル(遊園地
にあるトランポリンのようなもの)を想像すればわかりやすい．通常，血管収縮，血小板凝
集，動脈硬化を進行させるような刺激は，同時に NO を産生する．動脈硬化性疾患ではこの
システムが破綻している可能性がある．その場合は血管収縮をはじめ動脈硬化を進行させる
因子の影響を一方的に受けることになる(下図)．この血管機能制御システムの存在はすでに
1985 年 Angus らにより予言されていた(Angus and Cocks, *Nature*, 1985)．このようなシステム
の破綻を外因性の NO 投与で代償することは，現在のところ不可能である．

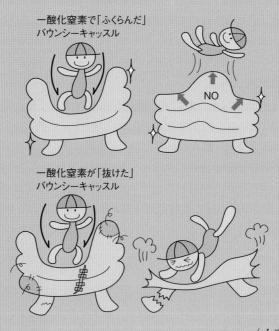

（イラスト：藤井　希）

3 降 圧 薬

Ⓐ 高血圧治療の基本的な考え方

1. 薬物療法の位置づけ

　　血圧が高いほど脳卒中や心筋梗塞の発症が多いことがわかっており，血圧を適正な範囲にコントロールすることはこれら疾患の罹患率や死亡率減少のために重要である．全世界共通の認識として，収縮期血圧 140 mmHg 以上・拡張期血圧 90 mmHg 以上を高血圧と定めている．これに対し 120/80 mmHg 未満を「至適血圧」と呼び，両者の中間は高血圧予備軍として細かく分類されている．治療の指標となる「高血圧治療ガイドライン 2019」において，喫煙，肥満，脂質異常症，糖尿病などを伴う場合は同じ血圧値でも高リスクの患者とみなされ，より厳格に血圧を下げる必要がある．つまり高血圧とは単に血圧値のみの問題ではなく，患者の生活習慣，既往歴，家族歴などを総合的に考慮して判断することが求められているのである．

　　薬物療法（降圧療法）は高血圧に対する治療の中でもっとも重要な部分を占めるが，それと同時に体重管理，塩分制限，脂質制限，運動療法，禁煙，節酒など生活習慣を改善することも必要不可欠である．

2. 薬物の整理に有用な二つの物理学的法則

a. オームの法則

　　循環器系は電気回路にたとえられるが，その理由は物理学でも学習するオームの法則が当てはまるからである（**図 4-11**）．すなわち，

　　血圧＝血流量×末梢血管抵抗

である．このことから，血圧（左辺）を下げるためには右辺のいずれか，つまり，①血流量

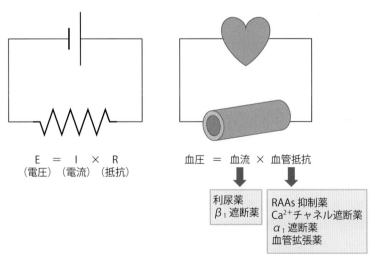

図 4-11　電気回路と循環系
オームの法則がどちらにも当てはまる．

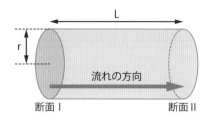

図 4-12　管と液体の流れ

（心拍出量）を減らすか，もしくは②末梢血管抵抗を下げればよいことになる．

b. ハーゲン・ポアズイユの法則

　もう一つ，循環系を理解するうえで有用なものとして，粘性流体に関するハーゲン・ポアズイユの法則がある．この法則によれば，長さ L，半径 r の管を単位時間あたり流量 V で流れる液体（粘度 η）を考えた場合（**図 4-12**），管の二つの断面の圧力差（$P = P_I - P_{II}$）は $P = V \times 8\eta L / (\pi r^4)$ で表される（π：円周率）．この式を上述のオームの法則の式に当てはめれば，$8\eta L / (\pi r^4)$ は末梢血管抵抗に相当することがわかる．ここで重要なのは，末梢血管抵抗が血管の半径 r の 4 乗に反比例する点である．これはすなわち，「半径がわずか 19％ 増えただけで，血管抵抗は半分にまで減少する」ことを意味している．この法則から導かれる結論として，「血圧を下降させるに当たっては，上記①の血流量を減らす方法に比べると，血管拡張効果をもつ薬を用いて②の血管抵抗を下げる方法は，より効率がよい」ということになる．

Ⓑ 血管抵抗に作用する降圧薬

　血管平滑筋を弛緩させ血管を拡張させて降圧作用を発揮する薬として四つの薬，レニン・アンジオテンシン・アルドステロン系（RAAs）を抑制する薬，カルシウムチャネル遮断薬，交感神経を抑制する薬，血管拡張薬について説明する．

1. レニン・アンジオテンシン・アルドステロン系（RAAs）を抑制する薬

a. 血中 RAAs

　RAAs の基本事項については，本章の ① A. で説明した．

　レニンは，RAAs 作動のための酵素として重要な位置づけにある．アンジオテンシン変換酵素（Angiotensin Converting Enzyme：ACE）がアンジオテンシン I（AT I）を代謝し，産生されたアンジオテンシン II（AT II）が AT_1 受容体を刺激すると，ここではじめて**図 4-13** に示す複数の機序により血圧を上昇させる．以下に，それぞれの機序についてポイントを説明しておこう．

　1）まず AT II は，血管平滑筋の AT_1 受容体を直接刺激することにより末梢血管抵抗を増大させ，全身血圧を上昇させる．それとあわせて，ノルアドレナリンの放出増大・再取り込み抑制，および血管感受性の亢進によっても昇圧が起こる．これらの反応は RAAs が賦活化されると比較的短時間で現れる．

　2）次に AT II には，腎機能を介した緩やかな昇圧作用もある．これは，副腎からのアルドステロン分泌を増大させることと，腎臓を直接刺激してナトリウム再吸収を増やすこと

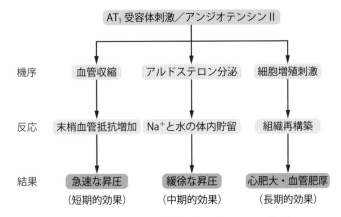

図 4-13　AT II による AT₁ 受容体刺激がもたらす三つの効果

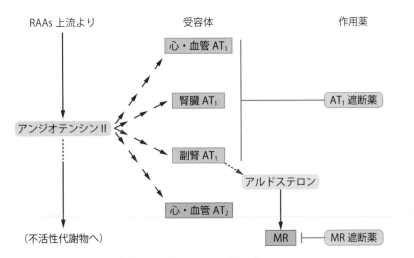

図 4-14　RAAs 下流の概観：アルドステロンに至るまで
MR：鉱質コルチコイド（ミネラルコルチコイド）受容体
⊣：遮断

による（**図 4-14**）．アルドステロンは，腎遠位尿細管の Na^+/K^+ 交換を促進することによってナトリウムを貯留させ，体液量を増やす結果として血圧を上昇させる．このような機構は，上記の直接的な血管収縮に比べるとやや時間がかかり昇圧効果も緩やかなことから，中期的効果ととらえることができる．

　3）さらに AT II は長期的な効果として，心肥大や血管肥厚などのいわゆる組織再構築 remodeling をもたらす．これは大きく分けて二つの機序がある．一つは，血管収縮や昇圧などの血行動態学的変化の結果，心臓にかかる後負荷や血管壁にかかる圧力が高まることに呼応して，その圧力を支えるべく細胞が増殖して組織の厚みを増すものである．そして二つ目には血行動態を介さない機序として，癌原遺伝子 proto-oncogene（cJUN）の発現増大に続く増殖因子 PDGF（血小板由来増殖因子 platelet derived growth factor）などの産生増大による血管平滑筋細胞の増殖・遊走能の亢進，さらには血管平滑筋や心筋の細胞外マトリックスの産生増大による組織肥厚がある．血管組織の肥厚は血管の弾力性を失わせ，高血圧

を増悪させる要素として作用する．これに加え，ATⅡにより分泌が増加するアルドステロンにも炎症を惹起して心・血管系を線維化させる作用があり，心・血管系の弾力性が失われ高血圧を助長する．

なお，ATⅡに対する受容体としては，もう一つのサブタイプである AT$_2$ 受容体も分布しており，こちらは細胞増殖抑制，アポトーシス促進，血管拡張など，AT$_1$ 受容体とは相反する作用を及ぼすことでバランスを保っている．

b. 組織 RAAs

生体内の ATⅡは血中で ACE によって産生される他に，組織中に存在する酵素キマーゼによっても生成される．このことは，後に述べる ACE 阻害薬の効果に影響を及ぼす．

c. RAAs に作用する降圧薬

この系に対して作用する薬物としては，二つの酵素阻害薬(**図4-1**)と二つの受容体遮断薬(**図4-14**)がある．

①ACE 阻害薬(カプトプリル，エナラプリルが代表的)：ATⅡの産生を抑制する．

②レニン阻害薬(アリスキレン)：アンジオテンシンⅠの生成を抑制する．

③AT$_1$ 受容体遮断薬 angiotensin receptor blocker(ARB)(ロサルタン，カンデサルタン)：ATⅡの主な作用を伝達する AT$_1$ 受容体を遮断する．

④アルドステロン受容体拮抗薬(スピロノラクトン，エプレレノン)：アルドステロンによる体液貯留作用を抑制する．

レニン，アンジオテンシンの名前の由来

レニン renin はラテン語で腎臓を意味する言葉「ren」に由来し，「腎臓から産生される物質」として命名された．同じように，アンジオテンシンは angio-(血管)に tension(張力)をもたらし，緊張させて血圧を高める物質として名づけられた．そのもととなるのは文字どおりアンジオテンシノーゲン angiotensin-ogen(-ogen が「原料」を意味する)であり，キニノーゲン kinin-ogen やプラスミノーゲン plasmin-ogen などと同様，代謝産物との関連性がうかがえる論理的な命名がなされている．

---

d. 治療薬の選択

ACE 阻害薬と ARB の薬効にはいくつかの違いがあり，一長一短で優劣はつけがたい(**表4-5**)．重要なポイントを説明しておこう．

①ACE はブラジキニンを分解するキニナーゼⅡと同一の酵素である(第9章 ②B. カリクレイン・キニン系，217頁参照)．したがって，ACE 阻害薬を使用すると血中ブラジキニン濃度が高まり，B$_2$ 受容体を介する血管拡張作用が出現する．すなわち，ACE 阻害薬の降圧作用には ATⅡの生成阻害とブラジキニン濃度の増加が貢献している．一方，ARB はブラジキニンには影響しない．

これに関連して，ACE 阻害薬には副作用としてブラジキニン増加に伴う空咳の発生が報告されており，心・血管系への負担となる危険性が指摘されているが，ARB にはそのような懸念はない．

②ARB は AT$_1$ 受容体の選択的遮断薬であり，AT$_2$ 受容体は遮断しない．したがって ARB

表 4-5　ACE 阻害薬と ARB との比較

	ACE 阻害薬	ARB
①ブラジキニンの濃度の増加による降圧	(+)	(−)
②AT$_2$受容体刺激が温存されることによる付加価値的効果	(−)	(+)
③空咳(副作用)	(+)	(−)
④キマーゼにより産生される ATⅡ作用	(+)	(−)

①，②は生体にとって有利に，逆に③，④は不利に働く側面と考える.

を使用する場合には，AT$_1$受容体遮断による降圧作用に加え，ATⅡの AT$_2$受容体刺激を介する降圧作用と組織再構築抑制作用が薬効に貢献する．ACE 阻害薬では ATⅡ自体が産生されないため，AT$_2$受容体刺激による恩恵は期待できない．

③組織 RAAs では，キマーゼの働きによっても ATⅡが産生される．ACE 阻害薬ではキマーゼ活性を抑制できないため，ATⅡの働きを完全には消去できず，降圧効果が不十分となる．ARB はキマーゼによって生成した ATⅡによる昇圧を抑制する．

薬物の選択に際しては，合併症の有無や副作用も大きな問題となる．RAAs 抑制薬は心不全・腎不全・糖尿病を伴う高血圧には積極的に適応される．これは，ATⅡの長期的影響である組織再構築が心不全の悪化因子として働くことを考えれば納得しやすい．一方，ATⅡ刺激に基づいた細胞増殖は，胎児期の器官形成にとってはむしろ必須と考えられ，ACE 阻害薬・ARB とも催奇形性が懸念されることから，とくに妊婦には禁忌とされる．さらに，RAAs 抑制薬によりアルドステロン産生の低下が大きくなれば，高カリウム血症を引き起こす危険性があることも，両薬物に共通した注意点と考えられる．

2. カルシウム(Ca^{2+})チャネル遮断薬(カルシウム拮抗薬)

a. Ca^{2+}チャネル

血管平滑筋細胞は細胞内 Ca^{2+}濃度に依存して拡張・収縮が制御されることから，Ca^{2+}の細胞内流入を司るイオンチャネルが薬物の作用標的となる．生体内の膜電位依存性Ca^{2+}チャネルにはいくつかの種類があり，そのうち L 型 Ca^{2+}チャネル(long-acting type)に対し，遮断薬が主として使われる(表 4-6).

b. 薬物の選択 1：組織親和性の観点から

L 型 Ca^{2+}チャネル遮断薬は，化学構造の違いから大きく三つに分類される．①ジヒドロピリジン系(ニフェジピン，アムロジピン)，②ベンゾチアゼピン系(ジルチアゼム)，③フェニルアルキルアミン系(ベラパミル)である(表 4-7).前 2 者は心臓よりも血管平滑筋に対して親和性が高く，降圧療法に使われる(とくにジヒドロピリジン系薬物は心抑制が少ない).それに対し，ベラパミルは逆に血管よりも心臓に対して親和性が高いことから，抗不整脈薬として用いられる(Vaughan-Williams 分類の第Ⅳ群にあたる．表 4-4 参照).

c. 薬物の選択 2：薬物動態学的観点から

ジヒドロピリジン系Ca^{2+}チャネル遮断薬のうち，最初に登場したニフェジピンは薬効が強力で，充分な血圧降下が得られる．しかし血中半減期が短く，1 日 3 回の服用のたびに血圧降下に対する反射性頻脈を繰り返すことになり，かえって生命予後を悪化させる．ニ

表4-6 主な Ca²⁺ チャネルサブタイプ

サブタイプ	L型 (long-acting type)		T型 (transient type)	N型 (neuronal type)
分布	血管 平滑筋	心臓 刺激伝導系	心臓 刺激伝導系	中枢神経
機能	収縮	スパイク形成	歩調取り電位	反射
遮断薬	ニフェジピン (DHP系) ジルチアゼム (BTZ系)	ベラパミル (PAA系)	エホニジピン* (DHP系)	シルニジピン* (DHP系)

DHP系：ジヒドロピリジン系，BTZ系：ベンゾチアゼピン系，PAA系：フェニルアルキルアミン系
*エホニジピンおよびシルニジピンはともにジヒドロピリジン系薬でL型チャネルを遮断するが，それとあわせてT型・N型チャネルに対しても効果をもつことが反射性頻脈の抑制につながる．

表4-7 膜電位依存性L型 Ca²⁺ チャネル遮断薬

薬物	ジヒドロピリジン	ベンゾチアゼピン	フェニルアルキルアミン
組織親和性	血管＞心臓	血管≧心臓	血管＜心臓
代表的薬物	ニフェジピン	ジルチアゼム	ベラパミル
適応	降圧	降圧	抗不整脈

フェジピンのこの弱点を薬物動態学的な側面から克服したのが，同じジヒドロピリジン系のアムロジピンである．ニフェジピンと類似の構造をもちながら半減期が長く，1日1回投与で用いられる．降圧効果が緩やかで持続が長いぶん，反射性交感神経興奮を起こしにくい．

d. 薬物の選択3：全身すなわち反射性制御の観点から

ニフェジピンが長期生命予後に関して抱えていた問題は，アムロジピン以外にも解決法が提示されている．Ca²⁺チャネルのサブタイプには，血管収縮に直接関与するL型の他に，T型(transient type)とN型(neuronal type)とがある(**表4-6**)．

心臓の歩調取り細胞に分布するT型Ca²⁺チャネルは，緩徐脱分極を起こして自動能を形成する．L型チャネル遮断の他にこのT型チャネル遮断効果もあわせもつジヒドロピリジン系薬エホニジピンは，L型チャネル遮断に基づく降圧に対して反射が働こうとしても，T型チャネルをあわせて遮断する作用があるため，頻脈を起こしにくい．

同様に，N型Ca²⁺チャネルは中枢神経に分布し反射性シグナルの伝達に関与する．ジヒドロピリジン系薬シルニジピンはこのN型チャネル抑制作用もあわせもつ．L型チャネル遮断に応じて作動する反射は中枢レベルで抑制されるため，反射性交感神経興奮には至らない．

ベンゾチアゼピン系 Ca^{2+} チャネル遮断薬とベンゾジアゼピン誘導体

　　Ca^{2+} チャネル遮断薬のベンゾチアゼピン系と鎮静催眠薬であるベンゾジアゼピン誘導体は，混同しやすい名称なので注意が必要である．ベンゾチアゼピンは硫黄(thio-)と一つの窒素分子(az-)を含んだ benzo-thi-aze-pine であるのに対し，中枢神経に作用するのは二つ(di-)の窒素分子(az-)をもつ benzo-di-aze-pine である．

3. 交感神経を抑制する薬

　　アドレナリン受容体のうち，a_1 サブタイプは血管平滑筋に分布し収縮を起こすことから，a_1 受容体遮断薬(プラゾシン)は降圧薬として用いられる(詳細は第 2 章　末梢神経作用薬参照).

　　一方，a_2 受容体を刺激すると，血管運動中枢の活性が持続的に抑制される．a_2 受容体アゴニストであるクロニジンは降圧作用を示すが，副作用として口渇などがある．同様に，ドーパ類似体であるメチルドパは，代謝されて生じるメチルノルアドレナリンが a_2 アゴニストとして働く．この薬の特徴は妊婦に対して比較的安全とされる点で，妊娠高血圧に対しても使用できる．

　　レセルピンは交感神経終末におけるトランスポーター抑制の結果として，ノルドレナリンの貯蔵を枯渇させることにより降圧効果をもたらす．短時間で降圧する必要性の高い高血圧緊急症などで用いられるが，副作用に抑うつ症状がある．

　　中枢性 a_2 アゴニストやレセルピンは歴史が古く，副作用の問題から一度は使用が激減していた薬物であるが，再評価の結果，最近は上記の病態に応じて使われるようになった．

　　β 受容体遮断薬の降圧作用については，次の C2. にて述べる．

4. 血管拡張薬

a. ヒドララジン

　　比較的古くから知られた薬で，作用機序は不明ながら血管平滑筋に直接作用し，これを拡張させて降圧作用をもたらす．妊娠高血圧や緊急性の降圧に用いられる．

b. 硝酸薬

　　ニトロプルシドナトリウム，ニトログリセリンは体内で一酸化窒素(NO)を遊離する．NO が血管平滑筋細胞内でグアニル酸シクラーゼを活性化して cGMP を産生し，血管を弛緩させ降圧効果を及ぼす．

C 容量（血流量）に作用する薬

1. 利尿薬

利尿薬は水分を体外へと排出し，血流量を減少させて降圧作用を示す．短時間での降圧目的ではループ利尿薬が，長期的な血圧コントロールではサイアザイド系利尿薬が用いられる．カリウム保持性利尿薬には，上記 **B1c.** RAAs に作用する降圧薬の項でもふれたように，アルドステロン作用の抑制に基づく効果が期待される（p.175 **C. 3.** カリウム保持性利尿薬参照）．利尿薬は長期投与で脂質代謝および糖代謝に影響を及ぼす結果，虚血性疾患のリスクを増大する．長期予後の観点から注意が必要である．

2. β受容体遮断薬

体内の水分総量を直接かつ絶対的に減らす利尿薬とは別に，単位時間当たりの血流量が減少すれば降圧が得られるという考え方から，心拍数減少に基づく心拍出量の抑制を狙ってアドレナリンβ受容体遮断薬が用いられる．プロプラノロールが代表的であるが，受容体サブタイプ選択性が低い．その結果 β_2 受容体をも遮断して気管支平滑筋を収縮させ，喘息発作の誘発が問題となる．現在ではアテノロールやメトプロロールなど，β_1 選択性の高いものが選ばれる他，α遮断薬作用と血管拡張作用を併せもつカルベジロール，ラベタロールなども用いられる．

なお，β_1 受容体を介する作用の中にはレニン分泌抑制もあることから，β_1 遮断薬による降圧効果には RAAs の抑制に基づく部分も含まれる．

利尿薬に関しては第6章 水・電解質・腎臓作用薬を，β遮断薬については第2章 末梢神経作用薬を，それぞれ参照されたい．

D 降圧薬の選択のまとめ

降圧薬にはここまで述べてきたようにさまざまな種類があり，それぞれがもつ特徴および副作用も異なることから，病態に合わせた薬物の選択が必要となる．たとえば RAAs 抑制薬には組織再構築を抑えて長期的な生命予後を改善する作用もある一方，催奇形性および ACE 阻害薬の空咳誘発には注意が必要となる．Ca^{2+} チャネル遮断薬は冠動脈および脳血管の攣縮 spasm を抑制する効果もあり，虚血性疾患の予防に貢献できる反面，心不全を悪化させる危険性もある．利尿薬およびβ遮断薬の代謝系への影響には注意が必要である．

4 脂質異常症治療薬

これまでに，血清コレステロールや血清トリグリセリドの異常高値を示すものを高脂血症としてきたが，これに HDL-コレステロールの異常低値を加え，総称して 2007 年より脂質異常症（**表 4-8**）と呼ぶようになった（高脂血症という病名を排除するものではない）．脂質異常症ではほとんど自覚症状がないが，放置すると全身の血管の動脈硬化が徐々に進行してさまざまな虚血性疾患（心筋梗塞，脳梗塞など）を誘発する因子となる．早期発見に

表 4-8　脂質異常症の診断基準

	正常域	境界域	異常域
LDL-コレステロール	120 mg/dL 未満	120〜139 mg/dL	140 mg/dL 以上 高 LDL-コレステロール血症
トリグリセライド			150 mg/dL 以上 高トリグリセライド血症
HDL-コレステロール			40 mg/dL 未満 低 HDL-コレステロール血症

注）以前の基準では総コレステロール値の異常域が 220 mg/dL 以上と定められていたが，動脈硬化のリスクとしては各々のリポ蛋白質の値がより病態を反映するものと考えられ，診断基準から除外された．

よる動脈硬化などの病変の予防，伸展の阻止，退縮が治療目的となる．

　脂質異常症は主に，遺伝的因子による原発性脂質異常症と，生活習慣や環境因子による二次性脂質異常症に分類される．原発性には，リポ蛋白リパーゼ欠損症，アポ C-Ⅱ欠損症などによる高カイロミクロン血症，家族性高コレステロール血症，内因性高トリグリセライド血症がある．二次性脂質異常症の原因はさまざまで，食事による高エネルギー摂取（とくに脂質），運動不足，ストレスがあげられる．糖尿病，甲状腺機能低下症，ネフローゼ症候群，閉塞性黄疸，妊娠などにも合併する．薬剤においても，グルココルチコイド，エストロゲン，降圧薬などの投薬で脂質異常が誘発される場合が知られている．脂質異常症の治療は，現在，食事療法，運動療法，生活スタイルの改善，薬物療法の四つを基本に**図 4-15** のような流れで行われている．

Ⓐ 主に血清総コレステロール，LDL-コレステロールを低下させる薬剤

1. HMG-CoA 還元酵素阻害薬

　通称スタチンと呼ばれる薬物でプラバスタチン，シンバスタチン，フルバスタチン，アトルバスタチン，ピタバスタチン，ロスバスタチンがある．

　薬理作用としては，肝臓でのコレステロール合成に必要でかつ合成経路の律速段階である酵素 HMG-CoA 還元酵素を阻害して，コレステロールの合成を抑制することである（**図4-16**）．さらに，コレステロール合成の抑制により肝臓では必要なコレステロールを補うために LDL 受容体の数が増加し，血中 LDL-コレステロールの取り込みが促進される．その結果，血中 LDL-コレステロールの量が低下すると考えられている．血清総コレステロールおよび LDL-コレステロールを顕著に低下させ，家族性高脂血症などの重症例にも有効とされている（LDL 受容体完全欠損の家族性高脂血症ホモ型患者には無効）．副作用として，筋障害（筋肉痛，筋炎，横紋筋融解症）が知られている．筋障害が起こる頻度は血中のスタチン濃度に比例することがわかっている．高齢者，肝・腎機能障害がある人，スタチンの代謝を阻害する他剤との併用の場合には注意が必要である．長期投与においては CPK などの定期的検査が必要とされている．

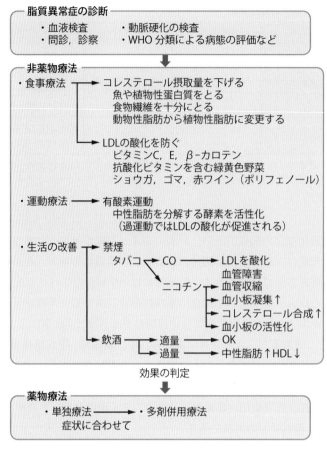

図 4-15　脂質異常症治療の流れ

2. 陰イオン交換樹脂製剤（レジン）

　　コレスチラミンは四級アンモニウム陰イオン交換樹脂で，腸管において吸収されることなく胆汁酸と結合することにより，胆汁酸の排泄を促進する．この結果，胆汁酸の腸肝循環が絶たれ，肝臓においてコレステロールから胆汁酸への異化が促進される．ついで，肝臓ではLDL受容体数が増加して血中LDL-コレステロールの取り込みも増加し，血中コレステロール値が低下する（**図 4-16**）．腸管から吸収されないので妊婦においても使用が可能であるが，他製剤と比較して1回の服薬量（8～12 g/日）が多いので，服薬コンプライアンスが悪いとされている．副作用は消化器症状が多く，とくに便秘が知られている．

3. PCSK9 阻害薬

　　PCSK9（protein convertase subtilisin/kexin type 9）は肝細胞表面のLDLレセプターの分解を促進する蛋白分解酵素である．PCSK9阻害薬（モノクローナル抗体）はLDLレセプターの分解を阻害し，その数を増やすので，血中LDLコレステロールが低下する（**図 4-16**）．スタチンとの併用でより強い薬効が生じる．アリロクマブ，エボロクマブが皮下注で用いられる．

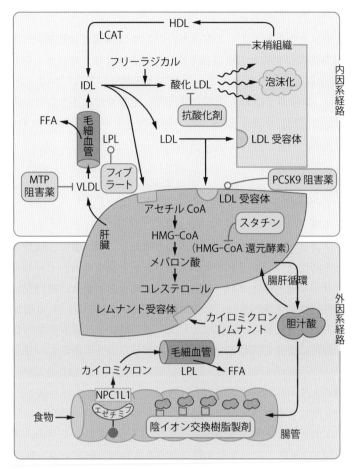

図4-16　リポ蛋白の代謝経路と薬物の作用点
IDL：中間型リポ蛋白，LCAT：レシチン・コレステロールアセチル転移酵素，FFA：遊離脂肪酸，LPL：リポ蛋白リパーゼ，VLDL：超低比重リポ蛋白，LDL：低比重リポ蛋白，HDL：高比重リポ蛋白
──┤：阻害　──○：活性化

4．MTP阻害薬

　　腸管でのカイロミクロン，肝臓でのVLDLの形成には脂質とアポBを結合させるMTP（microsomal triglyceride transfer protein）が働く．ロミタピドはMTPを阻害し，血中LDLコレステロールを低下させる（**図4-16**）．ホモ接合体家族性高コレステロール血症に適応がある．

5．エゼチミブ

　　2007年に認可された．食事や胆汁から排出されるコレステロールの小腸での吸収に重要な蛋白質であるNiemann-Pick C1 Like 1（NPC1L1）を阻害することで，特異的に小腸からのコレステロール吸収を抑制する．外因性のコレステロール供給の低下は，肝臓におけるLDL受容体の活性化を伴い，血中コレステロールを低下させる．HMG-CoA阻害薬に抵抗性の脂質異常症に効果を発現するものとして期待されている．他の脂質異常症に比べ，HMG-CoA阻害薬との併用も容易と考えられている．

6. 抗酸化剤

　　　フリーラジカルなどによって酸化されたLDLは血管壁に無制限に取り込まれる．この酸化LDLは体内では異物として認識され，単球由来のマクロファージの遊走を促し，大量に酸化LDLを取り込んだマクロファージは泡沫細胞に変化しプラークを形成する．プロブコールには，このようなLDLの酸化を抑制して血管壁などへのコレステロールの沈着を防ぐ作用（抗酸化作用）がある（図4-16）．副作用としては，心臓に対する作用としてQT時間の延長が報告されている．

B 主にトリグリセライドを低下させる薬剤

1. フィブラート系薬

　　　クロフィブラートがフィブラート系化合物としての原型で，薬理作用としてはリポ蛋白リパーゼを活性化してトリグリセライドを分解・低下させ，これに伴って相対的にHDL-コレステロールを上昇させる．また，フィブラート系薬は，核内受容体，ペルオキシソーム増殖活性化受容体（PPAR-α）を活性化し，ペルオキシソームの増生を生じて血中トリグリセライドの低下を導く．副作用として，胆石形成や肝障害が知られている．また，スタチンとの併用によって筋障害の発現頻度が著しく上昇することが報告されている．

2. ニコチン製剤

　　　ニコチン酸はリポ蛋白代謝に多様な作用を示す．ニコモール，ニセリトロールはトリグリセライドの合成を抑制して血中トリグリセライドを低下させる．また，作用機序は不明ながらHDL-コレステロールを上昇させることも知られている．使用量を増加させれば他の脂質低下作用も期待できるが，顔面紅潮や胃腸障害などの副作用が顕著に現れる．

3. オメガ-3脂肪酸

　　　EPA（eicosapentaenoic acid イコサペンタエン酸），DHA（docosahexaenoic acid ドコサヘキサエン酸）のエチルエステルが用いられる．血中トリグリセライド低下作用がある．出血時間が延長することがあるので，抗凝固薬との併用には注意が必要である．

C その他の製剤

　　　パンテチンは細胞内で脂肪酸運搬体として作用する．リポ蛋白代謝異常の改善，血管壁内脂質代謝の改善がみられるが，作用は弱く他剤との併用によって効果を発現する．
　　　エラスターゼは血管の弾性線維の代謝を担う酵素であり，動脈硬化の患者や高齢者においてエラスターゼの量や機能が低下していることが知られている．また，脂質代謝や糖代謝においても改善作用を有し，種々の薬効を示すとされている．
　　　ソイステロールはステロイド骨格を有し，腸管からのコレステロール吸収を抑制する．同じくガンマオリザノールも腸管からのコレステロール吸収を抑制する作用が知られているが，さらにコレステロールの合成抑制や異化促進作用も報告されている．
　　　デキストラン硫酸は，ヘパリン代用薬として高脂血症の治療に用いられる．ヘパリンは

抗凝固作用（第5章 2 抗血栓療法薬参照）を現すよりも低い濃度で血清脂質の清澄作用がある．これは毛細血管から遊離活性化されたリポ蛋白リパーゼによるものである．

セルフチェック

A. 正しいものには○，間違っているものには×を記せ.

1. 心不全の治療には，心筋の収縮力を増加させることが慢性期にも最優先される.
2. ジギタリスは心拍数を増加させるので，徐脈に有効である.
3. ジギタリスの過量投与はさまざまな不整脈を発生させる.
4. ジギタリスの血中濃度は副作用がみられなければ中毒域境界まで上昇させるべきである.
5. 血清カリウム値低下がある場合には，ジギタリス中毒を起こしやすい.
6. ニトログリセリンは心臓の仕事量を減少させ，労作性狭心症の症状を改善させる.
7. ニトログリセリンは狭心症の発作に対して経口投与で用いる.
8. リドカインは心室性不整脈によく用いられる.
9. 安静時狭心症へのカルシウム拮抗薬の効果は冠動脈の攣縮抑制による.
10. プロプラノロールは血圧を下げる作用と不整脈を抑える作用がある.
11. 降圧薬は血管抵抗か体液容量かのどちらかに作用し効果を発揮する.
12. 降圧療法は心臓に直接作用する薬物のほうが，血管作用薬よりも効果が高い.
13. ACE阻害薬とAT$_1$受容体遮断薬はともにATⅡを抑えることから，どちらを選択しても変わらない.
14. ATⅡ関連薬の降圧効果は血管拡張によるものであり，その他の機序は関与しない.
15. Ca^{2+}チャネル遮断薬はもっぱら降圧に用いられ，他の用途はほとんどない.
16. 交感神経作用薬による降圧は，受容体に直接作用するものだけではない.
17. 血管拡張作用のある薬ならば，どんなものでも降圧薬として用いられている.
18. 高血圧治療にはβ_2受容体遮断薬が用いられる.

B. ジギタリス服用時の説明で正しいのはどれか．二つ選べ.

1. 生野菜の摂取を控える.
2. 薬物血中濃度をモニターする.
3. 腎機能を指標として与薬する.
4. 飲み忘れた場合は次回に増量する.

C. ドパミンについて誤っているのはどれか.

1. 神経伝達物質である.
2. カテコールアミンの一つである.
3. 強心作用がある.
4. 腎血流量が減少しやすい.

D. 正しいものには○，間違っているものには×を記せ.

1. 高血圧の治療では，降圧薬が使用されていれば，塩化ナトリウム摂取量を制限する必要はない.
2. β受容体遮断薬は心拍数を増加させ，心収縮力を増強する.
3. 降圧薬としてメチルドパが使用されたが，β受容体遮断薬であるので徐脈に気をつけた.
4. 交感神経遮断は一般に血圧降下作用を示す.
5. カルシウム拮抗薬はCa^{2+}の細胞内への流入を阻止し，血管拡張作用を示す.
6. β受容体遮断薬は気管支喘息発作を誘発する危険がある.
7. レセルピンは高血圧の治療に用いられるが，抑うつを起こすことがある.
8. アンジオテンシン変換酵素阻害薬は高血圧治療薬である.

E. スタチン系の高脂血症治療薬について正しいのはどれか.

1. HMG-CoA還元酵素を阻害してコレステロールの合成を抑制する.
2. HMG-CoA酸化酵素を阻害してコレステロールの合成を抑制する.
3. HMG-CoA還元酵素を阻害してコレステロールの合成を増強する.

4. HMG-CoA 酸化酵素を阻害してコレステロールの合成を増強する.

F. スタチン系の高脂血症治療薬について正しいのはどれか.

1. 肝臓の LDL 受容体数が減少し血中 LDL 濃度を高める.
2. 肝臓の LDL 受容体数が増加し血中 LDL 濃度を低下させる.
3. 肝臓の LDL 受容体数が増加し血中 LDL 濃度を高める.
4. 肝臓の LDL 受容体数が減少し血中 LDL 濃度を低下させる.

G. 正しいものには○, 間違っているものには×を記せ.

1. 陰イオン交換樹脂製剤コレスチラミンは, 胆汁酸と結合してコレステロール値を下げる.
2. フィブラート系製剤は, トリグリセライドを低下させ, HDL-コレステロールを上昇させる.
3. 小腸での脂質吸収は受動拡散のみである.
4. 小腸での脂質トランスポーターを妨げる薬剤はエゼチミブである.

血液・造血器系作用薬

　循環血液は多種類の血球成分と血漿成分よりなり，血漿中には多種類の蛋白質が含まれている.

　各血球の分化・増殖は主に骨髄中にて行われ，骨髄中に存在する多能性造血幹細胞というもっとも未分化な造血細胞が造血因子(**表5-1**)の刺激で分化し，成熟した細胞となって末梢血中に現れる.

1 貧血治療薬

　貧血とは血液中の赤血球数あるいは血色素(ヘモグロビン)量が正常範囲より低下した状態をいい，その原因は赤血球産生の低下(鉄欠乏性貧血，再生不良性貧血，悪性貧血，腎性貧血，白血病や癌骨髄転移による貧血など)や，赤血球破壊の亢進および赤血球損失(溶血性貧血，失血性貧血)に大別することができる. また，赤血球の大きさと血色素の量で分類することもよく行われる(**表5-2**). このなかで薬物療法の適応が明らかなものは，鉄欠乏性貧血，ビタミンB_{12}・葉酸欠乏によるものなどである.

A 鉄剤

　鉄欠乏性貧血には鉄剤が著効を示す. 通常の食事で1日の鉄吸収量は1〜2mg程度である. 女性では月経による出血のため，一般に男性よりも多い鉄の摂取(男性の約1.1〜1.5倍の推定平均必要量)を必要とする. 生体内の鉄には，貯蔵鉄(肝臓，脾臓，骨髄などに約1g)，血清鉄，赤血球鉄，組織鉄の4種があり，鉄欠乏の際にはこの順で減少する. 経口摂取された鉄は第一鉄(Fe^{2+})として主に十二指腸から吸収された後，血中で第二鉄(Fe^{3+})となって利用される. 鉄の吸収は還元作用がある胃酸やビタミンCなどにより促進する. 経口鉄剤としてはフマル酸第一鉄や硫酸鉄などの第一鉄製剤が用いられているが，消化器症状が強く服薬が継続できない，あるいは胃・十二指腸切除後や胃炎のために鉄の吸収が悪い場合などに含糖酸化鉄などの第二鉄注射剤が用いられる. 貧血が消失しても3〜6ヵ月は鉄剤の内服を続け，貯蔵鉄の正常化を図らねばならない. 鉄剤の特殊な副作用として頭痛，悪心，嘔吐，ときにショックを伴う急性鉄中毒があり，治療には貯蔵鉄(三価の鉄イオン)をキレートして排泄させるデフェロキサミンが使用される. また非経口鉄剤の過剰投与で種々組織に鉄が沈着し，組織障害を起こす(ヘモジデローシス)可能性がある.

表5-1　造血因子

サイトカイン	作用	適応
エリスロポエチン(EPO)	赤血球産生↑	貧血，自家輸血時，慢性腎疾患
顆粒球コロニー刺激因子(G-CSF)	好中球産生↑	顆粒球減少症 (放射線治療，急性白血病など)
トロンボポエチン(TPO)	血小板産生↑	血小板減少症
マクロファージコロニー刺激因子 (M-CSF)	単球・マクロファージ↑	

表5-2　赤血球の形態による貧血の分類と治療薬

貧血の分類			治療薬
小球性 低色素性 貧血	鉄欠乏性貧血 　①鉄需要の亢進 　　(成長，妊娠，消化管からの慢性出血など) 　②吸収不良(胃摘出などの術後) 　③偏食		鉄剤 (経口，注射)
正球性 正色素性 貧血	1．急性出血		
	2．溶血性貧血		糖質コルチコイド，免疫抑制薬
	3．骨髄の低形成	①再生不良性貧血	蛋白同化ステロイド，糖質コルチコイド
		②腎性貧血	エリスロポエチン
		③癌転移	
大球性 正色素性 貧血	1．ビタミン B_{12} 欠乏(悪性貧血など)		ビタミン B_{12}
	2．葉酸欠乏		葉酸

B ビタミン B_{12} と葉酸

　ビタミン B_{12} および葉酸は造血細胞に限らず DNA 合成のための補酵素であり，その欠乏で DNA 合成障害が起こり，大球性の貧血をきたす．

　ビタミン B_{12} の吸収はもっぱら回腸で行われるが，そのためには胃から分泌される内因子が必要であり，この内因子が欠乏した場合および手術的に胃を切除した後に，吸収障害が原因となりビタミン B_{12} の欠乏を生じたものを悪性貧血という．悪性貧血では，大球性貧血に加え，神経症状や消化器症状を呈する．ビタミン B_{12} が欠乏するとメチル基の転移がうまくいかなくなり，メチル-THF(テトラヒドロ葉酸)の増加と THF の減少，およびメチオニンの減少が生じる．赤芽球ではチミジル体など核酸塩基の合成阻害を通じた DNA 産生抑制による悪性貧血，神経髄鞘細胞ではメチオニン減少による意識障害や位置覚低下などの神経症状を呈する．吸収障害が原因の場合はしばしば経口投与が無効なので，ビタミン B_{12} の非経口投与が必要となる．

　葉酸欠乏による大球性貧血では葉酸の経口投与が行われる．

(C その他

　　蛋白同化ステロイドが骨髄の赤血球系造血を直接刺激し再生不良性貧血に用いられる．糖質コルチコイドは造血抑制リンパ球の産生を抑制し，再生不良性貧血や自己免疫性溶血性貧血に用いられる．また主に腎臓で作られる糖蛋白質で，赤血球を作る骨髄の幹細胞を刺激して赤血球産生を高めるヒトのエリスロポエチンが遺伝子工学的に生産されている（リコンビナントエリスロポエチン）．これは腎性貧血や抗癌薬投与によって生じた貧血に対して効果がある．さらに，リコンビナント G-CSF（granulocyte colony-stimulating factor），M-CSF（monocyte colony-stimulating factor）は顆粒球や単球の減少症に対して効果があり，抗癌薬投与による顆粒球減少症に伴う感染症予防に利用されている．

2 抗血栓療法薬

　　凝固カスケードには内因系と外因系がある（図 5-1）．内因系は接触因子が異物や血管内皮下組織に触れることにより開始される．一方，外因系は組織因子とⅦa 因子の複合体により開始される．組織因子は内皮下組織の細胞に発現しており，血管内皮が損傷されると組織因子と血液中のⅦa 因子が複合体を形成する．動脈硬化病変では，プラーク内の泡沫細胞が多くの組織因子を発現しており，プラークが破綻すると組織因子とⅦa 因子の複合体が形成され，凝固系が活性化する．凝固カスケードは次々に凝固因子を活性化し，プロ

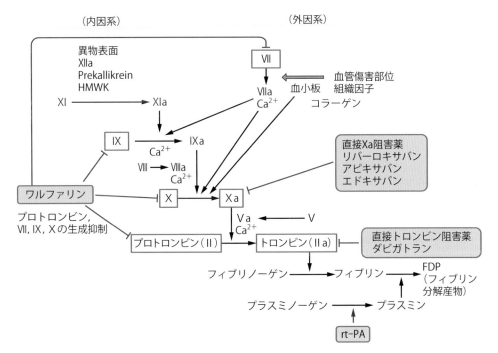

図 5-1　抗凝固薬と血栓溶解薬の作用メカニズム
HMWK：high molecular weight kininogen，高分子キニノーゲン
rt-PA：recombinant tissue plasminogen activator

トロンビンをトロンビンに変換し，フィブリノーゲンをフィブリンに変換して最終的に
フィブリン血栓を形成する．一方，血管内皮が損傷されるとその部位に血小板が粘着，凝
集を起こし，血小板が活性し，血小板血栓を形成する．活性化した血小板膜の表面で凝固
カスケードが活性化し，フィブリン血栓の形成が進む．t-PA（tissue plasminogen activator,
組織プラスミノーゲン活性化因子）はプラスミノーゲンをプラスミンに変換し，そのプラ
スミンがフィブリン血栓を溶解する．

　　抗血栓療法薬は，①抗凝固薬，②血小板機能阻害薬，③血栓溶解薬の3種類に分類でき
る．

Ⓐ 経口抗凝固薬

　　経口抗凝固薬であるワルファリンはビタミンKに構造が類似しており，ビタミンK依存
性の凝固因子（Ⅱ，Ⅶ，Ⅸ，Ⅹ）の肝における合成を拮抗的に阻害する（**図5-2**）．血栓症，
塞栓症の予防と治療（静脈血栓症，肺塞栓，脳塞栓，心房細動，心筋梗塞）に用いられ，投
与量はプロトロンビン時間（国際標準比，PT-INR）を目安にして決める．通常，INR2.0〜3.0
でコントロールする．それら凝固因子の生体内半減期は因子によって6〜60時間と幅があ
り，合成阻害の効果が現れるまでに時間がかかるため（2〜3日），速効性は期待できない．
また，ワルファリンは血液中での蛋白結合率が高く，消炎鎮痛薬や抗生物質が共存すると
ワルファリンの遊離型の血中濃度が上昇しワルファリンの作用が増強したり，納豆などの
摂取によりビタミンKの吸収量が増加するとワルファリンの作用が減弱したり相互作用の
多い薬物であるので注意が必要である．

　　経口直接Ⅹa阻害薬にはリバーロキサバン，アピキサバン，エドキサバンがあり，非弁
膜症心房細動患者における虚血性脳卒中及び全身性塞栓症の発症抑制，深部静脈塞栓症お
よび肺血栓塞栓症の治療および再発抑制に用いられている．Ⅹa阻害薬には中和剤（アンデ
キサネット）がある．また，経口トロンビン直接阻害薬（ダビガトラン）はトロンビンの活性
を抑制し，非弁膜症性心房細動における虚血性脳卒中及び全身性塞栓症の発症予防に用い
られている．

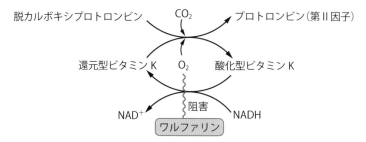

**図5-2　プロトロンビンの合成におけるビタミンKの作用点とワルファリン
　　　　阻害作用**

Ｂ ヘパリン

　　ヘパリンは生体内で肝，肺，毛細血管などに存在する肥満細胞が産生する多糖類硫酸エステルで，生体内最強の酸である．アンチトロンビンⅢ（AT-Ⅲ）に結合することによりトロンビンの酵素活性を阻害するのがその機序であり，速効性である．心臓手術，人工腎臓などの血液体外循環には欠かせない薬物であり，他にも播種性血管内凝固症候群（DIC）に対して重要な治療薬となっている．DIC は全身の出血傾向をきたす病態であり，ヘパリンを投与することは逆のように感じるかもしれない．しかし，DIC では悪性腫瘍や感染症が誘因となって組織因子が血中へ流入し，全身的な微小血管内血栓が生じている．その結果，消耗による凝固因子，血小板の著明な低下が起こり，出血傾向をきたしているのである．したがって，この悪循環を断つためにヘパリンが投与される．ヘパリンの拮抗薬としては硫酸プロタミンがある．近年，ヘパリン分子サイズの 3 分の 1 だけで効果を発揮する低分子ヘパリン（ダルテパリン，パルナパリン）が使用されるが，低分子なので胎盤バリアを通過して胎児に移行する．そのため，妊婦に抗凝固療法を行う場合にはヘパリンを使用する．

Ｃ 血小板機能阻害薬

　　血小板機能阻害薬（抗血小板薬）は心筋梗塞，脳梗塞，末梢動脈血栓症などに用いられる．血小板凝集と抗血小板薬の作用メカニズムを図 5-3 に示す．血管内皮細胞が傷害を受けると，内皮下組織のコラーゲンが露出し，そこに血小板が粘着する．粘着した血小板からADP 等が放出され，周囲の血小板を活性化させ，血小板血栓が形成される．放出されたADP は血小板膜の P2Y$_{12}$ADP 受容体を介して，血小板内の cAMP を低下させ，Ca^{2+} を上昇させ血小板を活性化し，血小板凝集を引き起こす．また，血小板の活性化によりアラキドン酸が産生されシクロオキシゲナーゼによりプロスタグランジン H$_2$（PGH$_2$）が産生され，トロンボキサン A$_2$（TXA$_2$）へと変換される．TXA$_2$ は細胞外に出て，血小板膜上の TXA$_2$ 受

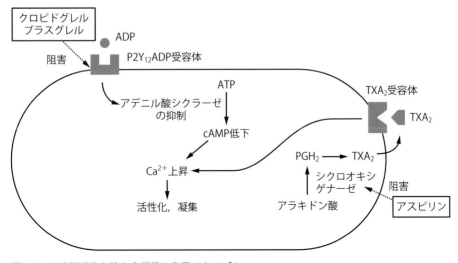

図 5-3　血小板凝集と抗血小板薬の作用メカニズム

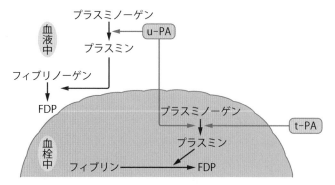

図5-4　組織型プラスミノーゲンアクチベータ(t-PA)とウロキナー　ゼ型プラスミノーゲンアクチベータ(u-PA)の作用機序

FDP：フィブリン分解産物

容体を刺激し，細胞内の Ca^{2+} を上昇させ，血小板を凝集させる．

　クロピドグレルとプラスグレルはP2Y$_{12}$ADP受容体を阻害して，血小板凝集を抑制する．また，アスピリンはシクロオキシゲナーゼを抑制することで，TXA$_2$の産生を低下させ，血小板凝集を抑制する．それ以外にPGE$_1$製剤やベラプロストはcAMPの産生を増加させ，またシロスタゾールはcAMPを分解する酵素を阻害することでcAMPを増加させ，血小板凝集を抑制する．

D 血栓溶解薬

　血栓溶解薬は生体内のプラスミノーゲンをプラスミンに変換し，血栓内のフィブリンを分解することで血栓を溶解する（**図5-4**）．生体内には組織プラスミノーゲンアクチベータ（t-PA tissue plasminogen activator）とウロキナーゼ型プラスミノーゲンアクチベータ（u-PA urokinase plasminogen activator）がある．血管内に形成された血栓中のフィブリンに親和性の高いt-PAを遺伝子組み換えにより生成した遺伝子組み換えt-PA（rt-PA recombinant t-PA）が心筋梗塞，脳梗塞の治療に用いられている．一方，u-PAは血管内のフィブリンへの親和性はrt-PAに比べ低く副作用の出血傾向がrt-PAと比べ強くなる．

　抗線溶薬としてトラネキサム酸が使用可能である．トラネキサム酸はプラスミノーゲンに結合し，プラスミノーゲンのフィブリン結合をほぼ完全に阻害して抗線溶作用を発現する．

3 血液製剤

　主な血液製剤を**表5-3**にまとめた．

　日本赤十字社が献血により得られた血液を輸血用血液製剤として製剤化し，病気の治療や手術などで輸血を必要とする患者のもとへ届ける．輸血用血液製剤には，「赤血球製剤」，「血漿製剤」，「血小板製剤」，「全血製剤」がある．当初は採血されたままの血液，すなわち

表 5-3　主な血液製剤一覧

製剤の種類		説　　　明
輸血用血液製剤	赤血球成分製剤	赤血球製剤は血液から血漿，白血球および血小板の大部分を取り除いたもので，慢性貧血，外科手術前・中・後の輸血時に用いられる．
	血漿成分製剤	新鮮な血漿には各種の凝固因子が含まれており，凝固因子の欠乏による出血傾向の際に用いられる．血漿製剤の多くは採血した血液より分離した直後の血漿を直ちに凍結した新鮮凍結血漿である．
	血小板成分製剤	血小板製剤は成分採血装置を用いて血小板成分献血により得られたもので，血小板数が減少したり，あるいは血小板の機能に異常がある場合等で，出血していたりあるいは出血の危険性の高い場合に出血予防のために用いられる．
	全血製剤	献血血液に血液保存液を加えたものが全血製剤であり，大量輸血時等に使用されることもあるが，赤血球成分製剤の使用が主流となったため，現在ではほとんど使われていない．
血漿分画製剤		血漿に含まれるアルブミン，免疫グロブリン，血液凝固因子等のタンパク質を分離し取り出したものが血漿分画製剤である．アルブミン製剤はやけどやショック等の際に，免疫グロブリンは重症感染症や，ある種の感染症の予防治療のためや免疫機能が低下した場合等に，凝固因子は血友病患者の治療等のために用いられる．

（厚生労働省「血液製剤の使用指針」（改訂版）を基に作成）

すべての成分を含んだ「全血製剤」の輸血が主流であったが，現在では，患者が特に必要とする成分だけを輸血する「成分輸血」が主流となっている．「成分輸血」は，患者にとって不必要な成分が輸血されないため，循環器（心臓や腎臓など）の負担が軽減できる．医療機関への全供給数のうち，「赤血球製剤」「血漿製剤」「血小板製剤」でほぼ100％を占めている．

セルフチェック

A. 正しいものには○, 間違っているものには×を記せ

1. 貧血は赤血球産生の低下, 赤血球破壊の亢進および赤血球の損失により起こる
2. 胃切除後の患者はしばしば悪性貧血を生じるので, ビタミンB_{12}や葉酸製剤を内服させる.
3. 白血球の減少症にエリスロポエチンが用いられる
4. 経口抗凝固薬にはワルファリン, 直接Xa阻害薬および直接トロンビン阻害薬がある
5. ヘパリンの拮抗薬は硫酸プロタミン, ワルファリンの拮抗薬はカルシウムである.
6. 播種性血管内凝固症候群(DIC)患者にヘパリンは禁忌である.
7. 血小板機能阻害薬にはアスピリン, クロピドグレル, シロスタゾールなどがある
8. 血栓溶解薬には組織型プラスミノーゲンアクチベータがあり, ウロキナーゼ型に比べ出血傾向が強い

B. 抗血小板作用と抗炎症作用があるのはどれか.

1. ヘパリン
2. アルブミン
3. アスピリン
4. ワルファリン

C. 少量投与によって血小板の機能を抑制し血栓形成を防ぐのはどれか.

1. アスピリン
2. クエン酸ナトリウム
3. ヘパリン
4. ウロキナーゼ

D. ワルファリンと拮抗作用があるのはどれか.

1. ビタミンA
2. ビタミンC
3. ビタミンD
4. ビタミンE
5. ビタミンK

E. 血液の凝固過程でビタミンKによって促進されるものはどれか.

1. 血小板の凝集
2. 血清カルシウムのイオン化
3. プロトロンビンの生成
4. フィブリノゲンの生成

F. 出血が止まりにくくなる服用薬はどれか.

1. β遮断薬
2. ジギタリス
3. ワルファリン
4. ループ利尿薬
5. サイアザイド系利尿薬

G. ワルファリンカリウム服用時に避けたほうがよい食品はどれか.

1. 緑茶
2. 納豆
3. チーズ
4. グレープフルーツ

H. 冷凍保存する血液製剤はどれか.

1. アルブミン
2. グロブリン
3. 血小板
4. 血漿

アクティブラーニング

1. 抗血小板薬, 抗凝固薬の代表的な薬剤をあげてみよう
2. 一緒に食べるとワルファリンの効果に影響する食べ物について調べてみよう. また, どうして一緒に食べてはいけないのかも考えてみよう

水・電解質・腎臓作用薬 6

　腎臓は体にとって不要あるいは有害な物質を尿として体外に排泄すると同時に，体液（細胞外液，細胞内液）の物理化学的性状（量，イオン濃度，酸塩基平衡，浸透圧など）を調節している．これらの機能があわさって生体内の恒常性の維持という重要な役割を担っている．また腎臓は，レニン，活性型ビタミンD，プロスタグランジン，エリスロポエチン，カリクレインなど各種のホルモンを産生し，内分泌器官としても働いている．

　本章では，体液の区分，体液の移動，水・電解質の出納，腎臓についての基本事項を概説したうえで，水・電解質の治療薬，血漿増量薬および腎臓作用薬について述べる．

　腎臓作用薬には，利尿薬，尿酸排泄促進薬，腎・尿路結石治療薬があるが，尿酸排泄促進薬については，第10章 内分泌・代謝作用薬・ビタミンで，痛風治療薬として詳述されている．本章では利尿薬を中心に述べ，尿路結石治療薬についてもふれる．

1 体液の区分・移動と水の出納

A 体液の区分と移動

1. 体液の区分

　体を構成する成分としては，固形成分が約40％（体重比）を占め，残り60％（体重比）は水分であり体液と呼ばれる（図6-1）．女性では脂肪の割合が多いため，体液の占める割合は約55％と男性と比較してやや少ない．

　体液の主成分は水と電解質（イオン）である．体液は細胞膜によって細胞外液extracellular fluid（ECF）と細胞内液 intracellular fluid（ICF）に区分される．細胞外液は毛細血管壁によってさらに血漿 plasma と組織間液（間質液）interstitial fluid に分けられる．

　血漿および組織間液では陽イオン・陰イオンともほぼ同じ濃度であるが，細胞内液と比べるとイオン構成が大きく異なる（図6-2および表6-1）．細胞外液の主な陽イオンはNa^+であり，陰イオンはCl^-である．細胞内液ではK^+が主な陽イオンで，蛋白質とリン酸水素イオン（HPO_4^{2-}）が主な陰イオンである．Ca^{2+}イオンも細胞外液では3〜5 mEq/L，細胞内液では10^{-4} mEq/Lと濃度が大きく異なる．

2. 体液の移動

　まず細胞膜をはさんでの体液の移動について説明する．水は細胞膜を透過するが，電解質と蛋白質は細胞膜を自由には透過できない．細胞外液，細胞内液間での陽イオンの著し

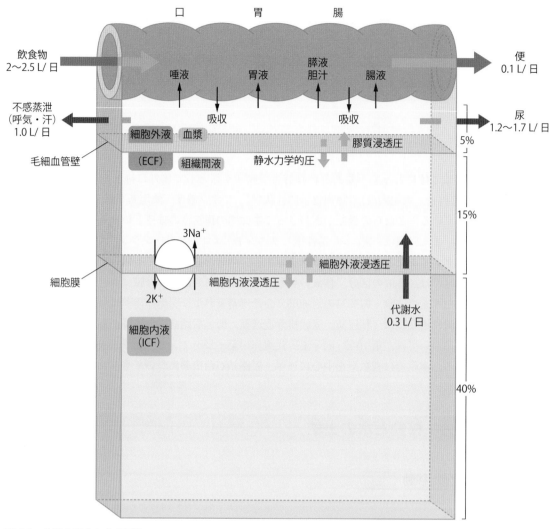

図6-1　体液の区分と水の移動

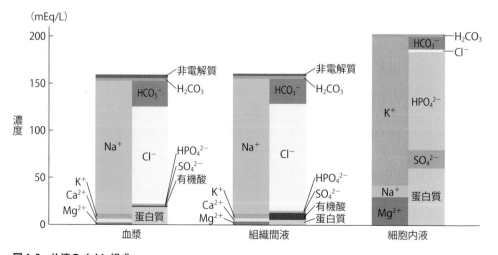

図6-2　体液のイオン組成

表6-1　体液のイオン組成

	イオン濃度（mEq/L）		
	細胞外液		細胞内液
	血漿	組織間液	
Na^+	135〜149	140〜150	10〜15
K^+	3.5〜5	4〜5	140〜155
Ca^{2+}	4〜5	3〜5	10^{-4}
Mg^{2+}	1.5〜2	2〜4	25〜35
HCO_3^-	24〜30	25〜30	10〜15
Cl^-	98〜108	110〜117	2〜4
HPO_4^{2-}	2	2	100〜113
SO_4^{2-}	1	1	20
蛋白質	16〜20	2〜8	50〜70

い濃度差は，細胞膜にある Na^+ポンプ（Na^+, K^+–ATPase）による細胞内から細胞外への Na^+ の，細胞外から細胞内への K^+ の能動輸送によって保たれる．細胞内外の K^+ の濃度差によって負の静止膜電位がもたらされる．また，細胞外の陽イオンがチャネルを介して細胞内に流れ込むことによって細胞膜が脱分極し，活動電位が発生して神経や筋肉の興奮が起こる．細胞内液・外液の浸透圧は体液区分にかかわらず 295 mOsm/L 前後に保たれているが，細胞外液の浸透圧は外部環境の影響により変化しやすい．細胞外液の浸透圧の変化は細胞膜を挟んだ二つの体液区分間で水の移動を起こす．pH は細胞外液では 7.35〜7.45 に，細胞内液では 7.0 に保たれている．

　　血漿と組織間液の間は血管壁で区切られている．水および電解質，低分子溶質は毛細血管をほぼ自由に透過できるので，両区分間でのこれらの濃度較差はほとんどない．一方，蛋白質などの膠質高分子溶質は毛細血管壁を透過できないので，血漿側に正の膠質浸透圧をもたらし，水分を血管内に保持する．血漿側から組織間液側には静水力学的圧が働く．静水力学的圧と膠質浸透圧の差によって循環血漿中の水の移動が起こる．

　　肺，消化管，皮膚，腎臓において，体外と血漿区分との間での水分のやりとりがある（図6-1）

Ⓑ 水の出納

　　ヒトにおける 1 日量としての水の出納をみてみよう（図6-1）．

　　摂取される水の 1 日量は，飲食物として 2〜2.5 L，代謝水（細胞内での代謝に伴って産生される水）として 0.3 L であり，一方，体外に出ていく水は尿として 1.2〜1.7 L，便として 0.1 L，不感蒸泄（呼吸や汗によって肺や皮膚から失われる水分）が 1.0 L である．1 日あたりの摂取される水の量と排出される水の量はともに 2.3〜2.8 L であり，出納のバランスがとれている．唾液，胃液，膵液，胆汁，腸液などの消化液は 1 日におよそ 7 L が分泌されているが，嘔吐や下痢がなければほぼ全量が体内に再吸収される．

2 体液の異常と治療薬

A 体液分布の異常

1. 浮 腫

　　浮腫は組織間液量の異常な増加と定義される．低蛋白血症によって血漿の膠質浸透圧が低下したり，心不全によって静水力学的圧が上昇したりすると，水分が血漿側から組織間液側に移動し浮腫を起こす．臨床的には，腎不全や抗利尿ホルモン不適合分泌症候群(SIADH)の際に体液が過剰となり，しばしば浮腫(むくみ)がみられる．重症化すると余剰の水分が細胞内(特に中枢神経細胞内)に移動して水中毒となり，頭痛，悪心・嘔吐，痙攣，意識レベル低下などの脳障害の症状が現れる．水制限，利尿薬やモザバプタン(バソプレシン V_2 受容体拮抗薬)による治療が行われる．また，心不全の際にもポンプ機能の低下によって末梢に水が貯留し，下肢を中心に浮腫が生じて，利尿薬や強心薬による治療の対象となる(④ 利尿薬の項，172 頁参照)．

2. 脱 水

　　発汗や熱中症の際にみられる高張性脱水(水欠乏型脱水)，嘔吐，下痢，出血，外傷，炎症による細胞外液の喪失時にみられる等張性脱水，これら細胞外液の喪失に対し電解質濃度の低い輸液のみで対処したときにみられる低張性脱水(Na^+ 欠乏型脱水)に分けられる．
　　治療には適正なイオン組成をもった輸液を選択する必要がある．等張性脱水の治療には細胞外液に近い組成の輸液を行う．水欠乏型脱水の治療については高ナトリウム血症の治療の項で，Na^+ 欠乏型脱水の治療については低ナトリウム血症の治療の項で述べる．

B 電解質異常・酸塩基平衡異常と治療薬

1. ナトリウムの異常

a. 低ナトリウム血症(血清 Na^+ 濃度が 135 mEq/L 以下)

　　下痢や利尿薬投与によって Na^+ が過剰に失われる場合や，Na^+ 以上に水が体内に貯留する場合(SIADH など)に起こる．食思不振，嘔気，嘔吐などの消化器症状，錯乱や傾眠，痙攣などの中枢神経症状がみられ，血清 Na^+ 濃度 120 mEq/L 以下で顕著となる．NaCl の補充や利尿薬，モザバプタンの投与が行われる(④ 利尿薬の項参照)．急速すぎる Na^+ の補正により，不可逆性の脳神経障害(橋中心性髄鞘崩壊症)をきたすことがあるので注意が必要である．

b. 高ナトリウム血症(血清 Na^+ 濃度が 150 mEq/L 以上)

　　前項で示した水欠乏型脱水(高張性脱水)の際に起こる．口渇，多飲が症状として現れ，進行すると中枢神経細胞の脱水・萎縮のため，落ち着きのなさ，傾眠，痙攣などの中枢神経症状を呈する．輸液によって治療するが，最初から低張液を投与すると水分の細胞内への急激な移行が起こり，細胞浮腫が起こりやすいので，生理食塩水の投与から始めて低張液の投与に切り換える．

2. カリウムの異常

a. 低カリウム血症（血清 K^+ 濃度が 3.5 mEq/L 以下）

嘔吐や下痢による消化管からの K^+ 喪失やループ利尿薬・チアジド系利尿薬投与による腎臓からの K^+ 喪失，代謝性アルカローシス，アルドステロン症，インスリン過剰など種々の原因によって起こり，筋力の低下，四肢麻痺，不整脈などがみられる．心電図上では，T 波の平坦化，U 波の出現がみられる．緊急を要する場合には KCl の静脈内投与を行う．カリウム投与による高カリウム血症をきたさないように，投与速度および投与量に十分注意しなければならない．

b. 高カリウム血症（血清 K^+ 濃度が 5.0 mEq/L 以上）

腎不全・尿細管異常・カリウム保持性利尿薬の投与による腎臓からの K^+ 排泄低下，アシドーシス・インスリン欠乏・運動・薬剤などによる細胞内外の K^+ バランスの変化，保存血輸血・組織壊死などによる K^+ 負荷の急速な増加によって起こる．心電図でテント状T 波が出現するのが高カリウム血症の特徴である．神経や筋において膜の脱分極が生じ，心停止が起こることもある．$NaHCO_3$ の投与，ブドウ糖とインスリンの同時投与によって細胞内への K^+ 移行を促す，陽イオン交換樹脂の内服によって腸管からの K^+ イオン吸収抑制を行うなどの治療を行うが，血液透析が必要となる場合もある．

3. カルシウムの異常

Ca^{2+} は主に骨の成分として塩の形で存在している．細胞外液，細胞内液に存在する Ca^{2+} は，シナプス伝達や正常な神経・筋活動に重要な役割を果たす．

高カルシウム血症の原因としては，悪性腫瘍，原発性副甲状腺機能亢進症，ビタミン D 中毒などがある．原因疾患に対する治療が大切であるが，血清 Ca^{2+} 濃度の是正には，ビスホスホネート製剤，カルシトニン，ループ利尿薬などが用いられる．低カルシウム血症は副甲状腺機能低下症や腎不全などによって起こる．カルシウム製剤や活性型ビタミンDを用いる．

4. 酸塩基平衡の異常（アシドーシスとアルカローシス）

血液の pH は主として重炭酸緩衝系の存在によって，健常人では 7.35〜7.45 に保たれている．血液の pH は Henderson–Hasselbalch の式により，$pH = 6.1 + \log[HCO_3^-]/[H_2CO_3]$ で表される．つまり，pH は血液中の重炭酸塩の濃度と炭酸の濃度の比で決まるのである．

下痢で大量の HCO_3^- が失われたり，糖尿病の悪化で血中のケトン体が増加した場合には，上式の分子の $[HCO_3^-]$ が減少するので，pH は酸性に傾く．これを代謝性アシドーシスという．また，慢性閉塞性肺疾患があると肺での換気障害によって血中 $[H_2CO_3]$ が蓄積して増加し，pH は酸性となる．これを呼吸性アシドーシスという．代謝性，呼吸性いずれのアシドーシスにも炭酸水素ナトリウム（$NaHCO_3$，重曹）や乳酸ナトリウム（乳酸は代謝されて重炭酸塩を生じる）を静脈内投与で用いる．

胃液の嘔吐により体から胃酸が大量に失われると，血液の pH はアルカリ性となり，このとき血中の $[HCO_3^-]$ は増加する．これを代謝性アルカローシスという．代謝性アルカローシスでは K^+ 欠乏や Cl^- 欠乏を伴う例が多く，NaCl，KCl，NH_4Cl の静脈内投与が行われる．過換気により動脈血二酸化炭素分圧（$Paco_2$）が低下すると，pH はアルカリ性となる．

これを呼吸性アルカローシスという.

C 血漿増量薬

　比較的大量の失血が起こると循環不全が生じ，ショック状態となる．治療に全血や赤血球濃厚液の輸血が必要となる場合もあるが，血漿増量薬としてデキストラン製剤ないしはヒドロキシエチルデンプン(HES)製剤が用いられる．これらの高分子物質(分子量 40,000〜60,000)は，血管内に比較的長く(数時間)とどまって血液の膠質浸透圧を保ち，循環血液量を維持する.

3 腎臓についての基本事項

A 腎臓の構造と機能

　ヒトの腎臓は長さ 12 cm，幅 6 cm ほどの手拳大で左右 1 対あり，腰のやや上のあたりに位置する後腹膜臓器である．内部は外側の皮質，内側の髄質と呼ばれる部分からなっている．尿の生成がその主な機能であり，尿の生成はネフロンと呼ばれる特徴的な構造で行われる(図6-3).

　ネフロンは糸球体，近位尿細管，ヘンレ係蹄，遠位尿細管，集合管からなっている．尿を生成するための最小機能単位であり，ヒトでは左右あわせて約 200〜250 万個ある.

　尿量とその組成は，糸球体濾過量 glomerular filtration rate(GFR)および尿細管での再吸収と分泌によって決定される．糸球体で濾過された原尿は，最終的な尿となるまでにその 99%以上が再吸収される.

　尿細管における水および溶質の再吸収は，管腔側および基底膜側の細胞膜に発現するイオンチャネル，トランスポーター(輸送体)，ポンプによって行われる．この中心になるのがナトリウムの輸送機構である．多くの利尿薬が，これらの上皮輸送膜蛋白質とこれを制御する受容体を分子標的としてその作用を現す.

B ネフロンの構造と尿の生成

1. 糸球体

　糸球体はネフロンの始まる部位にあるボウマン嚢という袋状の構造中にあり，ここで原尿が濾過される．糸球体の血管壁は直径 8 nm 以下の物質は通過することができる．正常では血球や蛋白質は通過できない．輸入細動脈から糸球体に入った血液はその約 16〜20%が濾過され，輸出細動脈を通って流出する.

2. 近位尿細管

　近位尿細管はボウマン嚢に続く長さ約 1.5 cm の部分である．近位尿細管の壁には 1 層の上皮細胞があり，Na^+ と共役してアミノ酸やブドウ糖など多くの物質の再吸収が行われ

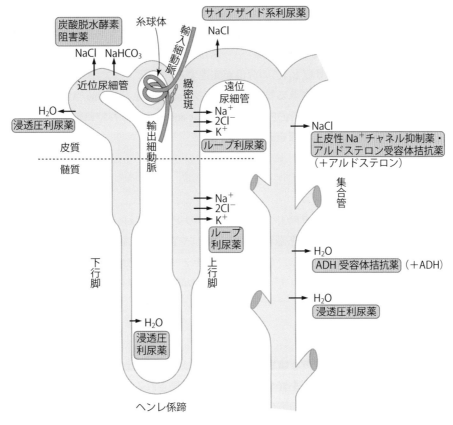

図6-3　ネフロンにおける水，電解質の輸送系と利尿薬の作用部位
ADH：抗利尿ホルモン/バソプレシン

る．糸球体で濾過された原尿の 60～70％はこの部位で再吸収される．再吸収される Na^+，
Cl^- に応じた量の水が再吸収されるため，この部位での再吸収は等張性となる．

3. ヘンレ係蹄

　　近位尿細管に続くヘンレ係蹄 Henle's loop の下行脚は細い管径で，薄い上皮細胞よりなり
水が透過しやすい．上行脚は上皮細胞によって厚い管壁を形成して物質の再吸収に貢献し
ており，下行脚とは対照的に水の再吸収がほとんどない．上行脚の上皮細胞には強力な
Na^+，K^+，$2Cl^-$ 共輸送体があり，尿中の Na^+，Cl^- は髄質に汲み出される．この結果，髄
質は高張な浸透圧を維持するので，ヘンレ係蹄下行脚や集合管での水の再吸収が促進され
る．糸球体に出入りする輸入・輸出細動脈付近を上行脚が通過する部分に緻密斑 macula
densa と呼ばれる組織があり，レニン分泌の調節に関与する．

4. 遠位尿細管

　　ヘンレ係蹄は遠位尿細管へと続く．この部位の上皮細胞には Na^+，Cl^- 共輸送体があり，
原尿の 5～8％がこの部位で再吸収される．

5. 集合管

　集合管では細胞質にアルドステロン受容体が存在し，アルドステロンが結合することによって管腔側膜にある上皮性 Na^+ チャネルおよび基底膜側にあるナトリウムポンプが活性化され，Na^+ の再吸収と K^+ の分泌が亢進する．

　下垂体後葉から分泌される抗利尿ホルモン antidiuretic hormone（ADH，バソプレシン）は細胞質にある水チャネル（AQP；アクアポリン aquaporin）を管腔側細胞膜に移動させて水の透過性を高め，水の再吸収を亢進する．

C 腎機能の評価

　腎臓が血漿から物質を除去する機能は，クリアランス clearance として表される．適当な物質のクリアランスから糸球体濾過量（GFR）や腎血漿流量（RPF），腎血流量（RBF）が求められ，腎機能を評価できる．筋肉のクレアチンリン酸の分解産物であるクレアチニンおよびイヌリン（検査薬）のクリアランスは GFR の測定に用いられる．

D 薬物の分泌と再吸収

　腎臓は薬物排泄の主要な臓器であり，薬物は糸球体における濾過，尿細管における分泌および再吸収のプロセスを経て，尿とともに排泄される．

　薬物を併用したとき，一方の薬物が他方の薬物の排泄のプロセスに影響を与えることがある．この場合薬物の血中濃度に変化が生じ，その結果薬理作用の増強や減弱が起こることになる．すなわち，薬物動態学的相互作用を生じる一因となる（第1章 ④ G. 薬物相互作用，32頁参照）．

4 利 尿 薬

A 利尿薬とは

　③ A. 腎臓の構造と機能で述べたように，通常，糸球体で濾過された原尿の99％が尿細管から再吸収されている．なぜこれほどまでに徹底的に再吸収されるのであろうか．それは原尿の主成分が細胞外液と同じなので，生体はそれを尿として体外に捨ててしまうわけにいかないからである．図6-3 に示したように，尿細管の管腔側の細胞膜には種々の Na^+ 再吸収機構があって，尿中の Na^+ は尿細管細胞中に回収される．そして尿細管細胞内の Na^+ は，すべての部位の尿細管の基底膜側の細胞膜にある Na^+ ポンプ（Na^+, K^+-ATPase）により体内に戻されるのである．Na^+ が尿中から体内に再吸収されれば，陰イオンである Cl^- も電気的に引きつけられて再吸収され，同時に水は浸透圧によって引きつけられて体内に再吸収される．このように，腎臓の尿細管細胞は，Na^+ の再吸収を柱にして主要な細胞外液成分をすべて回収しているのである．

　現在臨床応用されている主要な利尿薬は，基本的に Na^+ 再吸収機構を妨害して利尿作用

を発揮する．再吸収される原尿量が99％から98％に減るだけで尿量は2倍になるわけなので，Na^+再吸収を抑制して働く利尿薬の効率はたいへんによいといえる．

　利尿薬の臨床における主な使用目的としては，尿量の増加，浮腫性疾患の治療，水・電解質バランスの調節，高血圧の治療などがある．その他の特殊な使用目的として，高カルシウム血症，緑内障，てんかん，腎性尿崩症の治療などがある．利尿薬の臨床応用の詳細については第4章にも記載があるので参照されたい．

B 利尿薬の分類

　ネフロンにおける作用部位および作用機序から，利尿薬は**表6-2**のように分類される．

　一般的に用いられているこの分類は，作用機序によるもの（炭酸脱水酵素阻害薬，浸透圧利尿薬，ADH受容体拮抗薬，ヒト心房性ナトリウム利尿ペプチド），解剖学的作用部位によるもの（ループ利尿薬），薬物の構造によるもの（サイアザイド系利尿薬），作用の特徴によるもの（カリウム保持性利尿薬）と基準がまちまちである．

　臨床的に頻用される利尿薬の多くが，イオン輸送，特に，Na^+の輸送にかかわる特定の膜輸送蛋白質を抑制することによってその利尿作用を発揮するが（ループ利尿薬，サイアザイド系利尿薬，カリウム保持性利尿薬），それ以外に酵素の阻害によるもの（炭酸脱水酵素阻害薬），浸透圧作用によって水の再吸収を抑制するもの（浸透圧利尿薬），セカンドメッセンジャーを増加させるもの（ヒト心房性ナトリウム利尿ペプチド），受容体に拮抗するもの（アルドステロン受容体拮抗薬，ADH受容体拮抗薬）とその作用機序は多彩である．

　図6-3はどの部位に利尿薬の作用点があるかを，簡略化したネフロンの図上に示したものである．

表6-2　利尿薬の分類

		代表的な薬（一般名）	作用機序	主な作用部位
ループ利尿薬		フロセミド	Na^+，K^+，$2Cl^-$共輸送体抑制	ヘンレ係蹄
サイアザイド系利尿薬		ヒドロクロロチアジド	Na^+，Cl^-共輸送体抑制	遠位尿細管
カリウム保持性利尿薬	上皮性Na^+チャネル抑制薬	トリアムテレン	上皮性Na^+チャネル抑制	遠位尿細管，集合管
	アルドステロン受容体拮抗薬	スピロノラクトン カンレノ酸カリウム エプレレノン	アルドステロン受容体拮抗 選択的アルドステロン受容体拮抗（上皮性Na^+チャネル抑制）	遠位尿細管，集合管
炭酸脱水酵素阻害薬		アセタゾラミド	炭酸脱水酵素阻害	近位尿細管
浸透圧利尿薬		マンニトール	浸透圧利尿	近位尿細管，ヘンレ係蹄，集合管
ADH受容体拮抗薬		モザバプタン トルバプタン	バソプレシンV_2受容体拮抗 選択的バソプレシンV_2受容体拮抗（水チャネル抑制）	集合管
ヒト心房性ナトリウム利尿ペプチド		カルペリチド	cGMP増加（血管拡張）	血管，糸球体，遠位尿細管

ADH：抗利尿ホルモン／バソプレシン

C 利尿薬の作用機序

1. ループ利尿薬

　　ヘンレ係蹄における Na^+，Cl^-の再吸収を抑制する利尿薬であり，フロセミド，トラセミド，ブメタニドなどがある．浮腫性疾患治療の第一選択薬として臨床上もっとも使用頻度が高い（図6-3，図6-4）．

　　近位尿細管で管腔内に分泌されたループ利尿薬は太いヘンレ係蹄上行脚の尿細管細胞管腔側膜にある Na^+，K^+，$2Cl^-$共輸送体に競合的に作用し，阻害することにより Na^+，Cl^-の再吸収を抑制する．ネフロン中でこの部位は NaCl 再吸収能力が大きい（濾過された Na^+の20〜30%）ことから，ループ利尿薬は現在用いられている利尿薬のなかでもっとも効果が強い．

　　ループ利尿薬の電解質に関する副作用として，低カリウム血症と低カルシウム血症がある．低カリウム血症の原因としては，ループ利尿薬によって Na^+，K^+，$2Cl^-$共輸送体が抑制されるため，この部位での K^+の再吸収が減少することに加えて，より遠位部ネフロン（集合管）での尿中 Na^+濃度の増加に伴う K^+分泌の増加がある．低カルシウム血症の原因は次のように考えられる．ループ利尿薬によって K^+の再吸収が抑制されると，尿細管細胞内から尿細管腔内への K^+の再循環が減少し，再循環した K^+の陽電位を駆動力としていた Ca^{2+}の再吸収が減少し，逆に尿中排出が増加するためと考えられる（図6-4）（ループ利尿薬は高カルシウム血症の治療に用いられるときもある）．これらの副作用の他，脱水，高尿酸血症，耐糖能低下，大量投与による聴力障害などが副作用として知られている．

2. サイアザイド系（チアジド系）利尿薬

　　遠位尿細管における Na^+，Cl^-共輸送体を抑制する利尿薬であり，ヒドロクロロチアジド，トリクロルメチアジドに代表される（図6-3，図6-5）．

　　Na^+，Cl^-共輸送体による Na^+の再吸収は糸球体濾過量の7%程度と少ないため，利尿薬としての作用はあまり強くない．

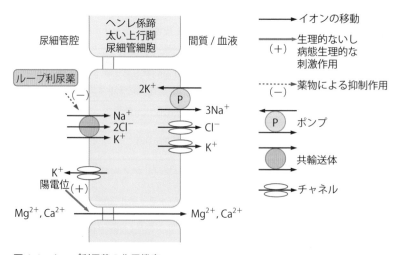

図6-4　ループ利尿薬の作用機序

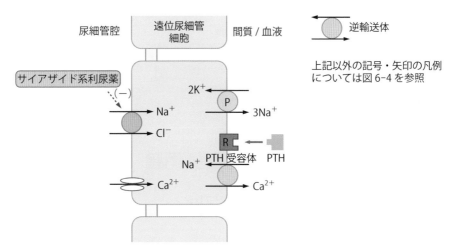

図6-5　サイアザイド系利尿薬の作用機序
PTH：副甲状腺ホルモン

　サイアザイド系利尿薬は血圧降下作用をもつので，高血圧症治療薬（降圧薬）として用いられる．その使用は一時減少していたが，ALLHAT（The Antihypertensive and Lipid-Lowering Treatment to Prevent Heart Attack Trial）をはじめとする大規模臨床試験の結果が発表されるに至り，見直されることとなった．高血圧症治療の第一選択薬としての地位を取り戻すとともに，カルシウム拮抗薬，アンジオテンシン変換酵素（ACE）阻害薬やアンジオテンシン受容体拮抗薬（ARB，Ang II 受容体拮抗薬）との併用薬としても推奨されるようになった．腎血流を減少させる作用があるため，腎機能低下時には用いない．利尿薬としての作用は強いほうではないので，浮腫の治療にはループ利尿薬との併用で用いられる．

　副作用として，高尿酸血症，耐糖能低下，脂質代謝異常，低ナトリウム血症，低マグネシウム血症，低カリウム血症を引き起こす．低カリウム血症の原因として，集合管での尿中 Na^+ 濃度の増加に伴う K^+ 分泌の増加が考えられている．

　Ca^{2+} 再吸収を促進する作用があるので，本態性高カルシウム尿症・腎結石の治療に用いられる．この Ca^{2+} 再吸収促進作用は以下のように説明される．Na^+，Cl^- 共輸送体の抑制により管腔側から細胞内への Na^+ 流入が低下すると，基底膜側の Na^+，Ca^{2+} 逆輸送体が活性化する．その結果，管腔側膜にある Ca^{2+} チャネルを介して流入する Ca^{2+} が増加し，Ca^{2+} 再吸収が促進することとなる．

3. カリウム保持性利尿薬

　遠位尿細管から集合管にかけての管腔側膜にある上皮性 Na^+ チャネルを抑制することにより利尿効果を発揮する利尿薬である．上皮性 Na^+ チャネルの直接の抑制薬であるトリアムテレンと，アルドステロン受容体拮抗を介して上皮性 Na^+ チャネルを抑制するスピロノラクトン，エプレレノンに分けられる（図6-3，図6-6）．

　ループ利尿薬やサイアザイド系利尿薬は，Na^+ の再吸収を抑制し，尿中への Na^+ 排泄を増加させることにより利尿効果を発揮すると同時に，K^+ 排泄も増加させる．このため長期に使用すると低カリウム血症をきたしやすい．これに対して，ここにあげる2種の利尿薬

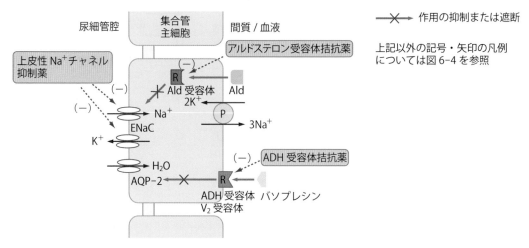

図6-6　カリウム保持性利尿薬とADH受容体拮抗薬の作用機序

ENaC：上皮性 Na^+ チャネル，AQP-2：アクアポリン-2(水チャネル)，Ald：アルドステロン，ADH：抗利尿ホルモン

は，Na^+ 排泄を増加させる作用は他の利尿薬と同じだが，これらとは逆に K^+ 排泄を抑制する作用を有しており，低カリウム血症を生じさせない．この特徴から**カリウム保持性利尿薬**と呼ばれている．この薬物のカリウム保持性は，上皮性 Na^+ チャネル抑制に連動して，K^+ を管腔側に排出する K^+ チャネルも抑制し，K^+ 分泌を減少させることによって生じる．

　利尿効果が弱いため単独で使用されることはあまりなく，そのカリウム保持性をいかして，低カリウム血症を起こしやすいループ利尿薬やサイアザイド系利尿薬と併用される．高カリウム血症が副作用としてみられることがある．

　スピロノラクトンおよびエプレレノンは，二次性アルドステロン症による浮腫例など，アルドステロン分泌亢進状態でとくに効果を発揮する．エプレレノンはスピロノラクトンに比してアルドステロン受容体選択性が高く，プロゲステロン受容体もブロックしてしまうことによる女性化乳房，月経異常などの副作用が起こりにくい．

4．炭酸脱水酵素阻害薬

　近位尿細管細胞において炭酸脱水酵素を阻害し，Na^+ と HCO_3^- の再吸収を抑制することにより利尿作用を発揮する利尿薬であり，アセタゾラミドに代表される(図6-3)．

　炭酸脱水酵素阻害薬はサイアザイド系利尿薬や糖尿病薬であるスルホニル尿素薬開発のもととなった歴史をもつが，現在では利尿薬として一般の浮腫軽減の目的で使われることはほとんどない．アセタゾラミドが緑内障の治療薬として眼内圧を低下させる目的で用いられる他，メニエール病およびてんかんの治療に用いられる．

5．浸透圧利尿薬

　尿細管腔側の浸透圧を高くすることによって水の再吸収を抑制する利尿薬であり，マンニトール，イソソルビドなどがある(図6-3)．

　近位尿細管およびヘンレ係蹄下行脚では水透過性が高く，管壁を水が自由に透過できる．浸透圧利尿薬は糸球体でほぼ完全に濾過されるが，尿細管や集合管のいかなる部分で

も再吸収を受けず，つねに細胞外液にとどまる．これらの性質から，尿細管腔側の浸透圧が高くなり，水の再吸収が抑制されて，利尿効果が発現する．これらの部位の他，集合管でも同様の作用機序により利尿作用を示す．投与後の作用発現は約30分と早く，作用持続時間は作用発現後3～4時間である．

浸透圧利尿薬は頭蓋内圧の増加を抑制するので，脳圧亢進症や脳浮腫の治療に用いられる．また，眼圧や内耳リンパ圧を低下させることから緑内障やメニエール病の治療に用いられる．

6. ADH（バソプレシン）受容体拮抗薬

ADHがバソプレシン V_2 受容体に結合すると，細胞内にあって活性をもたない水チャネルが管腔側膜に移動し，細胞膜上の活性化したチャネル数を増加させて水透過性すなわち水の再吸収を促進し，水の排泄を抑制する（**図6-6**）．尿濃縮にとってこのADHの作用は重要であり，ADHが欠乏すると下垂体性尿崩症となる．

ADH受容体拮抗薬モザバプタンおよびトルバプタンはこのバソプレシン V_2 受容体に競合的に拮抗し，水の再吸収を抑制する．異所性抗利尿ホルモン産生腫瘍によって抗利尿ホルモンの過剰分泌が起こり，水分貯留と低ナトリウム血症により脳浮腫やさまざまな中枢神経症状が生じる抗利尿ホルモン不適合分泌症候群（SIADH）の治療にモザバプタンが用いられる．トルバプタンはループ利尿薬などの他の利尿薬で効果不十分な心不全における，体液貯留の治療および常染色体優性多発性嚢胞腎（ADPKD）の嚢胞拡大防止に用いられる．

7. 心房性ナトリウム利尿ペプチド

心房性ナトリウム利尿ペプチド atrial natriuretic peptide（ANP）は，主に心房細胞に存在する内因性生理活性物質であり，心房の伸展刺激によってより多く放出される．血管壁のANP受容体に結合すると細胞内cGMPが増加し，平滑筋を弛緩させ，血管を拡張する．

腎臓において，ANPは腎血流の増加と糸球体濾過圧の上昇によってGFRを増加させる．また，尿細管に直接作用して Na^+ および水の再吸収を抑制する．

腎作用に加えて，血管平滑筋弛緩作用，レニン・アンジオテンシン系の抑制などを通じて血圧降下作用を示す．これらの作用から，遺伝子組み換えによって生産されたヒトANP（hANP；カルペリチド）が急性心不全時や慢性心不全の急性増悪時に用いられる．

5 尿路結石治療薬

サイアザイド系利尿薬は遠位尿細管において Ca^{2+} 再吸収促進作用を示すので，尿路結石症中もっとも頻度の高いシュウ酸カルシウム結石症と，その原因となる高カルシウム尿症の治療に用いられる．代謝性アシドーシスの是正が高カルシウム尿症の治療につながるため，炭酸水素ナトリウムまたはクエン酸製剤（ウラリットなど）が用いられる．

セルフチェック

A．正しいものには○，間違っているものには×を記せ．

1. 浮腫は血漿の異常な増加と定義される．
2. 代謝性および呼吸性アシドーシスの治療には，炭酸水素ナトリウムが用いられる．
3. デキストラン製剤は血液の膠質浸透圧を保つことによって血漿増量薬として作用する．
4. 炭酸脱水酵素阻害薬は緑内障の治療薬として用いられる．
5. 浸透圧利尿薬は脳浮腫の治療に用いられる．
6. ループ利尿薬は上皮性Na^+チャネルを抑制することによって$NaCl$の再吸収を抑制する．
7. ループ利尿薬は浮腫性疾患治療の第一選択薬として用いられる．
8. 聴力障害はループ利尿薬の大量投与時に起こる特徴的な副作用である．
9. サイアザイド系利尿薬により血中ナトリウム濃度が増加する．
10. サイアザイド系利尿薬はNa^+，Cl^-共輸送体を抑制することによって利尿効果を発揮する．
11. サイアザイド系利尿薬は主に高血圧治療薬として用いられる．
12. サイアザイド系利尿薬は副作用として高カリウム血症を引き起こすことがある．
13. サイアザイド系利尿薬は高カルシウム尿症による腎結石の治療薬として用いられる．
14. カリウム保持性利尿薬は集合管管腔側膜の水チャネルを増加させることによって利尿効果を発揮する．
15. トリアムテレンは上皮性Na^+チャネルを直接抑制することによって利尿効果を発揮する．
16. ADH（バソプレシン）受容体拮抗薬は上皮性Na^+チャネルを抑制することによって利尿効果を発揮する．

抗感染症薬

　病原体が生体に侵入・増殖（感染）して病的症状が現れた状態を感染症 infectious disease という。感染症の治療に用いられる薬を抗感染症薬とよび，生体に寄生した病原菌の殺滅（殺菌作用）あるいは増殖の抑制（静菌作用）を目的に投与される。生体に対しては毒性がなく，病原菌に対しては高い選択毒性 selective toxicity を示すことが期待される。抗感染症薬は原因である病原微生物によって，抗菌薬，抗ウイルス薬，抗真菌薬に分類されている。

1　抗 菌 薬

　化学療法や抗感染症薬という概念は 19 世紀エールリッヒ Ehrlich により提唱され，感染症に対してサルファ剤（スルホンアミド剤）が臨床で使用された。化学療法のさらなる発展はペニシリンが青カビから発見されてからである。その後，ストレプトマイシン（放線菌から発見された）など多数の抗生物質や人工合成された抗菌薬が登場した。「抗生物質」は，微生物が産生し，他の微生物の発育増殖を阻害する抗生作用を有する物質，という意味を持つ。現在ではほとんどすべてが人工合成された抗菌薬であることから，抗生物質という用語は使用されない傾向にあるので，本書では抗菌薬と記載する。

　近年，抗菌薬の不適切な使用から，耐性菌の出現を招き，つねに新しい抗菌薬が求められているのが現状である。抗菌薬の構造を解析して，耐性菌に効果のあるメチシリン，グラム陰性菌に効果のあるアンピシリンが合成されたが，新たな耐性菌の出現という問題をつねに抱えながら現在に至っている。

Ａ　抗菌薬の作用機序

　抗菌薬の作用機序は次のように分けることができる（図 7-1）。①細胞壁合成阻害：細菌は動物細胞と異なり細胞壁 cell wall を有する。細胞壁は細胞内外の浸透圧の差から菌体を保護している。細胞壁の合成を阻害する薬は細菌に選択的に傷害を与える。②細胞膜の障害：細胞膜は動物細胞にもある。細胞膜を障害するものは，選択性が低く副作用の強いものが多い。③蛋白質合成阻害：細菌と動物細胞ではリボソームの構造が異なる。細菌のリボソームに作用し，蛋白質合成を阻害するものも選択毒性が期待できる。④核酸合成阻害：細菌の RNA や DNA の合成を阻害する。a）直接 RNA ポリメラーゼに結合し RNA の合成を阻害する薬物や，b）DNA の超らせんを解消する DNA ジャイレースの活性を阻害し核酸の合成を阻害するものがある。⑤葉酸合成阻害：細菌は核酸合成に必須な葉酸を生合成

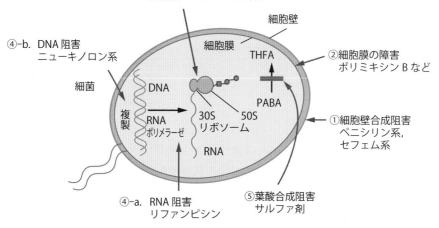

図7-1 抗菌薬の作用点と作用機序
PABA：パラアミノ安息香酸，THFA：テトラヒドロ葉酸
複製：DNA複製にかかわる酵素としてDNAジャイレース（DNAトポイソメラーゼⅡ型）がある．

する．サルファ剤は葉酸の生合成を妨げ，細菌の増殖を抑制する．哺乳動物は葉酸合成能をもたず，葉酸をビタミンとして摂取するので，スルホンアミド系薬物・サルファ剤の影響を受けない．

Ⓑ 抗菌薬の種類

1. 細胞壁合成阻害薬

a. βラクタム系薬

1929年にフレミングFlemingが発見した青カビ *Penicillium notatum* の培養液中に含まれる天然ペニシリンであるペニシリンGは最初に登場した抗生物質（微生物が産生し，他の微生物の発育増殖を阻害する物質）である．βラクタム系薬の基本構造を**図7-2**に示す．共通の4員環構造□がβラクタム環である．隣接する環が5員環ならばペニシリン系薬，6員環ならばセフェム系薬である．

βラクタム系薬の作用機序は細菌の細胞壁合成阻害である．細菌の細胞壁を構成する成分にペプチドグリカンがあり，βラクタム系薬はその合成に働く酵素であるトランスペプチダーゼ（ペニシリン結合蛋白質）に結合してその働きを阻害し，細胞壁合成を阻止する．単細胞生物である細菌では，菌体の固さや形を保つうえで細胞壁が大きな役割を果たしているので，βラクタム系薬により細胞壁の合成がストップすると菌体は破裂し，菌は死滅する．βラクタム系薬は殺菌性の抗菌薬である．細胞壁は宿主である人体細胞にはないので，βラクタム系薬は人に対しては作用を及ぼさず，人への安全性がもっとも高い抗菌薬である．

1) ペニシリン（PC）系薬

各種ペニシリンの特徴を**表7-1**に示した．最初に発見されたペニシリンGはブドウ球菌や連鎖球菌などのグラム陽性球菌やナイセリアなどのグラム陰性球菌，さらに，スピロ

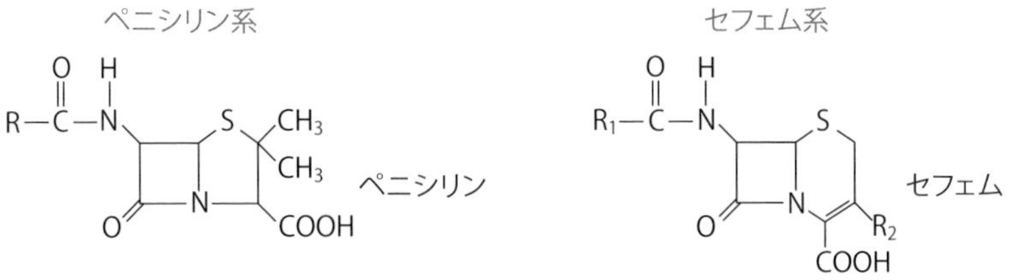

図 7-2　βラクタム系薬の基本構造

表 7-1　ペニシリン系薬の特徴

分類	感受性菌などの特徴
狭域性 ペニシリンG	グラム陽性菌(肺炎球菌, 溶血連鎖球菌), グラム陰性球菌(髄膜炎菌), 破傷風菌, 嫌気性菌に有効
広域性 アンピシリン バカンピシリン アモキシシリン スルタミシリン	狭域性ペニシリン製剤の有効性に加えて, 大腸菌, 赤痢菌, プロテウスに有効. 緑膿菌, セラチア, 耐性ブドウ球菌に無効. アンピシリンのプロドラッグであるバカンピシリンは吸収性に優れる. アモキシシリンはヘリコバクター・ピロリの除菌にも使用される スルタミシリンはアンピシリンとβラクタマーゼ阻害薬のスルバクタムをエステル結合させたもの.
広域性(緑膿菌にも有効) ピペラシリン	広域性ペニシリンの抗菌スペクトルに加えて, 緑膿菌, セラチア, エンテロバクター属など

ヘータなどに強力な抗菌力を有するが, いくつかの欠点がある. ①酸に弱く胃で分解されやすいので経口投与ができない, ②黄色ブドウ球菌をはじめペニシリンに耐性となる菌が出現しやすい. ③グラム陰性桿菌などには無効で, 抗菌スペクトルが狭い. これまでに, これらの欠点を改善するための薬物開発が図られてきた. まず, ①については, 酸に安定で経口投与可能な狭域ペニシリンとしてフェネチシリンなどが開発された. ②については, ペニシリンに対する耐性は, 菌が, βラクタム環を開裂する酵素であるβラクタマーゼ(ペニシリンのβラクタム環を開裂する酵素はペニシリナーゼともいう)を産生し, ペニシリンを失活させる能力を獲得することによる. ペニシリン耐性菌に対する抗菌力をもつペニシリンとして, メチシリンなどのペニシリナーゼ抵抗性ペニシリンが開発された. ③については, 抗菌スペクトルを拡大するための薬物開発がなされてきた. グラム陰性菌では菌体の最外層に外膜があるのが特徴である(図 7-3). アンピシリンやアモキシシリンなどの広域ペニシリンはグラム陰性菌の外膜を通過しペニシリン結合蛋白質との結合部位に到達できるので, 腸内細菌の赤痢菌, プロテウス, 大腸菌などにも抗菌力がある. ピペラシリンはグラム陰性桿菌に対する抗菌スペクトルがさらに拡大されており, 緑膿菌にも効果がある.

　βラクタマーゼに弱いβラクタム系薬にβラクタマーゼ阻害薬を併用すると, βラクタマーゼの作用が抑制されて薬本来の抗菌効果が増強される. たとえば放線菌から発見されたクラブラン酸(βラクタマーゼ阻害薬)とβラクタマーゼに弱いアモキシシリンとを 1:2 に混合しているオーグメンチンや, ピペラシリンにβラクタマーゼ阻害薬タゾバクタムを

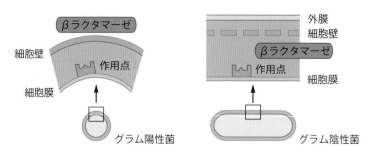

図7-3 グラム陽性・陰性菌における表層構造とβラクタム系薬の作用に影響する因子
作用点：ペプチドグリカン架橋酵素

配合したゾシンなどがある．

経口薬では，吸収を高めた，アンピシリンのプロドラッグであるバカンピシリンなどがある．プロベネシドはペニシリンの腎尿細管からの分泌を抑制し，ペニシリンの血中濃度を高く保つ．

ペニシリン系薬では過敏症（アレルギー反応）が起こることがあり，ときにアナフィラキシーショックを生じる．その他の毒性は少ない．

2）セフェム系薬

セフェム系薬には，セファロスポリン系，セファマイシン系，オキサセフェム系がある．作用機序はペニシリン系薬と同じである．セファロスポリン系薬は，便宜的に第一世代から第四世代に分類されている．第一世代から第四世代に進むにつれて，グラム陰性菌に対するスペクトルの拡大とβラクタマーゼ産生菌に対する抗菌力増強が図られた．しかし，第三世代ではグラム陽性球菌に対する効力がかえって低下することがみられたため，第四世代ではグラム陽性菌と緑膿菌を含むグラム陰性菌両者への有効性増強が図られた．セフェム系の種類と主な特徴を**表7-2，表7-3**にまとめた．

セフェム系抗菌薬はペニシリンと同様に副作用は少ないが，過敏症によるアレルギー反応，ショック，腎毒性などに注意が必要である．

3）カルバペネム系薬

カルバペネム系薬はブドウ球菌，肺炎球菌（ペニシリン耐性肺炎球菌を含む）などのグラム陽性菌から大腸菌，肺炎桿菌，緑膿菌などのグラム陰性菌，バクテロイデスなどの嫌気性菌など，広範囲のスペクトルと強力な殺菌力を示す．カルバペネム系薬は近年増加傾向にある広範囲のβラクタム系薬を分解できるように進化した基質拡張型βラクタマーゼextended spectrum β-lactamase（ESBL）にも安定であるため，ESBL産生菌による感染症にも有効である．

イミペネムは腎臓でdehydropeptidase-Iにより代謝され，この代謝物が腎毒性を示す．また，パニペネムは腎皮質に取り込まれて腎毒性を及ぼす．そこでイミペネム（IPM）と，これの不活化酵素dehydropeptidase-Iに対する阻害薬シラスタチン（CS）の合剤（IPM/CS），パニペネム（PAPM）と腎毒性軽減作用をもつベタミプロン（BP）との合剤（PAPM/BP）が用いられる．非配合薬ではメロペネム（MEPM），ビアペネム（BIPM）やドリペネム（DRPM）などがある．副作用として，急性腎不全，中枢神経毒性（痙攣など）などが報告されている．

表7-2　セファロスポリン系薬の抗菌スペクトル

世代	抗菌力			βラクタマーゼに対する安定性
	グラム陽性菌	グラム陰性菌	緑膿菌	
1	強	弱	無効	不安定
2	やや強	やや強	無効	安定
3	弱	強	有効	比較的安定
4	強	強	有効	比較的安定

表7-3　セフェム系薬の分類と特徴

分類	特徴
注射用第一世代のセファロスポリン系薬 セファロチン（CET），セファゾリン（CEZ）	グラム陽性菌に対する効力は強いが，グラム陰性菌に対する抗菌力は比較的弱い．ペニシリン耐性菌に有効，セファロスポリナーゼにより不活性化
注射用第二世代のセファロスポリン系薬・セファマイシン系薬・オキサセフェム系薬 セフォチアム（CTM），セフメタゾール（CMZ）*，セフミノクス（CMNX），フロモキセフ（FMOX）	第一世代に比べ，グラム陰性菌の大腸菌，肺炎球菌，インフルエンザ菌に対する抗菌スペクトルが拡大した，グラム陽性菌に対する効力はやや低下，緑膿菌には無効 セファロスポリナーゼに安定
注射用第三世代のセファロスポリン系薬 セフォタキシム（CTX），セフォペラゾン（CPZ）*，セフトリアキソン（CTRX），セフタジジム（CAZ），ラタモキセフ（LMOX）	第二世代に有効なグラム陰性菌に対する効果の増強，緑膿菌，セラチア属にも有効 セファロスポリナーゼにきわめて安定 グラム陽性菌に対する抗菌力は第一世代よりも弱い 繁用によりMRSAが出現した
注射用第四世代のセファロスポリン系薬 セフピロム（CPR），セフォゾプラン（CZOP），セフェピム（CFPM）	第三世代の弱点でもあったグラム陽性菌に対する抗菌力を補強した広域スペクトル抗生物質（緑膿菌に有効）
経口系薬 セファレキシン（CEX），セフロキサジン（CXD），セファクロル（CCL），セフジニル（CFDN），セフジトレンピボキシル（CDTR-PI）	いずれも緑膿菌には無効 セフジトレンピボキシルはグラム陽性菌，グラム陰性菌に対する安定した抗菌力をもつ

*はジスルフィラム様作用

b. ホスホマイシン（FOM）

　細胞壁の合成初期を阻害するため，βラクタム系薬と交差耐性がなく，また，体内では安定で代謝を受けない．緑膿菌，変形菌，セラチア属，多剤耐性のブドウ球菌にも有効である．低分子量でヒト血漿蛋白質への結合率が低く分布容積が高い．抗原性が低いことが特徴である．腸管出血性大腸菌（O157など）にも有効である．

c. グリコペプチド薬

　バンコマイシン（VCM），テイコプラニン（TEIC）などがある．作用機序は細胞壁のペプチドグリカン合成阻害であるが作用点はβラクタム系と異なる．骨髄移植時の消化管内殺菌や，偽膜性大腸炎およびMRSA腸炎に優れた抗菌力を示し，耐性化が低い．バンコマイシンはペニシリン耐性肺炎球菌（PRSP）にも適用できる．

表7-4 アミノグリコシド系薬物の分類と特徴

分類	感受性菌などの特徴
抗結核菌感染 ストレプトマイシン(SM) カナマイシン(KM)	結核菌，グラム陰性菌に有効 経口ではほとんど吸収されない．注射では多剤耐性菌，結核菌に有効
緑膿菌感染 ゲンタマイシン(GM)，トブラマイシン(TOB)，ジベカシン(DKB)，アミカシン(AMK)	緑膿菌などのグラム陰性桿菌に強い抗菌力
グラム陰性菌感染 フラジオマイシン(FRM)，リボスタマイシン(RSM)	緑膿菌を除くグラム陰性菌に強い抗菌力
MRSA感染症 アルベカシン(ABK)	MRSAによる肺炎，敗血症

2. 蛋白合成阻害薬

a. アミノグリコシド系薬(AG, アミノ配糖体)

　アミノ基をもつ塩基性の糖で構成される抗菌薬である(**表7-4**).広域性でグラム陽性・グラム陰性菌に対して抗菌作用を示し，殺菌的に働く.作用機序は細菌のリボソーム30Sに働くことによる蛋白質合成の阻害である.アルベカシン(ABK)はMRSAを適応菌種とする.アミノグリコシド系薬は一般に静脈内注射や筋肉注射で用いられる.本剤を経口投与すると腸管からは吸収されないので，腸管感染症の治療に有効である.アミノグリコシド系薬物は副作用として聴覚器障害(第8脳神経障害)と腎障害があるため，第一選択薬として使用される頻度は低いが，βラクタム系薬が耐性菌の発現により無効なときや副作用により使用できないときは重要な役割をもつ.フロセミドなどの利尿薬との併用で腎毒性が増強される.さらに，アミノグリコシド系薬物の特徴としてpostantibiotic effect(PAE)という現象があり，有効濃度のアミノグリコシド系薬物に細菌が短時間接触するだけでも一定時間細菌の増殖が抑制されることが明らかとなった.従来の投与間隔よりも間隔をさらに延長して投与しても有効であることが示唆されている.

b. マクロライド系薬(ML)

　エリスロマイシン(EM)を代表にして巨大環状ラクトン環に糖が結合した構造である.リボソーム50Sと結合して蛋白質合成を阻害し，静菌的に働く.主にグラム陽性菌に効くが，すでに40〜50%が耐性をもっている.マクロライド系薬の特徴は非定型細菌と呼ばれるマイコプラズマ，クラミジア，リケッチアによる感染症治療に有用なことである(**表7-5**).非定型細菌は一般的な細菌とは異なる性質をもつ.マイコプラズマは細胞壁をもたず，クラミジアやリケッチアは宿主細胞内でのみ増殖する.βラクタム系薬は細胞壁合成阻害を作用機序とし，また宿主細胞内への移行力が劣るため非定型細菌には無効である.マイコプラズマ，クラミジア，リケッチアなどの感染症に対してマクロライド系薬を第一選択薬として用いる.マクロライド系薬はレジオネラ菌にも有効である他，カンピロバクターによる下痢やインフルエンザ菌に有効である.嫌気性菌にも作用するので歯科領域でも有用である.近年はマクロライド耐性のマイコプラズマ属の分離頻度が高くなっている.

表7-5　マクロライド系薬物の分類と特徴

分類	感受性菌などの特徴
エリスロマイシン(EM)	14員環ラクトン，基本薬物 グラム陽性菌，マイコプラズマ属，レジオネラ属に強い抗菌力，胃酸で失活 ペニシリン耐性菌にもある程度有効
クラリスロマイシン(CAM)	14員環半合成マクロライド系 抗菌力はエリスロマイシンとほぼ同等，エリスロマイシンより酸に安定で血中濃度は高く，持続性，組織内移行も良好
アジスロマイシン(AZM)	15員環半合成マクロライド系 抗菌力の増強，AZM 500 mg，3日投与で7日持続(1日1回投与)，AZM徐放製剤2g単回投与で7日持続，薬物代謝酵素P-450(CYP3A4)阻害作用 インフルエンザ菌に強い抗菌力
ジョサマイシン(JM)	16員環半合成マクロライド系．耐性を誘導しない

　肺内・肝内濃度は高い場合が多く，細胞内移行性がよいので，呼吸器，胆道感染に有効性を示す．**クラリスロマイシン(CAM)**は，消化性潰瘍をはじめ胃・十二指腸疾患との関連が注目されているヘリコバクター・ピロリに対してアモキシシリン，プロトンポンプ阻害薬との併用で有効である．**アジスロマイシン(AZM)**はトラコーマクラミジアによる尿道炎，子宮頸管炎，骨盤内炎症性疾患，HIV感染者のマイコバクテリウム・アビウムコンプレックス症などに用いられる．近年は，マクロライド系薬の抗菌活性だけでなく，マクロライド系薬が有する免疫修飾作用も注目されている．びまん性汎細気管支炎に対するマクロライド少量長期療法は，日本で開発された治療法である．さらに，肺炎などの呼吸器感染症に対してβラクタム系薬とマクロライド系薬の併用療法の有効性が高いことが証明されている．

　マクロライド系薬の副作用としては，肝障害・消化器障害がある他，急速静注で心停止を起こすことがあるので注意が必要である．

c. テトラサイクリン系薬(TC)

　ドキシサイクリン(DOXY)，ミノサイクリン(MINO)が多く用いられる．テトラサイクリンは転移RNA(tRNA)がリボソームに結合するのを阻害することによって蛋白質合成を阻害し，静菌的に作用する．βラクタム系薬が無効な，リケッチア，マイコプラズマ属，クラミジア属，ビブリオ属(コレラなど)，ブルセラ属などにも有効である．グラム陰性桿菌，MRSAにも一部有効であり，その臨床的価値が再評価されている．バイオテロリズムの病原体(炭疽，ペスト，野兎病)に対しても活性があることも注目されている．半減期が長く，排泄が遅いので投与回数は少なくてよいが，蓄積には注意する．テトラサイクリンはCa^{2+}，Mg^{2+}，Al^{3+}，Fe^{2+}などを含む薬剤・食品とキレートを形成し，吸収が低下するので，本薬剤を牛乳，制酸薬，鉄剤などと併用することは控えるべきである．副作用として，皮膚の光線過敏症，小児での歯の黄染(変色)や骨発達障害がみられる．

d. クロラムフェニコール系薬(CP)

　細菌のリボソーム50Sに結合することによって蛋白質合成を阻害し，静菌作用を示す．適応は腸(パラ)チフス，リケッチア，性病性鼠径リンパ肉腫などに限られる．副作用とし

て骨髄抑制が重要であり，血小板減少症や再生不良性貧血などが出現することがある．新生児では肝臓での解毒機能が未成熟であり，クロラムフェニコールを投与するとクロラムフェニコールの血中濃度が高くなり循環虚脱（グレイ症候群）を起こして死に至ることがある．骨髄抑制を示す可能性のある薬剤（アザチオプリン，インターフェロン-αなど）との併用は禁忌である．

e. ストレプトグラミン系薬

バンコマイシン耐性エンテロコッカス・フェシウム vancomycin-resistant *Enterococcus faecalis*（VREF）に対して強い抗菌活性を示す．キヌプリスチンおよびダルホプリスチンは，いずれも細菌リボソームに作用し蛋白質合成を阻害する．

f. オキサゾリジノン系薬

リボソームの 50S サブユニットに結合し，細菌の蛋白合成を阻害して，菌の増殖を抑制する．代表的な薬剤として，リネゾリド（LZD），テジゾリド（TZD）があり，抗 MRSA 薬として使用されている．臨床で使用されるテジゾリドリン酸エステルは，プロドラッグ（リン酸エステル）であり，投与後，活性を有するテジゾリドに変換される．オキサゾリジノン系薬は耐性菌の発現が予想されるため，安易な使用を避け適正使用が重要である．副作用として骨髄抑制が知られている．

3. 細胞膜障害薬

a. ポリペプチド系薬

ポリペプチド系薬は細胞膜のリン脂質に作用するが，腎毒性，神経毒性が強い．コリスチン（CL），ポリミキシン B（PL-B）がある．

コリスチンとポリミキシン B の構造はアミノ酸 1 分子が異なるだけであり，基本的にその作用機序は同じと考えられている．これらのポリペプチド系薬は，グラム陰性菌の細胞壁の構成成分であるリポ多糖 lipopolysaccharide（LPS，エンドトキシンとも呼ばれる）との親和性も高く，LPS に結合しその作用を中和することが知られている．ポリミキシン B 固定化カラムを用いたエンドトキシン吸着療法は，感染症患者に対してだけではなく，急性呼吸窮迫症候群 acute respiratory distress syndrome（ARDS）や間質性肺炎の急性増悪に対する治療法の一つでもある．

b. 環状リポペプチド系薬

ダプトマイシン（DAP）は MRSA を含むグラム陽性菌に抗菌力を有する．グラム陽性菌の細胞膜に選択的に結合し，細胞内から K^+ を流出させ，細胞膜の脱分極を引き起こし殺菌作用を示す．

4. 核酸合成阻害薬

ニューキノロン系薬，サルファ剤，ST 合剤が臨床で使用されている（**表 7-6**）．

a. ニューキノロン系薬

サルファ剤が耐性菌の出現により使用しにくくなると，ピリドンカルボン酸系化合物のナリジクス酸（キノロン系薬）が最初に開発され，グラム陰性菌による尿路感染症に用いられた．強い殺菌力をもつ抗菌薬で，機序は核酸合成に関与する DNA ジャイレース（DNA 複製時に DNA の超らせん構造を解消する酵素）の阻害である．

表7-6　合成抗菌薬の分類と特徴

分類	感受性菌などの特徴
キノロン系 　ナリジクス酸(NA) 　ピペミド酸(PPA)	尿路感染症に有効 緑膿菌に有効
ニューキノロン系 　ノルフロキサシン(NFLX)，オフロキサシン(OFLX)，レボフロキサシン(LVFX)，シプロフロキサシン(CPFX)	グラム陽性菌，陰性菌に対して広い抗菌スペクトルをもつ．緑膿菌やMRSAに対しても抗菌力を示す．
ST合剤 　(スルファメトキサゾール(S)＋トリメトプリム(T))	大部分のグラム陽性・陰性菌，原虫に有効．腸チフス，赤痢，サルモネラ，トキソプラズマ感染症，ニューモシスチス・カリニ肺炎，ノカルジア症には第一選択薬

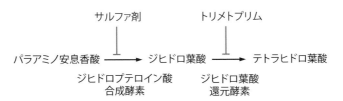

図7-4　サルファ剤とトリメトプリムの作用点
⊣：阻害

　構造中にフッ素を導入したニューキノロン系薬は，グラム陽性菌にも有効で組織移行性が改善した．ノルフロキサシン(NFLX)，オフロキサシン(OFLX)，レボフロキサシン(LVFX)，シタフロキサシン(STFX)，ガレノキサシン(GRNX)などがある．腸管吸収，組織移行がよいので胆嚢，尿路，腸管感染症に加え，呼吸器感染症にも有用である．近年，キノロン系薬に耐性を示す大腸菌やMRSAが増加しており，注意が必要である．

　非ステロイド性抗炎症薬(NSAIDs)との併用で痙攣発作を起こすことがある．アルミニウムやマグネシウムを含む制酸剤，鉄剤，カルシウム製剤との併用で吸収が阻害される．

b. サルファ剤

　1935年，ドーマク Domagk は赤色プロントジルというアゾ色素が連鎖球菌に有効であることを見出した．その後，赤色プロントジルは生体内でスルファニルアミドの形になって作用することが明らかにされた．スルファニルアミドから多数の誘導体が合成され，これらはサルファ剤と呼ばれる．サルファ剤は葉酸合成系に必須な基質であるパラアミノ安息香酸(PABA)に構造が類似しているため，PABAの利用を競合的に妨げ葉酸合成を阻害する（**図7-4**）．葉酸は核酸の原料であるプリンやチミンなどの生合成に必須な補酵素である．哺乳動物は葉酸をビタミンとして摂取し利用するが，細菌では生合成しているので，サルファ剤を用いると細菌の核酸合成が選択的に阻害される．弱い抗菌力と耐性菌の増加，また皮膚粘膜眼(Stevens-Johnson)症候群，血液障害などの重篤な副作用のために，今日では使用が限られている．T細胞やマクロファージに作用してIL-1, 2, 6産生を抑制することから，サラゾスルファピリジン(SASP)は潰瘍性大腸炎，クローン病に有効である．

c．ST 合剤

　　サルファ剤のスルファメトキサゾールとジヒドロ葉酸還元酵素阻害薬のトリメトプリムの 5：1 の配合薬で，ともに細菌の葉酸合成の異なる段階に作用するので相乗効果を示す（**図 7-4**）．腎臓，肺への移行がよく，グラム陰性桿菌，腸チフス，赤痢，サルモネラ，トキソプラズマ感染症などに用いる他，ニューモシスチス肺炎に 2〜3 倍量で有効で，第一選択薬である．

　　サルファ剤はアルブミンとの結合率が高い薬物である．新生児にサルファ剤を投与すると，ビリルビンとアルブミン結合を競合する結果，遊離したビリルビンによる核黄疸が生じる危険性がある．黄疸が強い新生児へのサルファ剤の投与は禁忌である．

Ⓒ 抗菌薬の選択

　　感染症に対する抗菌薬の選択の原則として，①原因菌の検出，②感受性試験，③薬物の体内分布，④副作用の検討をあげることができる．

　　感受性試験とは，原因菌に対してある抗菌薬がどの程度効果を示すかを調べる検査であり，抗菌薬が病原体の発育を抑える最小濃度（最小発育阻止濃度 minimal inhibitory concentration（MIC））を求める．抗菌スペクトルは，この MIC に基づいて薬の各種病原微生物に対する有効範囲を示したものである．

　　抗感染症薬は化学的に構造を変化させると，原型とは異なる抗菌スペクトルを示すことがある．たとえば天然ペニシリン（ペニシリン G）はグラム陽性菌，グラム陰性球菌の一部にしか有効ではないが，合成ペニシリンであるアンピシリンやカルベニシリンでは有効域が拡大した．

1．抗菌薬の併用療法

　　感染症は原因菌にのみ有効な抗菌薬を投与すれば治癒が期待できるので，原則的には単剤しかも抗菌スペクトルの狭い抗菌薬を投与する．それにより菌交代症を起こさないことと，併用による副作用を避けるためである．一方，併用療法は相加あるいは相乗作用を狙って行われるが，安易に行うとかえって薬物間で拮抗作用を引き起こし，効果が減弱する場合もあることを理解しておくべきである．

　　一般に殺菌性の抗菌薬同士の併用は，相加・相乗的に作用し，静菌性の抗菌薬同士の併用は相加的に作用する．殺菌性抗菌薬（βラクタム系薬，アミノグリコシド系薬など）と静菌的抗菌薬（テトラサイクリン系薬，マクロライド系薬など）との併用は拮抗作用を発現する．以下に抗菌薬の併用療法の目的を四つあげ説明する．

a．耐性菌出現の予防

　　抗結核薬は併用療法が基本である．たとえば，肺内空洞病変中にはイソニアジドあるいはリファンピシン耐性菌が存在しており，1 剤だけでは耐性菌が繁殖するからである．併用療法を行うと耐性菌が増殖する可能性は少ないと考えられる．

b．相乗効果を期待

　　相乗効果（増強効果）の例としては，腸球菌の心内膜炎に対するペニシリン系薬（アンピシリン）とアミノグリコシド系薬（ゲンタマイシン）との併用，緑膿菌感染症に対するペニ

シリン系薬とアミノグリコシド系薬の併用，真菌のクリプトコッカス・ネオフォルマンスの髄膜炎に対するフルシトシンとアムホテシリンBの併用などがある．スルファメトキサゾールとトリメトプリムの併用（ST合剤）については，すでに述べた．

c. 複数菌感染症の治療

たとえば腸管穿孔に続発する腹膜炎の原因菌としては，嫌気性のバクテロイデス属と好気性の大腸菌，クレブシエラ属が多く，嫌気性菌にはクリンダマイシンやメトロニダゾールを，大腸菌，クラブシエラ属にはゲンタマイシンを併用することがある．

d. 重症感染症の治療

急性骨髄性白血病の抗悪性腫瘍薬投与により，好中球が激減して高熱を発したとき，第三世代セファロスポリン系薬とアミノグリコシド系薬との併用が用いられることがある．

2. 抗菌薬の予防投与

日本ではウイルスが原因である感冒に対しても細菌の混合感染を予防するためと称して抗菌薬を投与するが，これはまったく根拠がないことで，むしろ耐性菌による肺炎，抗菌薬による薬疹，アナフィラキシーを起こす可能性があるので安易に行うべきではない．内科的予防投与の例としては，たとえば溶血連鎖球菌感染があるとき，リウマチ熱を予防するのにペニシリンの投与が行われている．外科系の周術期感染症予防目的では，たとえば第一世代セフェム系薬を術前1時間〜30分前に投与することが行われる．

3. 抗菌薬の投与時の注意

抗菌薬の主要排泄臓器は腎臓であり，腎排泄型（βラクタム系薬，アミノグリコシド系薬）の場合，腎障害時や高齢者で腎血流の低下があるときには，抗菌薬が蓄積し副作用の発現の危険性が高い．肝臓障害時には肝臓での代謝・排泄が主である薬物（クロラムフェニコール，マクロライド系薬）の血中濃度が上昇しやすく，注意が必要である．

妊娠時の注意点は，初期では胎児死亡および催奇形性，中期では胎児発育不全など，末期では胎児への移行である．通常，ペニシリン系薬，セフェム系薬を第一選択とする．ストレプトマイシンやカナマイシンを妊娠初期に用いると新生児の第8脳神経障害を起こすため禁忌である．テトラサイクリンは先天性白内障を起こすので注意する．マクロライド系薬は一般に低毒性で，妊婦の梅毒，淋菌感染症，クラミジア感染症の治療に用いられる．クロラムフェニコールは胎児死亡の増加，新生児・未熟児のいわゆるグレイ症候群を発生させる．ニューキノロン系薬は乳汁中移行があるので，投与中は授乳させない．副作用については表7-7にまとめた．

4. 耐性菌

グラム陽性菌に対し抗菌力の弱い第三世代セファロスポリン系薬を繁用した結果，急速に増加した多剤耐性黄色ブドウ球菌がメチシリン耐性黄色ブドウ球菌（MRSA）である．MRSAは抗菌薬を結合しないペニシリン結合蛋白質（ペプチドグリカン架橋酵素）を産生する．多くのβラクタム系薬のみならず，アミノグリコシド系薬，マクロライド系薬，テトラサイクリン系薬にも高度耐性で，今日ではキノロン系薬，カルバペネム系薬に対しても耐性のMRSAが増加している．MRSAに対しては，近年バンコマイシンが第一選択薬とし

表7-7 抗菌薬の副作用

薬物		副作用
βラクタム系薬	ペニシリン系薬	過敏症(ショック, 発疹), 腎障害, 偽膜性大腸炎(腸管内で異常増殖した *Clostridium difficile* の産生する毒素による腸炎), Stevens-Johnson 症候群
	セフェム系薬	過敏症(アレルギー症状), 腎障害, ジスルフィラム様作用
アミノグリコシド系薬		第8脳神経障害, 腎障害, 重症筋無力症様症状
マクロライド系薬		肝障害(長期投与)
テトラサイクリン系薬		菌交代症, 歯芽着色(Ca^{2+}キレート), 光線過敏症
クロラムフェニコール		再生不良性貧血(骨髄障害), 新生児の灰白症候群(グレイ症候群)
ホスホマイシン		肝障害, 腎障害
ペプチド系薬		腎障害
グリコペプチド系薬		腎障害, 第8脳神経障害
合成抗菌薬	ニューキノロン系薬	光線過敏症, 中枢神経系症状(頭痛, 痙攣), 横紋筋融解症, 黄疸, 腎不全, 妊婦・小児に禁忌
	サルファ剤	核黄疸, Stevens-Johnson 症候群, 妊婦・小児に禁忌
	ST 合剤	再生不良性貧血, 溶血性貧血, 巨大赤芽球貧血, 無顆粒球症

て繁用された結果, バンコマイシン耐性腸球菌(VRE)が発現し問題となっている. この他, 緑膿菌外膜の薬剤透過性低下による耐性の出現であるイミペネム耐性(多剤耐性)緑膿菌, ペニシリンに対する耐性を獲得し, マクロライド系薬, テトラサイクリン系薬, ニューキノロン系薬にも耐性となった多剤耐性ペニシリン耐性肺炎球菌などの例がある.

抗菌薬の連用は感受性のある菌を死滅させる一方, 抗菌薬に耐性で生き残る菌(すなわち耐性菌)を結果として選別している面もあることを肝に銘じておくべきである.

耐性菌の発現は遺伝的機構や生化学的機構によって説明される. 遺伝的機構としては, 従来感受性のあった菌が突然変異やプラスミドの伝播によって耐性遺伝子を獲得することが重要である. 生化学的な機序としては次の三つがある. ①薬物を不活性化する酵素(βラクタマーゼなど)の産生, ②菌体内の薬物作用点(リボソーム, ペニシリン結合蛋白質, 核酸・蛋白質合成系酵素など)の変化による薬との親和性の低下, ③薬物の菌体内への能動的取り込みの減少, あるいは薬物の菌体からの能動的排出の増強, である. これらの機能が複数出現すると多剤耐性化する.

2 抗結核薬

肺結核の治療は化学療法が基本である. 結核菌に対しては, 単剤による治療ではなく複数の薬剤を組み合わせた併用療法を行う. これは一つの薬物では耐性菌の出現の危険性が大きいからである. 標準的な治療法ではイソニアジド, ストレプトマイシン, リファンピシン, エタンブトール, ピラジナミドのうちの2～3剤の併用で行われる. 組み合わせ方に

ついては標準方式が定められているが，中途半端な治療は治療効果を落とすのみならず多剤耐性菌を誘導することになるので注意が必要である．主な抗結核薬の副作用を**表7-8**に示した．イソニアジドは抗結核薬中もっとも有効な薬物の一つである．結核菌の catalase-peroxidase によりイソニアジドから生成された代謝産物が，結核菌の細胞壁の脂質の合成を阻害して殺菌作用を示す．リファンピシンは RNA ポリメラーゼを阻害して作用するが，イソニアジドについで強力であり殺菌作用を示す．エタンブトールは核酸合成を阻害する．

表7-8　抗結核薬と主な副作用

薬物名	投与法	副作用	用量/日
イソニアジド(INH)	経口	末梢神経炎，肝障害，発疹	0.2〜0.5 g
エタンブトール(EB)	経口	視力障害，肝障害	0.75〜1 g
ストレプトマイシン(SM)	筋注	聴力障害，平衡障害，アレルギー	1 g
リファンピシン(RFP)	経口	肝障害	0.45 g
ピラジナミド(PZA)	経口	肝障害，痛風発作，胃腸障害	1.5〜2 g

③ 抗ウイルス薬

　ウイルスは宿主細胞に感染するが，ウイルス増殖のための代謝系をもたず，感染した宿主細胞を利用してそこで増殖する．このため，抗ウイルス薬を使用した場合，多少とも宿主細胞に影響を及ぼすことは避けられず，ウイルスにのみ選択毒性をもつものは従来少なかった．一方では，ウイルス感染症の克服にはワクチンが効果をあげてきた側面がある．しかしながら，近年 AIDS（後天性免疫不全症候群）を引き起こす HIV 感染者が急増したことで，HIV に有効な抗ウイルス薬の開発が急務となり，それが契機となってウイルス自体およびウイルス感染症の発症に対する基礎的解明が進み，抗ウイルス薬の開発に拍車がかかった．

　ウイルスの増殖機序は，細胞への吸着→進入→脱殻→合成→ウイルス粒子の形成（増殖）→細胞からの放出のステップをとる．抗ウイルス薬を作用機序別に分類して表にまとめた（**表7-9**）．

Ⓐ 抗インフルエンザウイルス薬

　インフルエンザウイルス（RNA ウイルス）は，宿主細胞内に侵入した後，自らが保有する RNA を細胞内へ放出（脱殻）し，ウイルス増殖に必要な遺伝子やタンパク質を合成することで新たなウイルス粒子を作り出し，最終的にウイルスは細胞の外へ放出される．

1. ノイラミニダーゼ阻害薬

　インフルエンザウイルスの宿主細胞からの放出ステップでは，インフルエンザウイルスに結合している宿主細胞膜のノイラミン酸部分をウイルスのノイラミニダーゼで切断することが必要である．オセルタミビル，ザナミビル，ラニナミビル，ペラミビルは A 型および B 型インフルエンザウイルスのノイラミニダーゼ活性を阻害する（**図7-5**）．感染初期に

表 7-9 抗ウイルス薬の作用機序による分類

A 合成以前の段階を阻害する薬物		
宿主細胞内での脱殻を抑制するもの	アマンタジン	A 型インフルエンザの予防および治療．B 型には無効．抗パーキンソン病薬でもある（第 3 章参照）
	リマンタジン	アマンタジンより効果が高い（日本未発売）
B 合成段階を阻害する薬物		
DNA 合成を阻害するもの	イドクスウリジン	単純ヘルペスに点眼液（0.1%），眼軟膏（0.25%）で用いられる（局所療法のみ）
	アデニンアラビノシド（ビダラビン；Ara-A）	シトシンアラビノシドより細胞毒性が弱く，活性半減期が長い．帯状疱疹，単純ヘルペス，B 型肝炎ウイルスに有効
	アシクロビル	単純ヘルペス，水痘帯状疱疹，サイトメガロウイルスに有効 5%軟膏→陰部疱疹，口唇ヘルペス，5%眼軟膏→ヘルペス角膜炎
	ガンシクロビル	サイトメガロウイルスに有効
	レラルモビル	同種造血幹細胞移植患者におけるサイトメガロウイルス感染症の発症抑制
RNA 合成を阻害するもの	ジドブジン	抗 HIV 薬として最初に認可された．逆転写酵素を阻害する
	ジデオキシイノシン	ジドブジンに耐性が生じた場合に使用
	バロキサビル・マルボキシル	抗インフルエンザウイルス薬（キャップ依存性エンドヌクレアーゼ阻害薬）
	ファビピラビル	抗インフルエンザウイルス薬（RNA ポリメラーゼ阻害薬）
C その他		
ノイラミニダーゼ阻害薬（オセルタミビル，ザナミビル，ラニナミビル，ペラミビル）		抗インフルエンザウイルス薬（感染細胞のウイルス放出を抑制）
インターフェロン		ウイルスなどの刺激で白血球・リンパ球が作り出す物質で，感染していない細胞に抵抗性を与え，多種類のウイルス増殖を抑制する．B 型および C 型肝炎に有効
インジナビル，サキナビル，リトナビル		抗 HIV 薬．プロテアーゼ阻害作用

服用すると，A 型および B 型インフルエンザウイルスいずれに対しても有熱期間を短縮する効果が期待できる．ただし，原則として発症して 2 日以内に使用しないと効果は期待できない．小児，未成年者では，本剤服用期間中に異常行動発現の恐れがあるとされており，患者を一人にしない配慮が求められている．

2. アマンタジン，リマンタジン

従来から A 型インフルエンザウイルスに対しては抗パーキンソン病薬のアマンタジンが有効であるとされてきたが，薬剤耐性の観点から現在は使用は推奨されていない．アマンタジンはインフルエンザウイルスの宿主細胞内での脱殻を阻止する（**図 7-5**）．副作用には不眠や言語・歩行障害などがある．

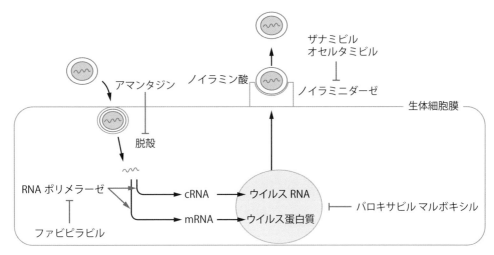

図7-5 抗インフルエンザ薬の作用点
cRNA：complementary RNA（相補的 RNA）．ウイルスを複製するとき，もとの RNA からポリメラーゼにより合成された RNA.

3. RNA 合成阻害薬

a. キャップ依存性エンドヌクレアーゼ阻害薬

　宿主細胞に侵入したインフルエンザウイルスの mRNA の合成には，宿主細胞が保有するキャップ構造をもつ mRNA が素材として利用され，この過程でインフルエンザウイルスのキャップ依存性エンドヌクレアーゼの働きが必要となる．バロキサビル マルボキシルは体内で活性化された後，宿主細胞内でウイルスのキャップ依存性エンドヌクレアーゼを阻害し，ウイルスの mRNA 合成を阻害することで抗ウイルス作用を示す（**図 7-5**）．バロキサビル マルボキシルはウイルス減少作用がノイラミニダーゼ阻害薬と比較して早く，作用が強いのが特徴であるため，臨床では期待が大きい薬剤である．しかし，現時点では薬剤耐性ウイルスの発現などの問題が明らかになっていない．

b. RNA ポリメラーゼ阻害薬

　ファビピラビルはインフルエンザウイルスの RNA ポリメラーゼを阻害する（**図7-5**）．催奇形性がある．本剤は他剤が無効な新型インフルエンザ感染症などに対してのみ，国の判断で投与される．

B 抗ヘルペスウイルス薬

　アシクロビル，プロドラッグのバラシクロビル，ファムシクロビルは DNA ポリメラーゼを阻害する（**図 7-6**）．DNA ウイルスである単純ヘルペスウイルス，帯状疱疹ウイルスなどに有効である．

C 抗サイトメガロウイルス薬

　サイトメガロウイルス感染症ではヘルペスウイルスの一種であるサイトメガロウイルス

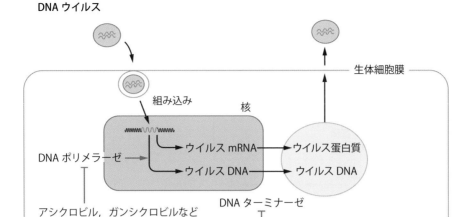

図7-6 DNA ウイルスに対する抗ウイルス薬の作用点

(CMV)の感染により肺炎(サイトメガロウイルス肺炎), 網膜炎(サイトメガロウイルス網膜炎), 胃腸炎, 脳炎などが引き起こされる. サイトメガロウイルス(DNA ウイルス)の増殖には DNA の複製が必要である. ガンシクロビル, プロドラッグのバルガンシクロビル, ホスカルネットはサイトメガロウイルスの DNA ポリメラーゼを阻害する薬剤である. 臓器移植, 悪性腫瘍におけるサイトメガロウイルス感染症に用いるが, ガンシクロビルは, 好中球減少・血小板減少・貧血などの血球に対する副作用, ホスカルネットは急性腎不全, 急性心不全などの副作用に注意が必要である. 近年開発されたレテルモビルは造血幹細胞移植患者における CMV 感染または CMV 感染症の予防に優れた効果を示す. 作用機序は宿主細胞内で複製されたサイトメガロウイルス DNA をウイルスカプシドにパッケージするステップで働く DNA ターミナーゼの阻害である(**図7-6**).

D 抗肝炎ウイルス薬

抗 B 型肝炎ウイルス薬としてはラミブジンがある.

C 型肝炎ウイルスに対しては歴史的には長い間リバビリンがインターフェロンとの併用で用いられてきた. インターフェロンはウイルス感染細胞が作る糖蛋白質で, 抗ウイルス性を発揮するサイトカインの一種であり, ウイルスの mRNA の翻訳過程を阻害する. 今日, C 型肝炎は経口薬で治る時代になっている. C 型肝炎ウイルスの増殖に重要な役割を果たしているウイルス蛋白を直接的に阻害する直接作用型抗ウイルス剤(DAAs：direct acting antivirals)と呼ばれる経口薬が開発され, インターフェロンを用いない治療法(IFN フリー治療法)が可能になった. DAAs 製剤を用いた IFN フリー治療法は, 治療期間も短く, 副作用もほとんどなく, 100%近い著効率を示す. また, 年齢, 性別を問わず, 非常に高いウイルス持続陰性化率を示し, C 型肝炎はほぼ治る時代になっている.

IFN フリー治療法では, C 型肝炎ウイルスのゲノタイプ(遺伝子型)の違いにより DAAs 製剤(経口薬)を使い分ける. ゲノタイプ 1 では, レジパスビル/ソホスブビル配合錠, エル

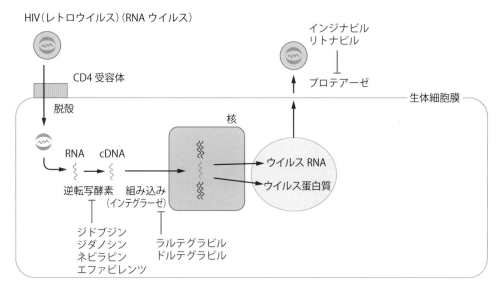

図7-7　AIDS ウイルスに対する抗ウイルス薬の作用点

cDNA：complementary DNA（相補的 DNA）．逆転写酵素により RNA から逆転写されて合成された DNA.

　　バスビル＋グラゾプレビル併用，ダグラタスビル/アスナプレビル/ベクラブビル配合錠，グレカプレビル/ピブレンタスビル配合錠を用いる．ゲノタイプ 2 では，ソホスブビル＋リバビリン併用，グレカプレビル/ピブレンタスビル配合錠，ソホスブビル/レジパスビル配合錠が用いられる．

Ｅ 抗 HIV 薬

　　エイズ AIDS（後天性免疫不全症候群）はレトロウイルスである HIV（human immunodeficiency virus）により発症する感染症である．HIV は CD4 細胞表面の CD4 受容体に結合すると HIV の脱殻が起こり，ウイルス中の RNA や逆転写酵素などが宿主細胞中に放出される．ウイルスの逆転写酵素によりウイルス RNA から DNA が合成され，DNA は宿主細胞の核の DNA 中に HIV の酵素インテグラーゼによって組み込まれる．この DNA 情報に基づいて生成されたウイルス蛋白質やウイルス RNA はウイルス粒子となって CD4 細胞から放出され，最終的に粒子内のプロテアーゼにより HIV が完成する（図 7-7）．

　　現在用いられる主な抗 HIV 薬は核酸系逆転写酵素阻害薬（ジドブジン，ジダノシン，ラミブジンなど），非核酸系逆転写酵素阻害薬（ネビラピン，エファビレンツ，エトラビリンなど），HIV インテグラーゼ阻害薬（ラルテグラビル，ドルテグラビルなど），HIV プロテアーゼ阻害薬（インジナビル，リトナビル，ネルフィナビルなど）である．核酸系逆転写酵素阻害薬は構造が核酸に類似し，逆転写酵素により DNA 鎖に組み込まれることにより，これ以降の酵素作用を阻害する．非核酸系逆転写酵素阻害薬は逆転写酵素に結合し，酵素の立体構造を変化させて酵素活性を低下させる．通常，非核酸系逆転写酵素阻害薬，インテグラーゼ阻害薬，プロテアーゼ阻害薬の中から 1 剤を選び，これに核酸系逆転写酵素阻害薬を併せた 2 剤の併用療法を行う．

4 抗真菌薬

　近年，広域抗菌薬，ステロイド薬，抗悪性腫瘍薬，免疫抑制薬，留置カテーテルなどの使用例，さらにはAIDS患者に代表される細胞性免疫低下症例などで，深在性（内臓）真菌症が問題になっている．感染抵抗力減弱者，免疫不全者では全身性感染となり，診断が困難であるうえに治療は容易ではない．

　臓器の感染による深在性真菌症・全身性真菌症には抗真菌薬の内服か注射による内科的治療を行う．皮膚真菌症には表在性と深在性があり，深在性には内科的治療を行うが，表在性には外用による局所療法が行われる．表7-10に抗真菌薬についてまとめた．

　各抗真菌薬の作用機序としては，アムホテリシンB製剤（AMPH-B，L-AMB）が細胞膜に対する直接障害作用，アゾール系薬が細胞膜のエルゴステロール合成阻害作用，キャンディン系薬が細胞壁合成阻害作用，フルシトシン（5-FC）が核酸合成阻害作用である（図7-8）．

　殺真菌力としてはアムホテリシンB製剤およびキャンディン系薬が強い．

　移行性としてはフルコナゾール（FLCZ），ボリコナゾール（VRCZ），フルシトシン（5-FC）

表7-10　抗真菌薬

分類	薬物名	適応	適応・副作用
ポリエン系	アムホテリシンB	深在性	経口，注射，カンジダ属，アスペルギルス属 副作用：肝障害，腎障害，血液障害
	ナイスタチン	表在性	経口，カンジダ属（消化管）
アゾール系	フルコナゾール	深在性	ホスフルコナゾールはフルコナゾールのプロドラッグ 深在性に使用するものは内服，注射使用の際はP-450阻害による相互作用に注意 副作用：肝障害
	ホスフルコナゾール	深在性	
	イトラコナゾール	深在性・表在性	
	ボリコナゾール	深在性・表在性	
	ポサコナゾール	深在性	
	ミコナゾール	深在性・表在性	
キャンディン系	ミカファンギン	深在性	注射，カンジダ属，アスペルギルス属 副作用：肝障害，血液障害
	カスポファンギン	深在性	注射，カンジダ属，アスペルギルス属
その他	テルビナフィン	深在性・表在性	経口，外用，カンジダ属，白癬属 副作用：肝障害，血液障害
	フルシトシン	深在性	経口，クリプトコックス属，カンジダ属，アスペルギルス属 副作用：肝障害，腎障害，血液障害

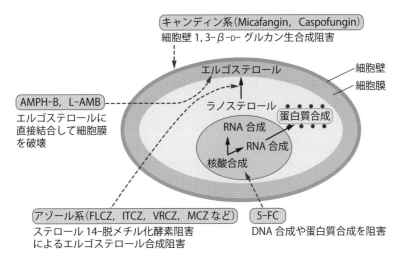

図7-8 真菌細胞における主要抗真菌薬の作用標的

が髄液移行良好であるが，静菌的な薬剤であり使用に注意を要する．アゾール系薬は相互作用が多く，アムホテリシン B 製剤は腎障害その他の副作用に注意が必要である．キャンディン系薬は比較的相互作用・副作用が少ない．

1. ポリエン系抗生物質

アムホテリシン B（AMPH-B）は副作用が強いが，広範な病原真菌にきわめて強い抗真菌活性を有するポリエン系抗真菌薬である．真菌細胞膜のエルゴステロールと不可逆的に結合して，透過性や膜の機能を障害する結果，真菌は細胞内成分の漏出により死に至る．すべての臓器・播種性真菌症の第一選択薬である．消化管吸収が悪く，局所刺激も強いので，主として静注され，消化管内カンジタ症には内服される．副作用として，強い腎障害の他，消化管障害，肝障害，血液障害などが知られている．

最近，アムホテリシン B の幅広い抗菌スペクトルと殺菌力を維持しているが副作用は少ないアムホテリシン B リポソーム製剤 liposomal amphotericin B（L-AMB）が開発され，臨床で使用されている．

2. アゾール系抗真菌薬

アゾール系の合成抗真菌薬は細胞膜の機能の維持に必要なエルゴステロール生合成を阻害する．

a. フルコナゾール（FLCZ）

カンジダ属およびクリプトコックス属に抗真菌活性を示し，これらによる真菌血症，呼吸器真菌症，消化管真菌症，尿路真菌症，真菌髄膜炎の治療に適応を有する．腸管からの吸収が良く，組織移行性も優れる．

b. ホスフルコナゾール（F-FLCZ）

フルコナゾールをリン酸エステル化したプロドラッグの注射薬である．静脈内投与後は生体内でアルカリホスファターゼによりほぼ完全にフルコナゾールに加水分解され薬効を及ぼす．

c. イトラコナゾール(ITCZ)

　イトラコナゾールは組織移行が良好であり，肺，肝臓，腎臓，脂肪など，ほとんどの臓器に対して血中濃度を上回る濃度の薬剤が移行する．ただし，髄液へはほとんど移行しない．抗真菌活性はアスペルギルス属を含む広い範囲に及ぶ．

　イトラコナゾールは，未変化体だけでなくその主要代謝物であるヒドロキシイトラコナゾール(OH-ITCZ)もほぼ同等の抗真菌活性を有する．

d. ボリコナゾール(VRCZ)

　フルコナゾールの有する多くの優れた特徴を保ちながら，フルコナゾールに低感受性あるいは非感受性とされるカンジダ属に対する抗真菌活性が高い．また，今日問題となっているアスペルギルス属，クリプトコックス属，フサリウム属，スケドスポリウム属に対して有効である．

e. ポサコナゾール

　トリアゾール系抗真菌薬の一つでアスペルギルス症，接合菌症に対する効果や予防効果がある．

f. ミコナゾール(MCZ)

　他のアゾール系同様，エルゴステロール合成阻害により抗真菌作用を発揮するが，活性酸素を増加させる作用機序もある．クリプトコックス属，カンジダ属，アスペルギルス属，コクシジオイデス属などに有効である．

3. キャンディン系薬

　作用機序が細胞壁合成阻害であり殺菌的に作用する薬剤であること，腎機能に与える影響が少ないこと，薬剤相互作用が少ないことなどから臨床の現場では繁用されている．

a. ミカファンギン(MCFG)

　カンジダ属およびアスペルギルス属にのみ強い抗真菌活性を示す．カンジダ属，アスペルギルス属による真菌血症，呼吸器真菌症，消化管真菌症に用いる．安全性に優れる．

b. カスポファンギン(CPFG)

　世界で最初に承認されたキャンディン系注射用抗真菌薬である．カンジダ属およびアスペルギルス属に強い抗真菌活性を示し，安全性が高い．トリコスポロン属，クリプトコックス属，接合菌に対しては抗菌作用を示さない．

　フルコナゾール，フルシトシンおよびアムホテリシンBなどの他系統の抗真菌薬に耐性のカンジダ属などに対しても良好な抗真菌活性が期待される．

4. その他

a. テルビナフィン

　新しいタイプのアリルアミン系の皮膚糸状菌に強力な殺真菌作用を示す薬物である．真菌細胞のスクワレンの蓄積，エルゴステロール含量の低下により殺菌作用を示す．

b. フルシトシン(5-FC)

　フッ素をもつピリミジン塩基であり，真菌細胞内で5-FU，ついでF-UMPになり，真菌細胞内のDNA合成を阻害する．耐性が生じやすいが，アムホテリシンBとの併用は有用である．アムホテリシンBは腎毒性が強いので，腎障害を起こしたときはフルシトシンの

表 7-11　主な抗寄生虫薬

	疾患名	薬物名
蠕虫症治療薬	回虫症，鉤虫症，蟯虫症	ピランテル
	鞭虫症	メベンダゾール
	フィラリア症	ジエチルカルバマジン
	糞線虫症，疥癬	イベルメクチン
	肝吸虫症，肺吸虫症，横川吸虫症	プラジカンテル
	包虫症（エキノコックス症）	アルベンダゾール
原虫治療薬	マラリア	キニーネ，メフロキン，プリマキン，アトバコン・プログアニル塩酸塩合錠，アルテメテル・ルメファントリン合錠
	アメーバ赤痢，トリコモナス症	メトロニダゾール，チニダゾール
	アメーバ赤痢	パロモマイシン

血中濃度上昇に注意する．抗悪性腫瘍薬である 5-FU にも変換するため，再生不良性貧血，血小板凝集抑制，消化器障害などが起こる．妊婦には禁忌である．

⑤ 抗寄生虫薬

　　寄生虫は蠕虫（ぜんちゅう）と原虫が主なものである．蠕虫はさらに線虫（回虫，鉤虫（こうちゅう），蟯虫（ぎょうちゅう），糞線虫，アニサキス類など），吸虫（住血吸虫，横川吸虫など），条虫類（広節裂頭条虫，エキノコックス（包虫）など）の 3 群に分けられ，ヒトでは 20 余種の蠕虫症が知られている．一方原虫による疾患では，マラリア，赤痢アメーバ，トリコモナス症，トキソプラズマ症などがみられる．近年，生活様式，特に食生活の変化や海外へ出かける機会が増大したこと，ペットブームなどにより，これまで顧みられなかった人畜共通感染症や輸入感染症などの寄生虫疾患が注目される．
　　抗寄生虫薬は細菌やウイルスに対する化学療法剤とは異なり，ヒト同様の真核生物である寄生虫に対して代謝障害，麻痺，生殖器障害などの効果を及ぼすことにより虫体を殺滅または体外に排泄させるものである．抗寄生虫薬が宿主に全身投与された場合，薬物による宿主への毒性が強く出る可能性が高いので細心の注意が必要である．腸管に寄生する虫体に対して適用される抗寄生虫薬には消化管から吸収されない薬物が用いられる．
　　表 7-11 に主な抗寄生虫薬をまとめた．

抗生作用・抗生物質の発見の流れとその応用範囲の拡大

主な出来事をおよその時系列でまとめてみた.

1. 中国では，2500 年以上前から化膿やおできの治療にカビが生えた豆腐を摺りこんだという記録がある.

2. 1877 年，フランスの微生物学者パスツールとジュベールは，無菌的なフラスコ中で炭疽菌を培養すると活発に増殖するが，フラスコ中に炭疽菌とは別種類の細菌を入れると，炭疽菌の増殖が阻止されることを発見し，これを微生物間の抗生作用(antibiosis)と名付けた.

3. 1928 年，イギリス・ロンドンのセントメアリー病院の医師アレキサンダー・フレミングは，培養されていたブドウ球菌のコロニーが，誤って培地に繁殖した青カビのコロニーの周辺で溶けていることを発見. 青カビが抗菌作用のある物質を分泌していることを確信し，これにペニシリンという名前を付けた.

4. 抗生物質の中から，病原微生物ではなく癌細胞や免疫細胞の活動を抑えるものもみつかった. 1940 年に抗癌薬のアクチノマイシン D が発見され，1970 年代には免疫抑制薬のシクロスポリンが発見された.

5. 2015 年ノーベル生理学医学賞受賞の大村　智博士は長年の研究の中で，土壌中の放線菌から抗寄生虫薬のイベルメクチン，エバーメクチンをはじめとする数々の薬を発見，糞線虫症や疥癬の治療をはじめ熱帯病の撲滅に役立つ数多くの薬の開発に携わった.

セルフチェック

A. 正しいものには○，間違っているものには×を記せ.

1. 細菌の細胞壁合成阻害を作用機序とするペニシリン系薬，セフェム系薬は細菌に対する選択毒性がもっとも高い.
2. セフェム系薬では腎障害が問題となることがあり，利尿薬，アミノ配糖体薬との併用には注意する.
3. アミノグリコシド系薬物の投与経路は，主として静脈内投与である．第8脳神経に強い毒性があり，耐性が得られやすい.
4. マクロライド系薬はペニシリン系薬が無効なマイコプラズマ，クラミジアに有効である.
5. クラリスロマイシンはヘリコバクター・ピロリの除菌に用いられる.
6. クロラムフェニコールは造血器障害を起こす.
7. ST合剤はAIDSのニューモシスチス肺炎にも有効であり，第一選択薬である.
8. ニューキノロン系薬はNSAIDsとの併用で痙攣発作を起こすことがある.
9. ニューキノロン系薬は制酸薬との併用で効果が増大する.
10. バンコマイシンはMRSAに優れた抗菌力を発揮する.
11. 化学療法薬を感染症に使用するには，あらかじめ使用する薬物の抗菌スペクトルを知っている必要がある.
12. 殺菌的抗菌薬と静菌的抗菌薬の作用は相加・相乗的に作用する.
13. アシクロビルは単純ヘルペスウイルス，帯状疱疹ウイルスに有効である.
14. オセルタミビルはインフルエンザウイルスのノイラミニダーゼを選択的に阻害し，早期回復させる.
15. C型肝炎ウイルスの治療には直接作用型抗ウイルス薬(DAAs)が著効を示す.
16. ジダノシンはAIDSの治療薬であり多剤併用療法が行われる.
17. アムホテリシンBは真菌の細胞膜の透過性を障害し死滅させる.

悪性腫瘍の治療には，①外科療法，②放射線療法，③化学療法，④免疫療法などをあげることができる．化学療法は多くの優れた抗悪性腫瘍薬の開発と使用法の改善により，とくに白血病など造血器腫瘍を中心として重要な地位を占めるに至っている．さらに，近年の分子標的薬や免疫チェックポイント阻害薬の登場は，癌の化学療法の有効性を一層強力なものとしている．感染微生物に対する化学療法においては，ヒト細胞と微生物細胞のかなり大きな質的差に基づいて，微生物に特有の作用部位をターゲットとすることができ，副作用のない，あるいは少ない薬物が開発されてきた．しかし，癌細胞と正常細胞との間には質的な差異が少ないため，現在の抗悪性腫瘍薬で癌細胞のみを選択的に消滅させるものは少なく，同時に正常組織・細胞を傷害する場合が多い．とくに抗悪性腫瘍薬は細胞増殖を阻害する薬物が多く，正常細胞のうちでもつねに増殖を行っている骨髄細胞，胃腸管上皮細胞，毛根細胞，生殖細胞などに毒性が強く現れる．したがって，抗悪性腫瘍薬の投与時には副作用に対する十分な配慮が必要となる．

1 作用部位

分裂を行う細胞は，DNA 合成準備期（G_1 期），DNA 合成期（S 期），分裂準備期（G_2 期），分裂期（M 期）に区別され，分裂を行っていない細胞（G_0 期）とは異なっている．ある薬物はこの細胞周期の一部に特異的に作用し（周期特異的薬剤），他の薬物は細胞周期全体をとおして毒性を示す（周期非特異的薬剤）．M 期に特異性を有するものとして，糸状構造物の本体であるチュブリンと結合し，有糸分裂を阻止するビンブラスチンなどがある．DNA の合成を阻害するメトトレキサートなどは S 期に特異的に作用する．一方，細胞周期全体をとおして作用するものにアルキル化薬，抗腫瘍性抗生物質などがある．核酸代謝および細胞周期における主な抗悪性腫瘍薬の作用部位（**図 8-1**，**図 8-2**）を示す．

近年，癌細胞の核酸代謝を直接的に阻害する作用をもつのではなく，癌細胞に特異的に発現する増殖因子や免疫関連の分子を標的とする分子標的薬などの抗悪性腫瘍薬の開発が進み，癌の化学療法で大きな役割を果たすようになってきている．これらの薬物の作用部位については各項目で説明する．

現在用いられる抗悪性腫瘍薬を分類して表に示した（**表 8-1**）．

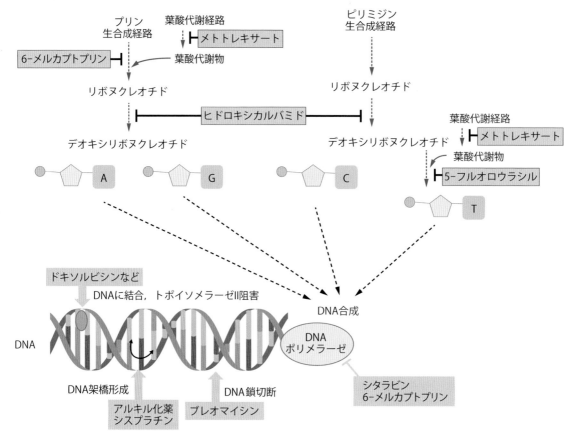

図8-1　核酸代謝と抗悪性腫瘍薬の作用部位

⊣：阻害

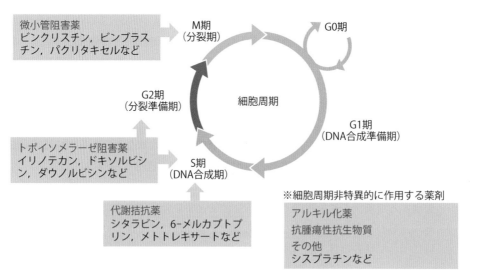

図8-2　細胞周期における抗悪性腫瘍薬の作用

表 8-1　抗悪性腫瘍薬の分類

アルキル化薬	生物学的活性基のアミノ基，カルボキシ基，リン酸基などをアルキル化し細胞の増殖機能を阻害する． シクロホスファミド(CPA)，メルファラン(L-PAM)，ニムスチン(ACNU)
代謝拮抗薬	核酸代謝を阻害することにより癌細胞の増殖を抑制する． メトトレキサート(MTX)，6-メルカプトプリン(6-MP)，アザチオプリン(AZP)，5-フルオロウラシル(5-FU)，シタラビン(Ara-C)
抗腫瘍性抗生物質	DNA 合成阻害もしくは RNA 合成阻害によるものが多い． ダウノルビシン(DNR)，ドキソルビシン(DXR)，マイトマイシン C(MMC)，アクチノマイシン D(ACT-D)，ブレオマイシン(BLM)
微小管阻害薬	細胞分裂を阻害し，RNA 合成も阻害する． ビンクリスチン(VCR)，ビンブラスチン(VLB)，パクリタキセル
ホルモン剤	性ホルモン依存性の腫瘍に対する治療，副腎皮質ステロイド(白血病，悪性リンパ腫など) タモキシフェン，リュープロレリン
分子標的薬	上皮増殖因子受容体や関連する細胞情報伝達機構を阻害する． イマチニブ，ゲフィチニブ，トラスツズマブ 免疫チェックポイント分子を阻害する． ニボルマブ，アベルマブ，イピリムマブ
その他	白金錯体：シスプラチン(CDDP)，酵素：L-アスパラギナーゼ(L-ASP)，トポイソメラーゼ I 阻害薬：イリノテカン(CPT-11)，エトポシド(VP-16)，免疫賦活薬；インターフェロンアルファ(IFN-α)など

2 分　　類

A アルキル化薬

　核酸，アミノ酸などの細胞内分子にアルキル基(一般式 C_nH_{2n+1})を導入することによって，DNA 合成阻害から細胞障害を発現する薬物を総称する．古くは第一次世界大戦中に化学兵器として使用された毒ガスに始まる．多くは1分子の中に複数個のアルキル基を有し，同時に複数個の DNA をアルキル化すると，アルキル化薬による DNA 架橋(クロスリンク)が形成される(図 8-3)．すると癌細胞の中での DNA を鋳型とした DNA 合成ができなくなり，細胞死に至ると考えられている．シクロホスファミドは正常細胞中では酵素反応により不活性物質へ代謝されるが，癌細胞中では非酵素的化学反応により活性物質へと変換され毒性を発揮する(図 8-4)．白血病，非ホジキンリンパ腫や乳癌などに用いられる．シクロホスファミドは癌細胞に対する選択毒性を高めたアルキル化薬であるといえるが，注意すべき副作用に出血性膀胱炎がある．

B 代謝拮抗薬

　代謝拮抗薬はその構造が DNA，RNA の中間代謝物の合成に必要な葉酸や，中間代謝物であるプリン，ピリミジンに類似している．薬は正常な基質と置き変わって腫瘍内酵素に

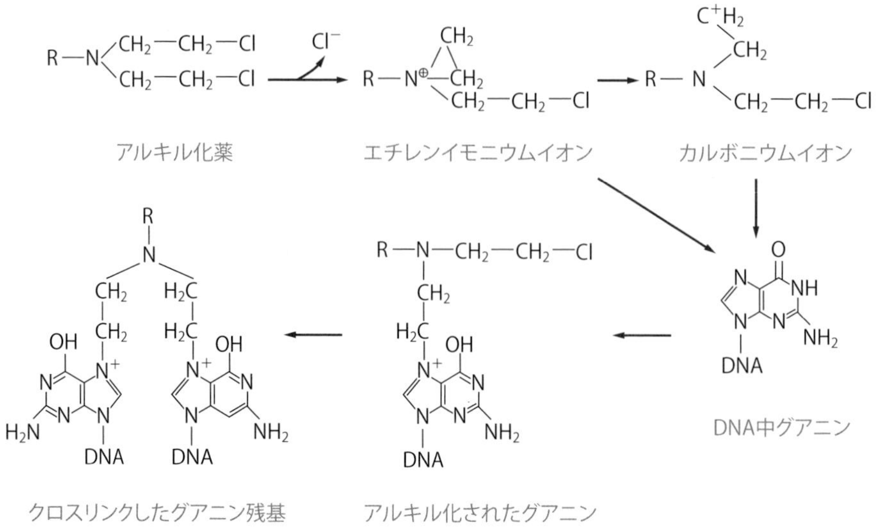

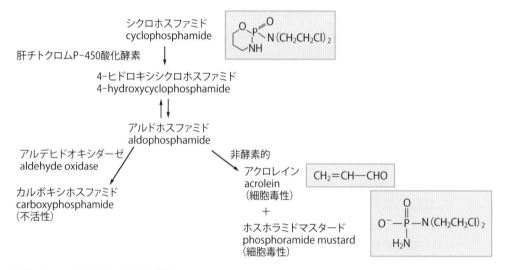

図8-3 アルキル化薬の作用機序
DNA中のグアニンがアルキル化されると，DNA鎖間や鎖内のクロスリンクが生じる.

図8-4 シクロホスファミドの代謝

よって代謝されたりする．その代謝産物や薬物そのものが核酸合成系の酵素を阻害し，
DNA，RNAの生合成を阻害する．代謝拮抗薬には①葉酸拮抗薬：メトトレキサートなど，
②プリン拮抗物質：6-メルカプトプリンなど，③ピリミジン拮抗物質：フルオロピリミジ
ン(5-フルオロウラシルなど)，シトシンアラビノシド(シタラビン)などがある．
　メトトレキサートの化学構造は葉酸に似ており，DNA合成に必須な活性葉酸(テトラヒ
ドロ葉酸)の合成を阻害する．メトトレキサートとフルオロウラシルの作用点を**図8-5**に
示す．メトトレキサートは小児白血病や絨毛癌に，フルオロウラシルは胃癌，結腸直腸癌
など消化器癌に有効である．

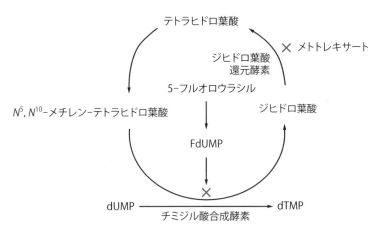

図8-5　チミジル酸合成反応とメトトレキサートおよびフルオロウラシルの作用点
dUMP：デオキシウリジン一リン酸，dTMP：デオキシチミジン一リン酸，
FdUMP：5-フルオロ-2′-デオキシウリジル酸，✕：阻害

メトトレキサートの大量投与を行った場合，正常細胞の DNA 合成を速やかに回復させるために，活性葉酸であるロイコボリンを投与する方法がある（ロイコボリン救援療法）．

C 抗腫瘍性抗生物質

　　微生物が産生した物質の中に抗腫瘍活性を有するものがあることは古くから知られていた．真にその有効性が確認されたのはアクチノマイシンが最初で，アントラサイクリン系の薬物が続き，日本でもマイトマイシン C やブレオマイシンが発見されている．
　　アントラサイクリン系薬物（ドキソルビシン，ダウノルビシンなど）は DNA 分子の塩基対の間に入り込み（インターカレート），トポイソメラーゼⅡ活性を阻害して DNA 鎖を切断し DNA 合成を抑制する．その作用の過程で活性酸素を生じるが，これは細胞膜を傷害し，細胞を死に至らしめる．ドキソルビシンは悪性リンパ腫，乳癌，骨肉腫などに用いられる．心筋細胞はとくに活性酸素で障害をきたしやすく，この系統の薬物の副作用として心毒性は重要である．
　　ブレオマイシンの副作用として，肺線維症がある．

D 微小管阻害薬

　　現在，用いられるものはビンカアルカロイド（植物アルカロイド；ビンクリスチン，ビンブラスチン，ビンデシンなど）とタキサン（パクリタキセル，ドセタキセル）である．ツルニチニチ草の抽出物であるビンカアルカロイドは微小管を構成するチュブリンと結合して重合を阻害し，有糸分裂に必要な紡錘糸の形成を阻害する．ビンクリスチンは白血病や小児腫瘍に用いられ，ビンブラスチンは悪性リンパ腫，絨毛癌に有効である．タキサンは微小管と結合して安定化させ抗腫瘍効果を発揮する．パクリタキセル，ドセタキセルが乳癌や卵巣癌などに用いられる．微小管は細胞分裂における役割以外に，神経線維の軸索輸送や

分泌機能などにも関与している．したがって，微小管阻害薬は強い神経毒性を有する．

E ホルモンとホルモン拮抗薬

　　白血病，悪性リンパ腫には糖質コルチコイドが用いられる．

　　乳癌や前立腺癌にはそれぞれ，女性ホルモンや男性ホルモンに依存して増殖するものがあり，この場合には，性ホルモンあるいは性ホルモン拮抗薬が治療には有効である．乳癌には抗女性ホルモン作用を有する男性ホルモンであるテストステロン製剤や，エストロゲン受容体拮抗薬のタモキシフェンなどが用いられる．前立腺癌に対してはアンドロゲン受容体拮抗薬のフルタミドや抗男性ホルモン作用を有するエストロゲン製剤，プロゲステロン製剤が用いられる．合成 LHRH［黄体形成ホルモン（LH）放出ホルモン，性腺刺激ホルモン放出ホルモン（GnRH）と同義］アゴニストを持続的に用いると下垂体の LHRH 受容体が脱感作されてしまい，LH および卵胞刺激ホルモン（FSH）の分泌抑制が生じるので，性ホルモンの分泌が阻害される．ゴセレリン，リュープロレリンを乳癌や前立腺癌に用いる．

F トポイソメラーゼ阻害薬

　　トポイソメラーゼは DNA 鎖を切断，再結合する酵素である．中国原産の植物，喜樹から抽出されたアルカロイドの誘導体としてイリノテカンが開発された．イリノテカンはトポイソメラーゼ I と結合し DNA 合成を阻害する．大腸癌，直腸癌に用いるが，副作用に下痢がある．ポドフィリンの半合成体であるエトポシドや抗腫瘍性抗生物質のドキソルビシン，ダウノルビシンはトポイソメラーゼ II を阻害する．

G 分子標的薬

　　分子標的薬は，癌細胞に特異的に発現する分子を標的として，これを選択的に抑制し，癌細胞の増殖，浸潤，転移などを抑制する．癌細胞では癌遺伝子の変異あるいは活性化によって細胞増殖に異常をきたしていることがわかっている．代表的な癌遺伝子産物は上皮増殖因子受容体 epidermal growth factor receptor（EGFR），血管内皮増殖因子受容体 vascular endothelial growth factor receptor（VEGFR），そしてこれら増殖因子受容体に連関する情報伝達系構成因子である．EGFR，VEGFR はチロシンキナーゼ活性を内在しており，このチロシンキナーゼ活性化は細胞内情報伝達系を介して癌細胞の異常増殖を引き起こす．血管内皮増殖因子 vascular endothelial growth factor（VEGF）は血管新生を伴う腫瘍の増殖あるいは転移に必須である．

　　数多くの分子標的薬が開発され臨床応用されているが，EGFR に対するモノクローナル抗体と増殖因子受容体に連関するチロシンキナーゼの阻害薬が主なものである（図 8-6）．

　　近年の研究により癌細胞は T 細胞に発現している免疫チェックポイント分子（PD-1，CTLA-4 など）と相互作用することによって，T 細胞の活性化を抑制し，免疫系の攻撃から逃避することが明らかにされた．免疫チェックポイント分子を標的とするモノクローナル抗体は癌細胞による T 細胞の抑制を解除することで抗腫瘍効果を発揮する（図 8-7）．

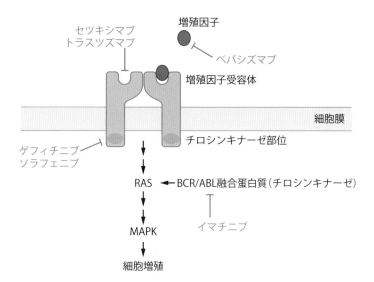

図 8-6　分子標的薬の作用点
上皮増殖因子受容体や血管内皮増殖因子受容体に増殖因子が結合すると
チロシンキナーゼが活性化され，RAS，MAPK（mitogen-activated protein
kinase）系シグナル伝達機構を介して細胞増殖が刺激される．癌細胞では
このシグナル伝達系が過剰になっている．
├──は薬物による阻害部位を示す．

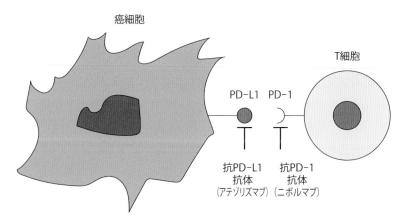

図 8-7　免疫チェックポイント阻害薬の作用機序
T 細胞上に発現する免疫チェックポイント受容体の PD-1 が癌細胞表面のリガンド
PD-L1 を結合すると T 細胞の活性化が抑制される．抗 PD-1 抗体，抗 PD-L1 抗体は
癌細胞による T 細胞の不活化を解除し，抗腫瘍効果を発揮する．
PD-1：programmed cell death-1
PD-L1：PD-1 ligand 1
├──は薬物による阻害部位を示す．

1．モノクローナル抗体

a．セツキシマブ

　　EGFR に対するモノクローナル抗体であり，大腸癌，直腸癌，頭頸部癌などに用いられる．

b. トラスツズマブ

乳癌で過剰発現するヒト上皮増殖因子受容体 2 型 human epidermal growth factor receptor type 2（HER2）に対するモノクローナル抗体である．

c. リツキシマブ

B 細胞表面の分化抗原 CD20 に対する抗体であり，B 細胞性非ホジキンリンパ腫に用いる．

d. ベバシズマブ

VEGF に対するモノクローナル抗体であり，大腸癌，乳癌，非小細胞肺癌などに用いられる．

2. チロシンキナーゼ阻害薬

a. イマチニブ

慢性骨髄性白血病では，第 9 染色体と第 22 染色体の相互転座によってできたフィラデルフィア染色体が BCR/ABL 融合蛋白質を産生する．BCR/ABL 融合蛋白質はチロシンキナーゼ活性を有し，白血病の発症にかかわっている．イマチニブは BCR/ABL チロシンキナーゼを阻害する．

b. ゲフィチニブ

EGFR に内在するチロシンキナーゼを阻害する薬物であり，非小細胞肺癌に用いられる．副作用として間質性肺炎がある．

c. ソラフェニブ

VEGFR に内在するチロシンキナーゼを阻害する．腎細胞癌，肝細胞癌に用いられる．

3. 免疫チェックポイント阻害薬

a. ニボルマブ，ペムブロリズマブ，アベルマブ，アテゾリズマブ

PD-1 阻害薬であり，T 細胞上の PD-1 に結合してがん細胞や抗原提示細胞に発現した PD-L1 や PD-L2 との結合を阻害することで，T 細胞の活性化を維持し，抗腫瘍効果を回復させる（図 8-7）．ニボルマブ，ペムブロリズマブは抗 PD-1 抗体であり，アベルマブ，アテゾリズマブは抗 PD-L1 抗体である．

b. イピリムマブ

CTLA-4 阻害薬であり，活性化 T 細胞や制御性 T 細胞上に発現した CTLA-4 と抗原提示細胞上の B7（CD80/CD86）との結合を阻害することで T 細胞を再活性化する．

（H その 他

a. L-アスパラギナーゼ

L-アスパラギナーゼは急性白血病，悪性リンパ腫などに用いられる．L-アスパラギナーゼはアスパラギンを分解するので，細胞外のアスパラギンをその増殖に必要とする腫瘍細胞に有効である．

b. シスプラチン

シスプラチンはその化学構造の中に白金を含んでいる．シスプラチンの作用機序はアルキル化薬に類似しており，睾丸腫瘍，卵巣癌を含む広い抗腫瘍スペクトルを有する．副作

用として強い悪心, 嘔吐が出ることがある. 腎障害を引き起こすことがあるので注意が必要である.

c. インターフェロン

インターフェロンアルファ(IFN-α)は腎癌や多発性骨髄腫に, インターフェロンベータ(IFN-β)は脳腫瘍や皮膚悪性黒色腫に, インターフェロンガンマ(IFN-γ)は腎癌に有効性が認められている.

3 抗悪性腫瘍薬の使い方

A 多剤併用療法

一般に, 抗悪性腫瘍薬の投与法は, 単一薬剤の投与より多剤併用療法が行われる場合が圧倒的に多い. その理由として癌細胞の感受性が単一でないこと, 副作用を分散できること, 薬剤耐性を遅延させられることなどがある.

B P-糖蛋白質と薬剤耐性

抗悪性腫瘍薬が効かなくなる(耐性を獲得する)メカニズムとして, ①癌細胞への取り込みの低下, ②癌細胞内での解毒機構の亢進, ③標的分子の変化, ④細胞外へのくみ出し機構(ポンプ作用)の亢進などが考えられている. とくに薬物のくみ出しポンプとして, ATPをエネルギー源として多種の抗悪性腫瘍薬を細胞の外へくみ出して効かなくするものとしてP-糖蛋白質(multidrug-resistance type 1(MDR1)トランスポーター)が重要な役割を果たしている.

セルフチェック

A. 正しいものには〇，間違っているものには×を記せ

1. 抗悪性腫瘍薬は常に増殖をしている骨髄細胞，胃腸管上皮細胞，毛根細胞，生殖細胞などに毒性が強くでる
2. メトトレキサートは葉酸に似た化学構造を有し，癌細胞の核酸合成を阻害する
3. アントラサイクリン系の副作用として心毒性がある
4. ブレオマイシンは副作用として肺線維症がある
5. タキサン系抗がん剤の副作用として神経毒性がある
6. LHRH アゴニストは前立腺癌に用いられる

B. 抗癌薬による骨髄機能抑制症状はどれか.

1. 嘔吐
2. 脱毛
3. 下痢
4. 歯肉出血

C. 抗癌薬の副作用（有害事象）である骨髄抑制を示しているのはどれか.

1. 嘔吐
2. 下痢
3. 神経障害
4. 白血球減少

D. 癌化学療法による白血球減少症に対して用いるのはどれか.

1. エリスロポエチン
2. コロニー刺激因子
3. インターフェロン
4. インターロイキン

E. 悪心・嘔吐が強く出現する抗悪性腫瘍薬はどれか.

1. シスプラチン
2. ブスルファン
3. ブレオマイシン
4. ビンクリスチン

アクティブラーニング

1. 抗悪性腫瘍薬の重要な副作用を整理しよう

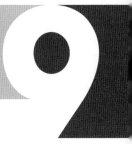

抗炎症薬，免疫関連薬

1 生体防御反応（炎症と免疫）と生体警告反応（痛み）

　生体防御機構 host defense mechanism は，生物が外来の有害物質や自己由来の不要成分を処理し，恒常性や独立性を維持し続けるしくみをさす．生体防御機構は非特異的防御機構と特異的防御機構よりなりたち，前者は好中球，マクロファージ macrophage といった貪食細胞やナチュラルキラー細胞などによる異物の処理が中心となり，一方，後者は非自己の認識（抗原決定基）に基づくリンパ球 lymphocyte からの抗体産生（液性免疫）や細胞傷害性T細胞による細胞破壊（細胞性免疫）を中心とした異物排除機構である（**表9-1**）．炎症 inflammation とはまさにここでいう生体防御機構の過程で生じる生体の反応そのものである．

　われわれは炎症発現時など身体にとって有害な刺激や傷害（ストレス）が加わったとき，それらの刺激を受け取り，痛みとして感じる．痛みは生体の異常を脳に伝えるいわば生体警告系とみなすことができる．このように，生体防御機構の中心を担う炎症と生体警告系である痛みはわれわれの生命活動維持に必須な機構であるが，これが過度に発現するとき，それは苦痛以外の何者でもなくなる．ここに痛みを緩和する薬物（鎮痛薬）や過度の炎症を鎮める抗炎症薬の存在意義がある．

　免疫系において，異物の認識がうまくいかずに異常な抗体を作ったり，抗原抗体複合体が組織に沈着したりして起こる病気を免疫病といい，また自己の成分に対して抗体（自己抗体）を作って生じる病態を自己免疫疾患と呼んでいる．免疫異常によって起こる病的状態をアレルギーと呼ぶ（本章 ⑤ 抗アレルギー薬参照）．免疫療法としては，免疫の増強を図る場合（免疫不全，悪性腫瘍，重症感染など）と，免疫抑制を図る場合（自己免疫疾患，臓器移植など）とに分けられる．免疫の増強を図る場合には，たとえば抗体を投与する受動免疫と，自己の免疫機構を刺激して抵抗力を増強する能動免疫とがある．

表9-1　免疫機能

体液性免疫	リンパ球のうちB細胞は，骨髄内で分化し，抗原にあってプラズマ細胞になり，抗体を産生する．抗体は免疫グロブリンに属し，次の5種類がある． 免疫グロブリン：IgG，IgM，IgA，IgD，IgE
細胞性免疫	骨髄由来のリンパ球が胸腺で分化してT細胞となる．T細胞はB細胞に作用して抗体産生を促したり，抑制したりする．また，直接他の細胞を傷害することもある（細胞傷害性T細胞）．
単球の働き	リンパ球と同様骨髄由来の細胞で，組織内でマクロファージになる．マクロファージは抗原を貪食処理しその情報をB細胞とT細胞に伝達し，抗体産生につなげる．また，マクロファージは抗原抗体複合体を貪食する働きももつ．

2 生体防御に関係する生体内活性物質

Ａ ヒスタミン

1. 分布と受容体

　　ヒスタミンは大部分が肥満細胞中にあるが，胃壁のクロム親和性細胞中にも存在する．中枢神経系にはヒスタミン作動性線維があることが明らかになっている．ヒスタミンはアミノ酸であるヒスチジンがヒスチジン脱炭酸酵素によって炭酸ガスを失い生成されるアミンである．生成された後は，肥満細胞や好塩基球内の顆粒中に貯蔵される．

　　ヒスタミンは細胞膜上のヒスタミン受容体に結合して生理活性を現す．主たる作用はH_1とH_2受容体を介する（**表9-2**）．

　　Ｉ型アレルギー反応（**図9-10**参照）では，ヒスタミンが中心的役割を演じる．この作用が顕著にみられるのは気管支と血管の平滑筋である（気管支喘息，蕁麻疹；H_1受容体）．一方，胃では，ガストリン分泌細胞から遊離されたガストリンや迷走神経から遊離されるアセチルコリンが胃壁のヒスタミン産生細胞からヒスタミンを遊離させ，壁細胞からの胃酸の分泌を起こす（H_2受容体）．

2. 生理作用

　　ヒスタミンは細胞膜に存在する受容体に結合することによって生理活性を現すが，その受容体は少なくともH_1，H_2，H_3受容体の3種ある．

a. ヒスタミンのH_1受容体を介する作用

　　血管：細動脈，細静脈の拡張と細静脈における透過性の亢進が起こる．この血管拡張作用は，血管内皮細胞から内皮由来弛緩因子（NO，PGI_2）が遊離して血管平滑筋を弛緩させることによる．全身投与では血圧の下降を生じる．

　　平滑筋：腸管，気管支の平滑筋を収縮させる．この作用はモルモット気管支筋に対しとくに著明である．気道過敏症の診断にヒスタミンの吸入による発作の誘発試験を行う．

　　痛覚神経終末：知覚神経を刺激して強いかゆみ，あるいは量によっては疼痛を生じる．

表9-2　ヒスタミン受容体

受容体サブタイプ	H_1受容体	H_2受容体	H_3受容体
カップルするG蛋白質	$G_{q/11}$	G_s	$G_{i/o}$
作動薬	2-メチルヒスタミン	4-メチルヒスタミン	(R)-α-メチルヒスタミン
拮抗薬	メピラミン ジフェンヒドラミン	シメチジン ラニチジン	チオペラミド
細胞内情報伝達系	IP_3/DAG，Ca^{2+}増加	cAMP増加	Ca^{2+}流入抑制，MAPキナーゼ増強
局在	平滑筋，血管内皮細胞，神経終末，脳	胃，心臓，肥満細胞，脳	脳（前シプナス），腸

MAP：mitogen-activated protein，　キナーゼ：リン酸化酵素

表 9-3　ヒスタミンの各臓器に対する作用

組織		H_1 作用	H_2 作用	組織		H_1 作用	H_2 作用
胃			胃酸・ペプシン分泌促進	末梢神経	知覚	かゆみ，疼痛	
平滑筋	腸管	収縮	弛緩	中枢神経	全般	興奮性，全般的に脳を調節	
	気管支	収縮	弛緩		ACTH	分泌促進	
	子宮	収縮	弛緩		PLC	分泌促進	
血管	細動脈	拡張	拡張		ADH	分泌促進	
	細静脈	拡張透過性亢進	拡張		血圧	上昇	
心臓		房室伝導遅延	陽性変力作用陽性変時作用		体温	上昇	下降？

ACTH：副腎皮質刺激ホルモン，PLC：プロラクチン，ADH：抗利尿ホルモン

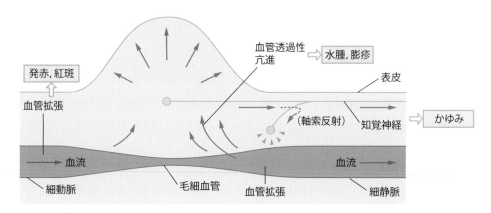

図 9-1　ヒスタミンの三重反応

b. ヒスタミンの H_2 受容体を介する作用

　胃：粘膜に存在する H^+, K^+-ATPase（プロトンポンプ）を最終的に活性化して，胃酸の分泌を促進する（第 12 章 **図 12-2**）．

　心臓：陽性変力作用（心筋収縮力増強）と陽性変時作用（心拍数増加）がみられる．

　血管：血管拡張作用がみられる．

　これらヒスタミンの作用を**表 9-3**にまとめた．

c. ヒスタミンの H_3 受容体を介する作用

　ヒスタミン作動性神経におけるヒスタミンの合成および遊離を抑制する．いわゆる前シナプス性に働くネガティブフィードバックを起こす受容体である．

d. ヒスタミンの三重反応

　ヒトの皮内にヒスタミンを注射すると，注射部位とその周辺に有名なヒスタミンの三重反応（発赤，膨疹，周囲の紅斑）が観察される（**図 9-1**）．発赤は血管拡張反応を反映している．紅斑は発赤の周囲に現れ，これはヒスタミン刺激で誘発された神経の軸索反射の結果生じる血管拡張反応による．膨疹は血管透過性の亢進により形成される浮腫である．ヒス

表9-4　H₁ 受容体拮抗薬の分類と代表的薬物

分類	X 置換基	薬物
古典的 H₁ 受容体拮抗薬		
エタノールアミン系誘導体	O	ジフェンヒドラミン，ジメンヒドリナート
エチレンジアミン誘導体	N	トリペレナミン，メピラミン，ピクラミン
プロピルアミン誘導体	C	クロルフェニラミン(D体はL体より10倍強力)
ピペラジン誘導体	N	メクリジン，ホモクロルシクリジン
フェノチアジン誘導体	N	プロメタジン
第二世代 H₁ 受容体拮抗薬		
非鎮静作用		メキタジン，エピナスチン，エバスチン
抗アレルギー性 H₁ 受容体拮抗薬		
抗ヒスタミン薬にはケミカ		ケトチフェン，セチリジン，クロモグリク酸
ルメディエーター遊離抑制		ナトリウム
があるものもある		

$$\begin{matrix} R_1 \\ R_2 \end{matrix} > X-CH_2-CH_2-N < \begin{matrix} R_3 \\ R_4 \end{matrix}$$

古典的 H₁ 受容体拮抗薬のほとんどは脂溶性である．

タミンの三重反応はアレルギーの一症状である蕁麻疹を説明している．この反応は H₁ 受容体拮抗薬によってほぼ消失するが，H₂ 受容体の関与も一部ある．

3. 抗ヒスタミン薬

　ヒスタミン受容体においてヒスタミンの作用を競合的に遮断する薬物で，H₁ 受容体拮抗薬と H₂ 受容体拮抗薬とがある．抗アレルギー薬として利用されるのは H₁ 受容体拮抗薬である．

a. H₁ 受容体拮抗薬

　特徴のあるアミン構造をもち，ほとんどすべてが脂溶性である（**表 9-4**）．

　1）薬理作用

　H₁ 受容体拮抗作用：H₁ 受容体で可逆的・競合的拮抗作用を示す．すなわち，気管支，腸管平滑筋の収縮を抑制し，血管の拡張や血管透過性の亢進を抑制する．神経終末の興奮も抑える．

　中枢神経抑制作用：中枢神経作用を非特異的に抑制し，鎮静・催眠作用が現れる．また，乗り物酔いによる悪心，嘔吐の予防効果がある．

　2）臨床応用と副作用

　種々のアレルギー疾患の治療，とくにアレルギー性鼻炎，蕁麻疹，血管性浮腫などに使用する．その他，乗り物酔いの悪心，嘔吐にも使用する．喘息ではヒスタミン以外の種々のメディエーターが関与しているので有効ではない．

　副作用としては，中枢神経系の抑制による鎮静・催眠作用と，抗アセチルコリン作用に伴う口渇，尿閉などの副作用がある．

b. 第二世代 H₁ 受容体拮抗薬とヒスタミン遊離阻害薬

　近年，眠気のような中枢神経系の副作用を減弱させるために，血液-脳関門を通過しない H₁ 受容体拮抗薬が開発された．その代表例はメキタジン，エピナスチンである．また，純粋なヒスタミン拮抗薬ではないが，ヒスタミン遊離阻害薬は抗原抗体反応によって生じる肥満細胞の脱顆粒を抑制するため，ヒスタミン遊離が起こらずアレルギー反応の予防効果

がある．ケトチフェン，クロモグリク酸ナトリウムが代表的な薬物である．

c. H$_2$ 受容体拮抗薬

第 12 章 ③ 消化性潰瘍治療薬を参照のこと．

B カリクレイン・キニン系

1. 生成と受容体

　　キニン系は，血漿中に存在するキニノゲンに酵素カリクレイン（組織（腺性）カリクレインと血漿カリクレインの 2 種ある）が作用して**図 9-2** のように遊離してくるペプチドである．血中の主要なキニンは**ブラジキニン**である．カリジンはブラジキニンの N 末端側にリジンが結合した Lys-bradykinin である．カリジンはアミノペプチダーゼによりブラジキニンに変換される．キニンの生成は組織傷害，アレルギー反応などで惹起される．生成した 2 種のキニン（ブラジキニン，カリジン）は，キニナーゼ I あるいは II の作用を受けて不活性型のペプチドに分解される．キニナーゼ II はアンジオテンシン変換酵素と同一の蛋白質である．

　　キニンの作用は細胞膜上の 2 種の受容体 B$_1$，B$_2$ を介して発現するが，組織損傷や炎症といった病態生理学的刺激に主要な役割を演ずるのは B$_1$ 受容体であり，組織傷害時などに増加する．B$_2$ 受容体はほとんどの正常組織に存在し，非炎症時下のキニンの作用の大部分を仲介する．また，ブラジキニンは，B$_2$ 受容体を介して血管内皮細胞から NO やプロスタグランジン（PG）I$_2$ を遊離させて，間接的に血管拡張作用を有する．

2. 生理・薬理作用

　　ブラジキニンは知覚神経を刺激し，脊髄後根においてサブスタンス P などを遊離させ発痛を引き起こす．

　　末梢細動脈の拡張を引き起こし血圧低下を生じる．これは細動脈平滑筋への直接作用と血管内皮細胞からの NO やプロスタグランジン I$_2$ などの遊離を介するものである．キニンは細動脈の拡張に加えて静脈の収縮，毛細血管の透過性亢進により血管内より組織への血漿の漏出，すなわち浮腫を起こす．

　　アンジオテンシン変換酵素阻害薬は血中ブラジキニン濃度を増加させるのでこれが血圧

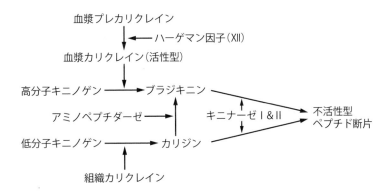

図 9-2　キニンの生成と分解

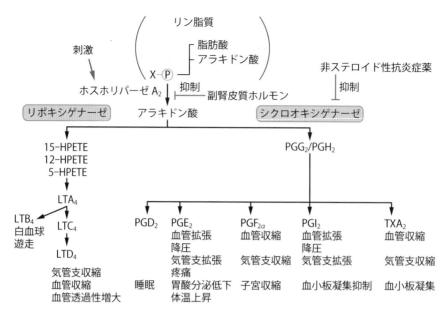

図9-3 アラキドン酸代謝産物とその作用

各種プロスタグランジンの表示：PG □□←側鎖二重結合の数の表示
　　　　　　　　　　　　　　　↑
　　　　　　　　　　5員環の構造による分類

降下作用に貢献するとともに，副作用の咳の原因となる．
　キニンは大部分の内臓平滑筋の収縮を起こす．

3. 薬　物

　キニン受容体拮抗薬が開発されれば抗炎症薬，鎮痛薬として有用であろうが，現在のところ広く臨床応用されているものはない．

C エイコサノイド

1. 生成と受容体

　プロスタグランジン prostaglandin（PG）は炭素数20個，二重結合4個の不飽和脂肪酸であるアラキドン酸から生成される一群の物質である．プロスタグランジンと異なった生理活性を示すトロンボキサン thromboxane（TX），ロイコトリエン leukotriene（LT）などもアラキドン酸を共通の前駆物質として生成され，これらの物質を総称してエイコサノイドという（エイコサ eicosa-は炭素数20を意味する）．エイコサノイドは生体内のほぼすべての組織に分布するが，各細胞はそれぞれの機能に合致した1～2種類のエイコサノイドを産生する．エイコサノイド生成で重要な役割を果たす酵素はホスホリパーゼA_2，シクロオキシゲナーゼ cyclooxygenase（COX），リポキシゲナーゼなどである（図9-3）．プロスタグランジン類は細胞内に貯蔵されず，刺激が産生細胞に起こるとホスホリパーゼA_2活性が高まり，PG，TX，LTの産生・遊離が亢進する．
　エイコサノイドの種類と作用を**図9-3**にまとめた．

表9-5　エイコサノイド受容体

受容体 サブタイプ	エイコサノイドの種類	細胞内情報伝達系
DP	プロスタグランジン D_2	cAMP 増加
EP_1	プロスタグランジン E_2	IP_3/DAG
EP_2	プロスタグランジン E_2	cAMP 増加
EP_3	プロスタグランジン E_2	cAMP 増加/減少, IP_3/DAG
EP_4	プロスタグランジン E_2	cAMP 増加
FP	プロスタグランジン $F_{2\alpha}$	IP_3/DAG
IP	プロスタグランジン I_2	cAMP 増加
TP	トロンボキサン A_2	IP_3/DAG
BLT	ロイコトリエン B_4	IP_3/DAG, cAMP 減少
$CysLT_1$	ロイコトリエン D_4/C_4	IP_3/DAG
$CysLT_2$	ロイコトリエン C_4	IP_3/DAG

　各エイコサノイドは産生された細胞から放出された後，それ自身あるいは近傍の細胞の細胞膜表面に存在するそれぞれに特異的な膜7回貫通型受容体を介して，GTP と共役して作用する（**表9-5**）．エイコサノイドは多様な受容体-細胞内情報伝達系を有し，その生理作用も血管拡張，白血球遊走，発熱，痛み，気管支平滑筋の収縮，血小板凝集など多彩であるが，病的側面としては，炎症，アレルギー，血栓症などの発症にかかわっている．

2. 生理作用

　エイコサノイドの主要な生理作用をまとめた．

　平滑筋：TXA_2，$PGF_{2\alpha}$ は強力な血管収縮作用を有する．消化管や気管の平滑筋に対しても $PGF_{2\alpha}$ は収縮性に働く．一方，PGE_2，PGE_1，PGI_2 は血管拡張作用を及ぼす．PGI_2 は気道の平滑筋を弛緩させる．PGE_2，PGI_2 は胎児の動脈管（ボタロ管）の開存を維持している．

　血管透過性：PGE_2，PGI_2，LTC_4，LTD_4 には亢進作用がある．さらにまた，ブラジキニン，ヒスタミンと併用するとその効果を増強する．

　血小板：TXA_2 は強い凝集作用を示すが，PGI_2 は逆に凝集抑制作用をもっている．

　白血球遊走作用：LTB_4 が強い作用をもつ．

　胃：PGE_2，PGE_1 は胃酸分泌抑制作用，胃壁防御作用があり抗潰瘍作用がある．非ステロイド性抗炎症薬の投与により PGE_2，PGE_1 産生が障害されると，胃酸分泌が亢進し消化性潰瘍の原因になる．

　神経系：PGD_2 は中枢性に，体温，睡眠の調節，痛覚に関与する．PGE_2 も体温上昇，痛覚認識に関与する．プロスタグランジンはブラジキニンの発痛作用を著しく増強する．

　生殖系：精液中に子宮平滑筋を収縮させる物質があることがプロスタグランジンの発見につながった．卵胞内での $PGF_{2\alpha}$ や PGE_2 は排卵を起こす．$PGF_{2\alpha}$ は子宮体部筋を収縮，PGE_2 は子宮頸部を弛緩させ，胎児の娩出を促進する．

　腎機能：PGE_2 や PGI_2 はレニン分泌を促進する．

　免疫：プロスタグランジンは T 細胞，B 細胞の機能を抑制する．臨床的には移植片の生着を促進するのに利用される．

表9-6　医薬品として利用される合成プロスタグランジン類

薬物	生理作用	臨床応用
PGE$_2$, PGF$_{2\alpha}$ 誘導体	子宮筋収縮	陣痛発来，分娩誘発
PGE$_1$ 誘導体	血管拡張，血小板凝集抑制，胃酸分泌抑制，胃粘膜保護	末梢循環障害 消化性潰瘍
PGI$_2$ 誘導体	血管拡張	末梢循環不全，肺高血圧症

3．病理的側面への関与

　　血小板凝集および血栓症：出血時には血小板からプロスタグランジン中間代謝産物や TXA$_2$ が産生され，血小板凝集を促進し止血に働くが，病的には血栓形成に働く．血栓形成における TXA$_2$ の重要性は，TXA$_2$ 産生を阻害するアスピリンが抗血栓薬として有用であることからも明らかである（第 5 章 ② 抗血栓療法薬参照）．一方，血管内皮細胞からは PGI$_2$ が産生され，これは血小板アデニル酸シクラーゼを活性化し，cAMP の濃度を上昇させて血小板の凝集を抑制し血栓形成を阻止する．血栓症の防止には PGI$_2$ と TXA$_2$ のバランスが重要である．

　　炎症：プロスタグランジンやロイコトリエン類は炎症において重要な役割を果たしている．とくに LTC$_4$，LTD$_4$ はヒト気管支喘息発作の主役を演じている．この場合，LTB$_4$ が白血球の遊走を生じさせ，気道浮腫が伴うと重篤化する．

　　発熱：インターロイキン-1 などの内因性発熱物質によって視床下部の体温調節中枢でのPGE$_2$ 産生が高まると，体温調節のセットポイントが上昇し，この結果，体温が上昇することになる．非ステロイド性抗炎症薬の投与によりプロスタグランジン産生が抑制されると解熱が生じる（③ B．炎症と抗炎症薬参照）．

　　臨床応用：臨床応用されるプロスタグランジン製剤を**表9-6**にまとめた．

4．アラキドン酸代謝を修飾する薬

　　非ステロイド性抗炎症薬と糖質コルチコイドが炎症の治療などに用いられ，臨床的にもっとも重要である．非ステロイド性抗炎症薬はシクロオキシゲナーゼを阻害して種々プロスタグランジンの合成を抑え，解熱，鎮痛，抗炎症作用を発揮する．糖質コルチコイドはホスホリパーゼ A$_2$ を阻害するので，その結果，プロスタグランジンのみでなくロイコトリエンの生成が抑制され，抗炎症作用，抗喘息作用，免疫抑制作用などを発揮する．

Ｄ　サイトカイン

　　リンパ球や白血球をはじめさまざまな細胞から液性因子サイトカインが産生分泌される．サイトカインには，インターロイキン interleukin（IL），インターフェロン interferon（IFN），増殖因子，腫瘍壊死因子，造血因子などが含まれる．主なサイトカインの臨床応用と副作用を**表9-7**に示す．

　　インターロイキン 2 には細胞傷害性 T 細胞，ナチュラルキラー細胞の活性化による抗腫瘍効果があり，遺伝子組換え型のインターロイキン 2 が腎癌や血管肉腫に用いられる．

表9-7　サイトカインと臨床応用

サイトカイン	臨床応用	副作用
インターフェロンα	B型・C型肝炎，腎癌，多発性骨髄腫，慢性骨髄性白血病	間質性肺炎，インフルエンザ様症状，ショック，肝機能障害，白血球減少，貧血
インターフェロンβ	B型・C型肝炎，濾胞性リンパ腫，悪性黒色腫，多発性硬化症	間質性肺炎，発熱，うつ病，ショック，肝機能障害，白血球減少，貧血
インターフェロンγ	ウイルス性感染症（B型・C型肝炎を含む），悪性骨粗鬆症	インフルエンザ様症状，間質性肺炎，肝機能障害，白血球減少，貧血，消化管障害
インターロイキン	腎癌，血管肉腫	インフルエンザ様発熱
G-CSF	骨髄移植，癌化学療法・再生不良性貧血などにおける好中球減少症	発熱，骨痛
エリスロポエチン	腎性貧血，手術前自己血貯血	高血圧

G-CSF：granulocyte colony-stimulating factor

　　インターフェロンには α，β，γ の3種がある．マクロファージを活性化したりB細胞を抗体産生細胞へ分化させたり，また，細胞傷害性T細胞やNK（natural killer）細胞を活性化したりして，液性免疫や細胞性免疫を活性化する．遺伝子組み換え型のヒトIFN α，IFN β，IFN γ が臨床応用されている．

　　造血因子は多能性幹細胞を骨髄性幹細胞，リンパ球性幹細胞へ分化させる．顆粒球コロニー刺激因子 granulocyte colony-stimulating factor（G-CSF）は好中球系前駆細胞に作用し，その分化・増殖を促進する．エリスロポエチンは腎臓で産生され，赤芽球の増殖・分化を刺激する．治療薬としては遺伝子組み換え型の G-CSF，エリスロポエチンが応用されている．

3　抗炎症薬・鎮痛薬

A 概　　説

　　1949年，副腎皮質ホルモン（糖質コルチコイド glucocorticoid）のひとつであるコルチゾン cortisone が関節リウマチに著効を表すことが明らかとなって以来，ステロイド（糖質コルチコイド）が各種の難治性炎症疾患に繁用されるようになった．しかし，その後ステロイドの重篤な副作用が明らかになり，これに代わる薬物の開発が要望され，先に開発されていた解熱鎮痛薬を出発点として，非ステロイド性抗炎症薬 non steroidal anti-inflammatory drugs（NSAIDs）が開発された．一般に，抗炎症薬とはステロイド性抗炎症薬と非ステロイド性抗炎症薬のことを指す．一方，解熱鎮痛薬には抗炎症作用はないが，臨床上有用な鎮痛・解熱薬として非ステロイド性抗炎症薬と同様な目的で使用されることがある．

　　麻薬性鎮痛薬（オピオイド鎮痛薬）は中枢のオピオイド受容体に作用して疼痛抑制作用を発揮する中枢性鎮痛薬であるが，ステロイド性抗炎症薬および非ステロイド性抗炎症薬の疼痛抑制作用は炎症部位で発揮され，末梢性鎮痛薬に属する．解熱鎮痛薬の作用点は中枢

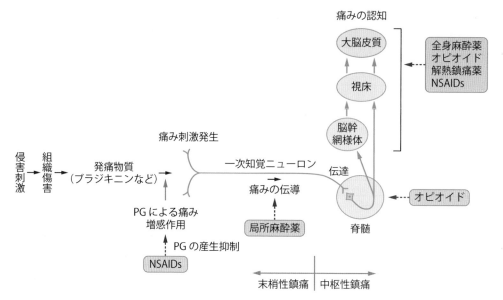

図 9-4　痛みの発生機構とその抑制薬

性と考えられている（**図9-4**，鎮痛作用点）．なお，全身麻酔薬，局所麻酔薬は鎮痛薬の分類には入れない（第2章，第3章参照）．

　本項では炎症反応の発現ならびにその抑制を中心に，ステロイド性抗炎症薬，非ステロイド性抗炎症薬，解熱鎮痛薬について記載する．

Ｂ 炎症と抗炎症薬

　炎症とは，感染，外傷，抗原物質の侵入などの外的傷害，あるいは血管障害，腫瘍，結石など生体で生じる侵襲などにより障害を受け，発赤，発熱，腫脹（むくみ），疼痛の4大症状を示すことをいう．これらの反応は炎症局所の異常を示す生体の警告反応であり，また組織の修復過程で生じる結果でもあり，むやみに抑制すべきものではない．しかしながら過度の炎症反応は，激しい痛み，組織傷害の増幅，機能障害，発熱に伴う体力の消耗などを患者に与え，必ずしも合目的的な反応とはいえない．そこで発熱，疼痛などの苦痛や障害を取り除くことが必要となり，これらの反応を鎮める抗炎症薬の適応となる．ただし，ここで大切なことは，炎症反応は本来，傷害の治癒過程の反応であり，また警告反応としての役割を担っており，炎症反応の完全な抑制は治癒にいたる反応が完結しないことを意味し，逆に悪影響を与えることにもなる．たとえば，炎症の原因が感染症である場合，抗炎症薬を使用すれば一見症状が軽快するが，原因である感染症そのものは改善しているわけではなく，むしろ悪化してしまう場合もある．抗炎症薬は対症療法のための薬物であることは忘れてはならない．

　炎症のターゲットとしては，ブラジキニン，ヒスタミン，プロスタグランジン（PG）類，ロイコトリエン（LT）類，インターロイキン（IL）など多くの因子が知られる．なかでもアラキドン酸カスケードとして産出されるエイコサノイドはその中心であり，現在臨床応用さ

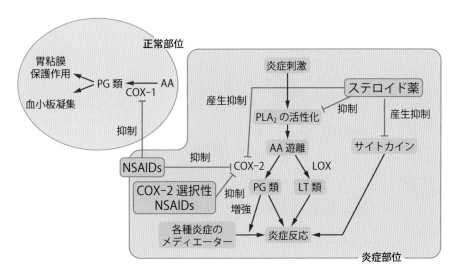

図9-5　抗炎症薬の作用点
AA：アラキドン酸，PLA$_2$：ホスホリパーゼ A$_2$，PG：プロスタグランジン，LT：ロイコトリエン，COX：シクロオキシゲナーゼ，LOX：リポキシゲナーゼ

れている抗炎症薬の主要な作用点となっている．

C ステロイド性抗炎症薬

　　ステロイド性抗炎症薬は，副腎皮質ホルモンのヒドロコルチゾンと，その鉱質コルチコイド様作用を減弱させたプレドニゾロン，ならびに効力増強のため構造にハロゲンを導入したデキサメタゾンの3グループに分類できる．いずれの化合物も質的には同様な，強力な抗炎症効果ならびに有害作用を発現する．

1. 作用機序

　　ステロイドは糖質コルチコイド受容体に結合し，核内に移行後，多種の遺伝子の発現を調節する結果，多元的に炎症反応を抑制する（**図9-5**）．具体的には，ホスホリパーゼ A$_2$ 活性阻害を介したアラキドン酸カスケード全体の抑制に伴う PG 類と LT 類の産生抑制（本章②C.エイコサノイド参照），さらに IL 類，TNF-α など炎症に関与するサイトカインの作用抑制あるいは産生抑制，炎症部位への白血球の遊走阻止などである．

　　感染した細菌などから放出される外因性発熱物質が体内のマクロファージやT細胞に取り込まれると，IL やインターフェロン（IFN）などの内因性発熱物質が産生され発熱が生じる．ステロイドはこれらの産生を抑制して解熱作用を及ぼす（**図9-6**）．

2. 臨床応用と有害作用

　　抗炎症薬として，ステロイドは気管支喘息・薬物アレルギー・アナフィラキシーなどのアレルギー性疾患，関節リウマチ・膠原病などの自己免疫疾患，臓器移植後の免疫抑制，

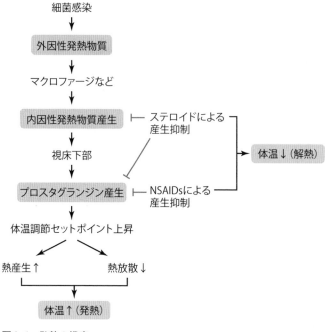

図9-6　発熱の機序

**表9-8　副腎皮質ステロイド（ステロイド性抗炎症薬）の主な有害作用（左）と
それに関連する生理・薬理作用（右）**

感染症の増悪	免疫抑制作用
肥満（とくに中心肥満）・満月様顔貌（ムーンフェイス）・体重増加	脂肪の皮下沈着
消化性潰瘍	消化管粘膜の修復力低下
糖尿病誘発	肝臓での糖新生亢進
精神障害	うつ状態，不眠，興奮
副腎皮質機能不全	副腎皮質萎縮
骨粗鬆症	カルシウム吸収抑制，骨代謝亢進
筋力低下	蛋白質異化作用による筋肉組織萎縮
浮腫・高血圧症	水・電解質異常

原発性糸球体腎炎・原発性ネフローゼ症候群などの腎疾患，潰瘍性大腸炎・劇症肝炎などの消化器疾患，多発性神経炎，溶血性貧血，炎症性・アレルギー性皮膚疾患，ブドウ膜炎などの眼疾患，その他サルコイドーシスなどに対し広く用いられている（第10章，**表10-7**）．抗炎症の目的では内服することが多いが，皮膚疾患では外用で用いる．

　ステロイドは作用が強力であると同時に有害作用が重篤である場合が多く（**表9-8**），有害作用を最小限に抑えるため，投与方法，投与量，投与間隔に十分注意する．

D 非ステロイド性抗炎症薬

1. 作用機序

　NSAIDs の作用点を**図9-5**に示す．現在臨床で繁用される NSAIDs はシクロオキシゲナーゼ cyclooxygenase(COX)阻害による PG 類の産生を抑制することにより，PG のもつ炎症メディエーターの作用増強効果を打ち消し，抗浮腫，鎮痛，解熱などの抗炎症効果を発揮する．COX にはサブタイプが存在し，炎症時に発現して炎症形成に強く関与するものを COX-2，胃粘膜や血小板などに構成的に存在し，胃粘膜保護や血小板凝集促進に関与するものを COX-1 と呼ぶ．したがって，炎症発現に関与する COX-2 を選択的に阻害する薬物が胃障害など有害作用の少ない NSAIDs として注目され，現在 COX-2 選択的阻害薬としてセレコキシブ(セレコックス)が臨床応用されている(**図9-7**)．アスピリンなど従来から用いられてきた NSAIDs は，COX-1，COX-2 の両酵素を抑制するため，解熱，鎮痛，抗炎症作用を示すと同時に，血小板凝集を阻害し，さらに胃粘膜保護因子として働く PG をも同時に抑制するため(**図9-5**，**図9-7**)，胃粘膜障害などの消化管障害や出血傾向などの有害作用を発現しやすい．

2. 生体内動態

a. 吸　収

　NSAIDs は多くは経口で投与される．アスピリンをはじめとする NSAIDs の多くは酸性薬物であり，内服後，胃では非解離型(非イオン型)，脂溶性分子として存在し，比較的速やかに細胞膜を通過し吸収される．ただ，この過程で粘膜細胞内は中性であるため，細胞内に入った NSAIDs は解離型となり細胞膜透過性が低下し，粘膜細胞内への蓄積をもたらす．この局所的な濃度上昇が，NSAIDs の胃粘膜障害性を強めることになる(**図9-8**)．

b. 分　布

　NSAIDs の蛋白結合率は高く，血漿中ではそのほとんどがアルブミンなど血漿蛋白質と結合している．このため，蛋白結合率が高い他の薬物(ワルファリンなど)との併用による血漿蛋白質を介した薬物相互作用(ワルファリンの場合には出血，第1章④ G. 参照)に注意を要する．組織移行性はよく，中枢神経系をはじめほとんどの組織に分布する．

c. 代謝・排泄

　NSAIDs は他の薬物と同様，肝臓，腎臓などの薬物代謝酵素により代謝を受け，水溶性の増大とともに速やかに尿中に排泄される．代謝を受けた NSAIDs は著しく活性が低下するが，NSAIDs のなかには消化管障害性を軽減させる目的でプロドラッグ化された薬物(ロキソプロフェンナトリウムなど)も多く，この場合は代謝を受けたあとに活性体となる．

3. 臨床応用

　NSAIDs の臨床応用を**表9-9**にまとめた．抗炎症・鎮痛・解熱作用を目的とし，広く使われている．

　アスピリンは COX をアセチル化することにより他の NSAIDs とは異なり非可逆的に血小板凝集を抑制するため，持続的な血栓予防作用をもたらす．この目的にはバイアスピリンなどの小用量製剤が用いられる．

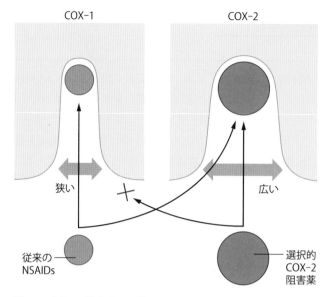

図9-7　COX の模式的分子構造と選択的 COX-2 阻害薬の結合様式

セレコキシブなどの選択的COX-2阻害薬は分子サイズが大きく，結合部位の入口が狭いCOX-1には結合できない．一方，アスピリンなどの従来のNSAIDsは比較的分子サイズが小さく，COX-1，COX-2の両方に結合し，阻害作用を発揮する．

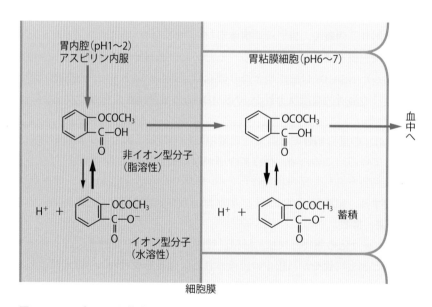

図9-8　アスピリンの胃粘膜からの吸収

アスピリン（酸性化合物）は胃内pHの低いとき（pH 1〜2）には大部分が非イオン型分子となっており，細胞膜を通って胃粘膜細胞に入りやすい．しかし細胞内ではpHが上昇し（pH 6〜7），イオン型分子が多くなるので血中への移行が悪く，細胞内に長くとどまる．

　　NSAIDs の PG 産生阻害作用を利用し，血管拡張性の PG 産生を抑制させて動脈管開存症治療に応用することもある．

表9-9　非ステロイド性抗炎症薬（NSAIDs）の適応症

リウマチ性疾患，運動器疾患	関節リウマチ，変形性関節症，肩関節周囲炎（四十肩，五十肩），頸肩腕症候群，腰痛，腱鞘炎，痛風など
その他の疼痛性疾患	術後・外傷後痛，癌性疼痛，歯科領域の痛み，症候性神経痛，結石痛，月経痛
発熱を伴う疾患	急性上気道炎などの各種感染症，悪性腫瘍，膠原病など
抗血栓，抗血小板凝集作用を利用する適応症	脳梗塞，一過性脳虚血発作，虚血性心疾患，川崎病，蛋白尿，癌転移
その他（主として PG 合成抑制作用による）	エンドトキシンショック，動脈管開存症，低血圧，バーター症候群，男子不妊症，免疫抑制，免疫療法の強化

4. 副作用

COX はほとんどの細胞に存在，あるいは誘導されるため，その阻害に連動する副作用の発現は少なくなく，慎重な投与が必要である．

a. 消化管障害

NSAIDs にもっとも発現しやすい有害作用であり，胃痛，食欲不振，消化不良，悪心，嘔吐，下痢，便秘，胃粘膜びらん，出血，潰瘍などが観察される．

胃粘膜に構成型酵素として存在する COX-1 により産生される PGE_2 や PGI_2 は胃壁の血流を増大し，粘膜細胞の機能を高めるとともに粘液分泌を亢進し，他方，胃酸分泌を抑制して粘膜保護作用を示す．NSAIDs は COX-1 阻害に基づく PG 産生抑制により胃壁の防御因子を減少させ，胃障害を起こりやすくする．

b. 腎障害

浮腫，高血圧が起こることがある．腎障害患者，高齢者では注意が必要である．

c. 気管支喘息の誘発

アスピリン喘息の名で知られるように，アスピリンを代表とする NSAIDs は喘息を誘発することがある．発症機序は明らかとはいえないが，①COX 阻害により，気管支拡張作用のある PGE_2 が減少すること，②COX 阻害によりもうひとつのアラキドン酸代謝経路であるリポキシゲナーゼ系が相対的に活性化され，気管支収縮作用を有する LT 類が生成されるためと考えられている．

d. 出血傾向

血小板の COX-1 阻害作用によりトロンボキサン A_2 産生が抑制され，出血傾向を示す．特にアスピリンの COX-1 阻害作用は持続性なので注意を要する．

肝障害，ビタミン K 欠乏症，血友病患者，消化管潰瘍患者への NSAIDs 投与は避けるべきである．

e. 中枢神経症状

大量投与により，頭痛，めまい，耳鳴り，まれに錯乱，振戦などを現わすことがある．ニューキノロン薬との併用により抑制性の神経伝達物質である GABA の受容体結合性を低下させ，てんかん様の痙攣発作を引き起こすことがある．

f．妊婦および胎児に対する影響

PGF$_2$ は子宮収縮作用を有するため，NSAIDs の投与は COX 阻害を介し，分娩遅延を生じることがある．また，胎児の動脈管開存には PG が関与しているため，妊娠末期での投与は胎児の動脈管閉塞を生じ，死産あるいは流産の危険性がある．NSAIDs の妊娠前・中期における使用の安全性は確立されておらず，乳汁への移行性もあることから妊娠中，授乳中の女性への投与は避けたほうがよい．

g．その他

アスピリン特有の有害作用としてライ Reye 症候群がある，すなわち，インフルエンザ，水痘などのウイルス性疾患の小児にアスピリンを使用すると，肝障害を伴う重篤な脳障害を引き起こす危険性があり，小児への投与は慎重を要する．また因果関係は明らかではないが，小児のインフルエンザ罹患者が NSAIDs のメフェナム酸，ジクロフェナクを服用するとインフルエンザ脳症を誘発する危険性が高く，使用が禁止された．他の NSAIDs も使用を控えたほうがよい．この場合，解熱鎮痛薬アセトアミノフェンの使用が好ましい．

5．NSAIDs の有害作用軽減策

NSAIDs は胃腸障害が起きやすい薬物である．これを防ぐため種々の剤形工夫により，腸溶錠，徐放剤などが開発され，近年は坐剤，外用剤など非経口剤も盛んに用いられている．一方，プロドラッグも多数開発され胃障害の軽減が図られている（**表 9-10**）．

また，COX-2 選択的阻害薬には消化管障害の少ない抗炎症作用が期待され，セレコキシブなどが臨床使用されている．セレコキシブには心・血管イベントのリスク増大の報告があるので慎重な使用が必要である．

NSAIDs による胃障害が発生した場合は，まず NSAIDs の中止・減量を行う．また，PGE$_1$ や PGE$_2$ 誘導体，プロトンポンプ阻害薬，ヒスタミン H$_2$ ブロッカーなどの投与が必要である．

表 9-10　NSAIDs の多彩な剤形変化

	目的	例
腸溶錠	胃障害軽減	アスピリン（バイアスピリン）
徐放製剤	持続性，胃障害軽減	インドメタシン，ジクロフェナク
坐剤	胃障害軽減	ジクロフェナク，ピロキシカム，インドメタシン，ケトプロフェン
注射剤	速効性，作用強力	ケトプロフェン（筋注），フルルビプロフェン アキセチル（静注）
プロドラッグ	胃障害軽減	インドメタシンファルネシル，スリンダク，ロキソプロフェン，アセメタシン，アンピロキシカム
経皮吸収剤（軟膏，ゲル剤，貼付剤など）	副作用減少	インドメタシン，ケトプロフェン，ピロキシカム，フルルビプロフェン

4 免疫抑制薬・免疫増強薬・ワクチン製剤

A 免疫抑制薬

　　内科からみた最大の適応は関節リウマチなどの自己免疫疾患であるが，最近は骨髄移植や腎移植などの移植免疫における拒絶反応の予防および治療で注目を集めている．主な免疫抑制薬を**表9-11**に示す．

　　薬物としては本来は抗腫瘍薬として開発されたものが多いが，これは細胞毒性を利用して，免疫担当細胞の機能低下や破壊を起こさせる．メトトレキサートやアザチオプリンが代表的薬物である（第8章参照）．

　　リンパ球やT細胞機能活性化を抑制する薬物には抗体や副腎皮質ホルモンがある．副腎皮質ホルモンである糖質コルチコイドの作用メカニズムは，**図9-9A**に示すように細胞内の受容体と結合して核内に入り，遺伝子の発現（転写）を抑制してサイトカイン合成を抑制することである．

　　シクロスポリンやタクロリムス（プログラフ）のように，Tリンパ球機能を特異的に抑制することにより免疫反応を抑える作用をもつ薬物が開発され，移植の成功率（生着率）が格段に向上した．免疫刺激でT細胞内のCa^{2+}が上昇しカルモジュリンと結合すると，カルシニューリンが活性化され，核因子（NFAT）が脱リン酸化されて核へ移行し，リンホカイン遺

表9-11　免疫抑制薬

作用		薬物	結合物質など	作用機序
蛋白質合成・細胞増殖阻害		メトトレキサート		ジヒドロ葉酸還元酵素抑制（DNA塩基合成阻害）
		アザチオプリン	6-メルカプトプリンへ転換	プリン核酸の生合成や代謝抑制（DNA合成抑制）
T細胞溶解・抑制単球・リンパ球機能抑制	抗胸腺細胞ポリクローナル抗体 抗IL-2受容体（CD25）モノクローナル抗体（バシリキシマブ，ダクリズマブ）			
		副腎皮質ステロイド	糖質コルチコイド受容体と結合	
		フィンゴモリド	リンパ球内アドヒシン[*1]発現増加	リンパ球のリンパ節における停留，蓄積
		インフリキシマブ	TNF-αと結合	リンパ球活性化分子の接着抑制
		エタネルセプト		
サイトカイン産生抑制[*2]		シクロスポリン	シクロフィリンと結合	カルシリューリン活性阻害IL-2産生抑制
		タクロリムス	FKBP[*3]と結合	
サイトカインに対する反応抑制		シロリムス（ラパマイシン）	FKBPと結合	mTORを不活性化してIL-2に対する反応を抑制

[*1] α4/α7インテグリン
[*2] インターロイキン放出抑制，ホスファターゼ活性化抑制を含む．
[*3] FKBP：FK506結合蛋白質

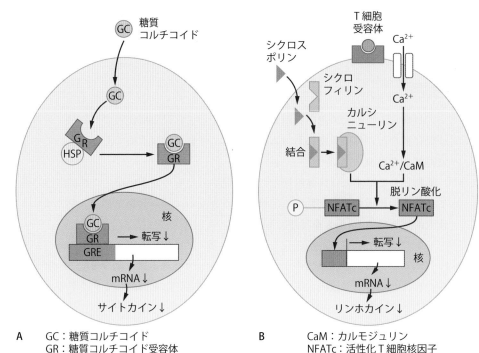

A　GC：糖質コルチコイド
　　GR：糖質コルチコイド受容体
　　HSP：熱ショック蛋白質
　　GRE：糖質コルチコイド反応要素

B　CaM：カルモジュリン
　　NFATc：活性化T細胞核因子
　　リンホカイン：リンパ球が産生する
　　　　　　　　　サイトカインの一種

図9-9　免疫抑制薬の作用メカニズム

伝子の転写が促進される．シクロスポリンはT細胞内へ容易に入り，シクロフィリンと結合してカルシニューリンの作用を阻害し，最終的にリンホカインの産生を抑制する（**図9-9B**）．その他，IL-2の作用を抑制して免疫反応を抑制する薬物が開発され，これにシロリムスがある．これらの免疫抑制薬投与中は，感染症に対する注意が必要である．

B 免疫増強薬

　免疫力を増強させる方法には，リンパ球などの免疫系細胞を活性化させる種々のエフェクターやリンパ球が産生する抗体を用いる受動的な免疫賦活療法と，ワクチンのように弱毒化した病原体またはその断片を投与して免疫反応を惹起させる能動的な予防法がある．前者の療法に用いられる薬物にはγグロブリン製剤や各種サイトカイン（インターフェロンα, β, γ）がある．サイトカインは免疫担当細胞が抗原刺激に応じて産生するγグロブリンを除く液性因子の総称で，リンパ球活性化作用を有するインターロイキン（テセロイキン）やマクロファージ，細胞傷害性T細胞を活性化するインターフェロンなどがある．テセロイキンはIL-2のリコンビナント（遺伝子組み換え）製剤である．

　また，がん細胞は免疫系からの攻撃に対して逃避し生き延びるために，免疫チェックポイント分子（PD-1，CTLA-4）による免疫抑制機能を活用する．それらを阻害するものとして，免疫チェックポイント阻害薬がある（がんにおける免疫療法については8章参照）．

表 9-12　細菌・ウイルスワクチン

	種別	ワクチン名	免疫有効期間	副反応
細菌	生ワクチン	乾燥 BCG ワクチン	5〜10 年	接種局所の瘢痕，まれにケロイド
	トキソイド	沈降破傷風トキソイド ジフテリアトキソイド	10 年 10 年？	接種局所の瘢痕，まれにケロイド，発赤，疼痛
	死菌体	コレラワクチン	6 ヵ月	発熱，頭痛
ウイルス	生ワクチン	経口生ポリオワクチン 乾燥弱毒麻疹ワクチン 〃　風疹ワクチン	15 年 15 年 15 年	麻痺型ポリオの発症 発熱，まれに熱性痙攣 発熱，発疹，リンパ節腫脹
	不活化	インフルエンザHAワクチン 日本脳炎ワクチン	6 ヵ月〜1 年 3〜4 年	米国で多発性神経炎の報告 痙攣の誘発

C ワクチン製剤

　能動免疫として各種ワクチンがある．初期のワクチンは一度病気にかかれば二度とかからないという経験的事実を模倣したもので，種痘はその最初の成功例であった．細菌感染では細菌の産生する毒素が病気を形成することが知られ，破傷風のようにトキソイドを用いて病気を予防しようとする試みが成功した．トキソイドとは病原体や動物が産生する毒素を抗原性が損なわれないように無毒化したもので，ワクチンの一種であるが慣例的にこう呼んでいる．その後，動物培養細胞を使用したウイルスの培養法が発見され，ポリオ不活化ワクチンおよび生ワクチンが開発された．近年は遺伝子工学手法を用いてのワクチン開発が進められている．しかし，開発されたワクチンの種類は一部の病原体に対するものに留まっているのが現状である．日本で一般に使用されている細菌・ウイルスワクチンを表 9-12 に示す．最近，癌の治療に腫瘍抗原分子を投与して抗体を発現させる癌ワクチンが注目されている．

5 抗アレルギー薬

　外部から侵入した抗原に対しては，生体は抗体を産生することにより防御するが，その反応性が異常に亢進した結果，生体に障害を引き起こしたり苦痛を与えたりといった有害な反応性を生じることをアレルギーといい，これを誘発する抗原をアレルゲンという．アレルギーは発現機序により四つのタイプに分類される（表 9-13）．狭義のアレルギーとはこのうちの I 型アレルギーを意味し（図 9-10），気管支喘息，花粉症，蕁麻疹，アトピー性皮膚炎，アナフィラキシーショックなどの病態が含まれる．同時に抗アレルギー薬というと I 型アレルギーに対する治療薬をさす．

　ここでは I 型アレルギーの治療薬と予防的抗アレルギー薬についてのみ述べる．

表 9-13　アレルギー反応のタイプ分類

タイプ	Ⅰ型	Ⅱ型	Ⅲ型	Ⅳ型
同義語	即時型 アナフィラキシー型	細胞傷害型	免疫複合型 アルサス型	遅延型 ツベルクリン型
抗原	外来性抗原（ハウスダスト，ダニ，花粉，カビ，薬物，化学物質，食物）	外来性抗原（ペニシリンなどの薬物） 自己抗原（細胞膜など）	外来性抗原（細菌，薬物，異種蛋白質） 自己抗原（変性免疫グロブリン，DNA）	外来性抗原（細菌，カビ） 自己抗原
抗体	IgE	IgG，IgM	IgG，IgM	感作 T 細胞
関与する細胞	肥満細胞，好塩基球	リンパ球（キラー T 細胞）	好中球，血小板	T 細胞
典型的	即時型（15〜20 分）	なし	遅延型（3〜8 時間）	遅延型（24〜72 時間）
皮膚	膨疹，発赤		発赤，浮腫	紅斑，硬結
伝達物質	ヒスタミン，ロイコトリエンなど	活性化捕体	酵素，活性酸素など	サイトカインなど
代表的疾患	アナフィラキシー反応，気管支喘息，花粉症，蕁麻疹など	溶血性貧血（顆粒球減少症，血小板減少症）など	血清病，糸球体腎炎，SLE，RA など	接触性皮膚炎

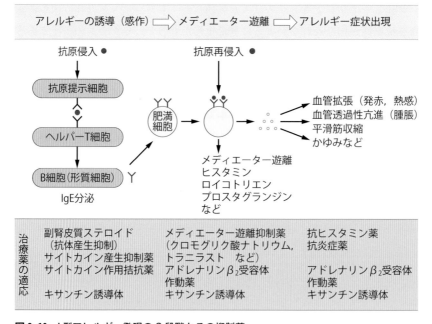

図 9-10　Ⅰ型アレルギー発現の 3 段階とその抑制薬

Ⓐ Ⅰ型アレルギー発現機構

　　図9-10のように3段階に大別される.

　　①体内に異物が侵入すると，樹状細胞やマクロファージがそれを補食し，抗原をペプチドに分解し(抗原情報)，抗原提示細胞の細胞膜表面に提示する．この情報がヘルパーT細胞(Th2細胞)に伝わり，B細胞をIgE産生細胞である形質細胞に分化させる．産生・遊離されたIgEは肥満細胞(マスト細胞)や好塩基球の膜表面に固着する．①の段階が成立することを感作という.

　　②再度の同一抗原侵入により，肥満細胞膜上で抗原抗体反応が起こり，活性化された細胞から種々のケミカルメディエーターが遊離される.

　　③このメディエーターが平滑筋の収縮や炎症反応などのアレルギー症状を惹起する.

Ⓑ Ⅰ型アレルギー治療薬

　　臨床的には気管支喘息，アトピー性皮膚炎あるいはアレルギー性鼻炎の治療に用いられる薬物で，第1段階を抑制するものとしてステロイドがある．第2段階のメディエーター遊離抑制薬はいわゆる抗アレルギー薬といわれるもので，予防的で効果発現までにはかなりの期間が必要とされ，明確な効果とはいいにくいために，大部分の薬物はいまだ世界的には認知されていない．それらのなかでヒスタミン拮抗作用を併有するものは速効性で効き目がはっきりしている．メディエーター遊離抑制薬の副作用は少ないが，消化管障害の他，患者のアレルギー体質のため薬物アレルギーを起こすことがあり，抗ヒスタミン作用を有するものには眠気や倦怠感などがある．第3段階に作用するものとしては，抗ヒスタミン薬，抗ロイコトリエン薬などケミカルメディエーターの作用を抑制する薬物が用いられている．なおcAMP増量薬のイソプレナリンやテオフィリンは，アレルギー反応相全般に抑制効果がある(第11章 ① 気管支喘息治療薬参照).

1.　メディエーター遊離抑制薬

　　ヒスタミン，ロイコトリエンなどケミカルメディエーターの生合成・遊離抑制作用は，アレルギー症状の抑制につながる．これらの薬物群では，アレルギー症状がすでに発現している場合には効果を期待できず，発症前から予防的な投与が必要である．クロモグリク酸ナトリウムは抗ヒスタミン作用をもたず，また経口投与では効果を期待できない．トラニラスト，ペミロラスト，イブジラストなどは経口投与で，アシタザノラストは点眼で用いる.

2.　抗ヒスタミン薬

　　抗ヒスタミン薬(H_1受容体拮抗薬)．はヒスタミンによるアレルギー作用(アレルギー性鼻炎，蕁麻疹，皮膚のかゆみなど)に速やかに効果を現す．なお，抗アレルギー治療薬(Ⅰ型アレルギー治療薬)としては，抗ヒスタミン薬のうち，血液-脳関門を通過しにくく中枢抑制に伴う眠気が起こりにくい第二世代の抗ヒスタミン薬が内服・点眼で用いられる(② A3.抗ヒスタミン薬参照)．最近経皮吸収剤(アレサガテープ)も登場した.

3. トロンボキサン A₂ 合成酵素阻害薬（オザグレル）

トロンボキサン合成酵素を選択的に阻害してトロンボキサン A_2 産生を抑制し，結果として PGI_2 産生も亢進させる．このため，選択的な血小板凝集抑制作用ならびに気管支平滑筋収縮抑制作用が期待できる．現在，オザグレルが内服で気管支喘息の治療薬として，オザグレルナトリウムが静脈内投与にて，クモ膜下出血・脳血栓症後の症状改善などに使用されている．出血傾向に留意する．

4. トロンボキサン A₂ 受容体拮抗薬（セラトロダスト，ラマトロバン）

トロンボキサン A_2 受容体に対する拮抗薬．平滑筋や血小板のトロンボキサン A_2 受容体に結合し，気道過敏性の亢進抑制作用，血管透過性亢進・炎症性細胞浸潤に対する抑制効果が期待できる．現在，セラトロダストが気管支喘息の治療薬として，ラマトロバンがアレルギー性鼻炎治療薬として認可されている．

5. ロイコトリエン受容体拮抗薬（プランルカスト，モンテルカスト）

5-リポキシゲナーゼで生成される LTC_4，LTD_4，LTE_4 は主に気管支収縮，気道過敏性，血管透過性に，また LTB_4 は白血球遊走に関与している．ロイコトリエン受容体拮抗薬はこれらロイコトリエン受容体拮抗作用により，喘息，鼻炎などのアレルギー疾患への効果が期待できる．現在，プランルカスト，モンテルカストが気管支喘息，アレルギー性鼻炎治療薬として認可されている．

6. Th2 サイトカイン阻害薬（スプラタスト）

Th2 から遊離される IL-4，IL-5 の産生を阻害する作用を有し，気管支喘息，アトピー性皮膚炎に用いられる．

6 抗リウマチ薬

関節リウマチ（RA）は，多関節炎（関節のこわばり，腫れ）やリウマチ結節を特徴として，重症例では痛みや関節の変形（スワンネック変形）を主訴とする自己免疫疾患である．

従来は NSAIDs を基本とし，症状にあわせステロイド性抗炎症薬，免疫抑制薬，免疫調節薬などの併用・切り替えによる治療（臨床症状の軽減と日常生活動作 actives of daily living（ADL）の改善）が行われてきた．NSAIDs は胃粘膜障害や腎障害が軽減された選択的 COX-2 阻害剤のセレコキシブが登場し，長期間使用が可能となっている．最近は治療薬メトトレキサート（MTX）の登場（現在抗リウマチ薬としての第一選択薬）と，炎症部位で産生される TNF-α などのサイトカインに対する抗体などといった生物学的製剤による特異的治療によって，治療目標が「寛解」に変わり，臨床症状および徴候の消失した状態への改善が期待できる．また，関節破壊は発症後 6 ヵ月以内に出現することが多く，症状の進行も初期の 1 年間がもっとも顕著であることから，早期診断・早期治療が必要不可欠となっている．

Ⓐ 疾患修飾性抗リウマチ薬（DMARDs）

　　抗リウマチ薬はリウマチの原因と考えられる免疫異常を修復し全身的に改善していく薬物で，疾患修飾性抗リウマチ薬（DMARDs disease modified anti-rheumatic-drugs）とも称される．今日ではこの抗リウマチ薬が治療の中心となっている．DMARDs は，①効果が現れるまでに時間がかかる，②効く人と効かない人がいる，③やがて効かなくなる時期がくる，④ときに重大な有害作用があるなど問題点も多い．

　　メトトレキサート（MTX）は DMARDs の世界的な標準薬である．抗癌薬として開発されたが，少量で RA に効果を現す．免疫抑制作用，活性酸素産生抑制作用など多彩な薬理作用を示す．

　　金製剤は食細胞の成熟や機能を抑制し，発症早期の関節リウマチに有効である．ペニシラミンは免疫複合体分子の S-S 結合を解離させることから免疫機能に影響を与える．また，血清中の銅と結合しやすいことから関節リウマチ以外にウィルソン病や鉛・水銀・銅の中毒解毒に用いられる．類似薬であるブシラミンは免疫抑制に由来する副作用が少なく，重症例や発症後期の症例に有効である．ロベンザリットは日本で開発された免疫調節薬で，早期の炎症が強くないリウマチに効果がある．サラゾスルファピリジンは NSAIDs で十分な効果が得られないときに用いられる．

　　トファシチニブ，バリシチニブは免疫，増殖，分化，発がんなどに関与する JAK-STAT シグナル伝達経路の JAK（ヤヌスキナーゼ）を抑制することにより抗リウマチ効果を発現するとされている．

Ⓑ 生物学的製剤（分子標的薬）

　　従来の抗炎症薬や DMARDs の投与では，関節を含む臓器障害や予後の改善には不十分であり，また有害作用に関しても問題が多かった．しかし近年 TNF-α や IL-6 など病態形成に関与するサイトカインなどの特定分子を標的とした生物学的製剤，いわゆる分子標的薬が開発され，RA に対する高い有効率，症状の寛解，関節破壊の進行抑制，さらに生命予後の改善効果も期待されている．

　　日本では現在，TNF-α，IL-6，CD80/CD86 などをターゲットとした製剤が臨床使用されている．インフリキシマブ（キメラ型抗 TNF-α 抗体）は，点滴投与で MTX と併用して用いられる．

　　エタネルセプト（可溶性 TNF-α 受容体-IgG 融合蛋白質）ならびにアダリムマブ（ヒト型抗 TNF-α 抗体）は皮下注射にて単独もしくは MTX と併用にて用いられる．

　　トシリズマブはヒト化抗ヒト IL-6 受容体抗体製剤で，点滴にて単独もしくは MTX と併用して用いられる．

　　アバタセプトは抗原提示細胞表面の CD80/CD86 に結合することにより，効果を発揮すると考えられている．基本的に既存治療薬で効果が不十分な場合に用い，TNF-α 製剤との併用は禁忌である．

　　これら生物学的製剤は免疫応答に対する抑制作用が強く，感染症などへの注意が必要である．また，抗体医薬品は蛋白質製剤であり，アレルギーに注意し慎重に投与する必要が

ある．

バイオシミラー

　低分子医薬品においては，新薬（先発医薬品）が発売され，ある期間が経つとジェネリック医薬品（後発医薬品）を製造・販売ができるようになる．生物学的製剤においても，新薬（先行バイオ医薬品）が発売され，ある期間が経つとバイオシミラー（バイオ後続品）が製造・販売できる．バイオシミラーとジェネリック医薬品との違いは，バイオシミラーはジェネリック医薬品に比べ，分子量が大きく構造が複雑であり，新薬と同じ構造をもった製剤を作ることができない．そのため，バイオシミラーの開発は，新薬同様に安全性，有効性等を臨床試験で検証しなくてはいけない．バイオシミラーのメリットは，効果は新薬と同等で，薬価が安いことである．インフリキシマブ，エタネルセプト，リツキシマブ，トラスツズマブなどはバイオシミラーが使用できる．

セルフチェック

A. 正しいものには○，間違っているものには×を記せ．

1. アセトアミノフェンは解熱鎮痛薬である．
2. アスピリンの副作用として胃粘膜びらん，潰瘍などがある．
3. ピリン禁忌の患者にはアスピリン(アセチルサリチル酸)は使用できない．
4. アスピリンは血小板凝集を阻害する．

B. 正しいものには○，間違っているものには×を記せ．

1. ヒスタミンをヒトの皮内に注射すると三重反応(発赤，膨疹，紅斑)を引き起こす．
2. アンジオテンシン変換酵素阻害薬は血中アルドステロンレベルを高めブラジキニンレベルを低下させる．
3. プロスタグランジンは脂肪酸であるアラキドン酸より作られるオータコイドの一種である．
4. プロスタグランジン F2α は分娩の誘発に用いられる．
5. トロンボキサン A2 とプロスタグランジン I2 は同じアラキドン酸より合成されるプロスタグランジンの仲間であるが，前者は血管を拡張し後者は収縮させるという相反する作用をもつ．
6. 糖質コルチコイドはリポキシゲナーゼを阻害するので，プロスタグランジンとロイコトリエンの合成を抑制する．
7. アスピリンはロイコトリエンの合成を抑制する．
8. アレルギーによる薬物性肝障害の重症度は通常，薬物の投与量に比例しない．
9. 薬物アレルギーは同一あるいは類似の薬物投与によって起こる抗原抗体反応である．
10. シクロスポリン A は免疫抑制薬として腎臓などの移植時に投与する．
11. γグロブリンの投与は能動免疫，それに対して破傷風トキソイドを投与するのは受動免疫という．
12. 抗ヒスタミン薬には，本来の抗ヒスタミン作用の他に睡眠作用もある．
13. 抗ヒスタミン薬は乗り物酔いの予防や治療に用いられる．

C. 間違っているものはどれか．

1. メトトレキサートはジヒドロ葉酸還元酵素を抑制する．
2. シクロスポリンはカルシニューリン活性を抑制する．
3. アザチオプリンはリンパ球をリンパ節内に停留・蓄積させる．
4. 免疫抑制薬は感染症に対する注意が必要である．

D. I 型アレルギー治療薬の作用として間違っているものはどれか．

1. 抗体産生を抑制する
2. 白血球の遊走を阻止する
3. アドレナリン β2 受容体を遮断する
4. 血管透過性の亢進を阻止する
5. 肥満細胞からのヒスタミンの遊離を阻止する

E. 次の薬物の中で非ステロイド性抗炎症薬でないものはどれか．

1. ロキソプロフェンナトリウム
2. セレコキシブ
3. アセトアミノフェン
4. アスピリン

F.　非ステロイド性抗炎症薬の有害作用はどれか.
　1.　骨粗しょう症
　2.　副腎萎縮
　3.　薬物依存
　4.　消化性潰瘍

G.　ステロイド薬(副腎皮質ステロイド薬)の有害作用でないものはどれか.　二つ選べ.
　1.　低血糖
　2.　骨粗しょう症
　3.　ナトリウム貯留
　4.　低血圧
　5.　副腎機能不全
　6.　ムーンフェイス

H.　満月様顔貌(ムーンフェイス)は以下の医薬品のうちいずれの有害事象か.
　1.　抗ヒスタミン H_1 受容体拮抗薬
　2.　アドレナリン β_2 受容体作動薬
　3.　副腎皮質ステロイド
　4.　キサンチン誘導体

I.　次のうち正しいのはどれか.
　1.　アスピリンはリポキシゲナーゼの作用を阻害する.
　2.　ヒスタミン H_1 受容体拮抗薬は胃酸分泌を抑制する.
　3.　ヒスタミン H_2 受容体拮抗薬は，胃酸分泌を促進する.
　4.　セレコキシブは COX-2 を選択的に阻害する.

J.　インフルエンザに罹患した小児に解熱目的で服薬させる場合，次のうちどの薬剤が適切か.
　1.　アスピリン
　2.　デキサメタゾン
　3.　アセトアミノフェン
　4.　フェキソフェナジン(ヒスタミン H_1 受容体拮抗薬)

K.　アレルギーに関する次の文章で間違っているものはどれか.
　1.　花粉症や気管支喘息はアレルギー反応のタイプ分類では I 型に属する
　2.　IgE が関与するアレルギー反応はタイプⅣである.
　3.　肥満細胞から遊離されるヒスタミンが結合する受容体は H_1 受容体である.
　4.　アレルギー反応を誘発する抗原をアレルゲンという.

L.　第二世代ヒスタミン H_1 受容体拮抗薬が眠気を催しにくい理由は次のうちどれか.
　1.　血中半減期が短い
　2.　肝の初回通過効果が高い
　3.　生物学的利用率が低い
　4.　血液脳関門を通過しにくい

M.　関節リウマチの治療薬として適切でないのはどれか.
　1.　メトトレキサート
　2.　金製剤
　3.　コルヒチン
　4.　サラゾスルファピリジン
　5.　抗 TNF-α 抗体製剤

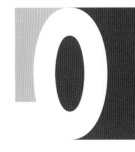

内分泌・代謝作用薬，ビタミン

1 ホルモンとホルモン拮抗薬

　　ホルモンはビタミンと並んで生体の代謝調節に必須の因子であることから，その過不足はさまざまな病態を引き起こす．この系に作用する薬物は：1）分泌不足に対して補充または分泌刺激となる薬物を投与する，2）過剰分泌に対して受容体拮抗薬または合成阻害薬を用いる，という方針は基本的で比較的わかりやすい．しかしその他にも，たとえばアレルギー性疾患に糖質コルチコイドを用いて炎症を抑える場合などのように 3）ホルモンがもつ薬理学的作用を活用して生体機能の調節を行うやり方もある．

A 視床下部-下垂体前葉系

　　内分泌系の中核をなす視床下部-下垂体前葉系の概略は，「四つの組織とそれをつなぐ三つのホルモン」とから成る（**表 10-1**）．すなわち，①上位中枢（視床下部），②下位中枢（下垂体，特に前葉），③分泌組織（甲状腺や副腎など），④標的組織（実際に機能を果たす，骨や筋肉などの末梢臓器）の四者であり，その間をつないで情報伝達するのが (1) 視床下部ホルモン，(2) 下垂体前葉ホルモン，(3) 末梢ホルモン（糖質コルチコイドやインスリンなど，末梢組織に直接はたらくホルモン）ということになる．この中には，膵臓ランゲルハンス島の β 細胞で産生されるインスリンのようにその分泌が①や②の中枢による調節を受けないことや③分泌臓器である乳腺がホルモンの分泌ではなく乳汁分泌の働きをする PRIH-プロラクチン系のような例外もあるが，各内分泌系は概して上記のような「4 組織＋3 ホルモン」が流れを作っている，と理解するのがわかりやすい．そして内分泌系に作用する薬物は「それぞれの薬が上記のどの段階に働きかけるのか」という観点で考えれば，理解しやすくなる．

1. 視床下部ホルモン

　　視床下部ホルモンはその下流に位置する下垂体（前葉）ホルモンの分泌を刺激もしくは抑制する（**表 10-1**）．この段階で作用する薬物としてわかりやすいのは，悪性腫瘍に対して使われるリュープロレリンなどの LHRH アゴニストである．黄体形成ホルモン放出ホルモン（LHRH）は別名ゴナドトロピン放出ホルモン（GnRH）とも呼ばれ，生理的作用としては下垂体前葉からの LH（黄体形成ホルモン）および FSH（卵胞刺激ホルモン）分泌を促す．ところが LHRH アゴニストを高濃度・持続的に作用させると GnRH 受容体の脱感作を起こし，

表 10-1　視床下部―下垂体前葉ホルモン系の概略

組織	ホルモン	
①上位中枢		視床下部
↓	(1)視床下部ホルモン	GHRH　ソマトスタチン　　TRH　　　CRH　　　GnRH　　　PRIH
②下位中枢		下垂体前葉
↓	(2)下垂体前葉ホルモン	GH　　　TSH　　　ACTH　　　FSH　　　LH　　プロラクチン
③分泌組織		肝臓　　甲状腺　　副腎　　卵胞　　黄体　　乳腺
↓	(3)末梢ホルモン	ソマトメジン　チロキシン　副腎皮質ホルモン　エストロゲン　プロゲステロン　(乳汁)
④標的組織		各種体細胞

GHRH：成長ホルモン放出ホルモン，TRH：甲状腺刺激ホルモン放出ホルモン，CRH：副腎皮質刺激ホルモン放出ホルモン，GnRH：性腺刺激ホルモン放出ホルモン，PRIH：プロラクチン放出抑制ホルモン，GH：成長ホルモン，TSH：甲状腺刺激ホルモン，ACTH：副腎皮質刺激ホルモン，FSH：卵胞刺激ホルモン，LH：黄体形成ホルモン
➡ 促進，--- 抑制

かえって LH および FSH 分泌は抑制される．このことを利用し，乳癌や前立腺癌など性ホルモンに依存して発育する癌の増殖を抑えるために LHRH アゴニストが用いられる．

また，視床下部からは成長ホルモンに対する分泌刺激(成長ホルモン放出ホルモンGHRH)のほか，逆に分泌を抑制するソマトスタチン(成長ホルモン放出抑制ホルモンGHRIH)も作られている．近年，このソマトスタチンと類似の活性をもつアナログ製剤(オクトレオチド，ランレオチド)が末端肥大症や成長ホルモン産生腫瘍の治療に用いられている．

2. 下垂体前葉ホルモン

下垂体前葉から分泌されるものとしては，成長ホルモン growth hormone(GH)，副腎皮質刺激ホルモン adrenocorticotropic hormone(ACTH)，甲状腺刺激ホルモン thyroid stimulating hormone(TSH)，性腺刺激ホルモン gonadotropic hormone，プロラクチン prolactin(乳腺刺激ホルモン)がある．

a. 成長ホルモン(別名ソマトトロピン)

主な作用として肝臓に働きかけ，成長因子ソマトメジン(インスリン様増殖因子 insulin-like growth factor；IGF-1)の分泌を促す．somato-の部分が「体」を意味する通り，この IGF-1 が末梢ホルモンの役割を果たして骨および体細胞の分裂増殖を促進する．臨床的には骨端が閉鎖していない低身長症(成長ホルモン分泌不全性)に対して，遺伝子組み換えにより

表 10-2　プロラクチン上昇をきたす薬物

統合失調症治療薬：クロルプロマジン，ハロペリドール
胃潰瘍治療薬：スルピリド，シメチジン
制吐薬：メトクロプラミド
降圧薬：メチルドパ
エストロゲン
TRH（甲状腺刺激ホルモン放出ホルモン）

製造されたヒト GH を投与する．GH には抗インスリン作用があるため副作用としての糖尿病発症に注意が必要である．成長ホルモンの不足とは逆に，下垂体腺腫などからの分泌過剰があると末端肥大症が起こる．ドパミン作用薬は健康成人で GH 分泌を促進するいっぽう，末端肥大症では逆に抑制することから治療法としてドパミン作用薬のブロモクリプチンが用いられる．

b．性腺刺激ホルモン（ゴナドトロピン）

卵胞刺激ホルモン follicle stimulating hormone（FSH）と黄体形成ホルモン luteinizing hormone（LH）とがあり，ヒト下垂体からの抽出が困難なため女性尿由来の製剤が用いられる．妊婦尿中のヒト絨毛性性腺刺激ホルモン human chorionic gonadotropin（hCG）は主に LH 活性をもち，ヒト閉経期尿性性腺刺激ホルモン human menopausal gonadotropin（hMG）は FSH・LH 両活性をもつことから，この 2 者は女性および男性不妊症の治療に用いられる．

c．プロラクチン

プロラクチンそのものに臨床応用はないが，その代わりにいくつかの薬物が副作用として高プロラクチン血症をおこすことが知られている（**表 10-2**）．高プロラクチン血症は女性において乳漏症および無月経，男性ではインポテンスおよび女性化乳房などを引き起こす．代表的なのがドパミン受容体遮断薬（クロルプロマジン，スルピリド，メトクロプラミド）およびドパミン枯渇薬（メチルドパ）であり，これはドパミン自体がプロラクチン分泌抑制ホルモン（PRIH）であることを思い出せば理解しやすい．下垂体腫瘍がプロラクチンを過剰産生する場合があり，その時はドパミン作用薬であるブロモクリプチンを投与して分泌抑制をかける．

Ｂ 下垂体後葉ホルモン

下垂体後葉の働きは前葉と異なり，視床下部ホルモンによる液性調節を受けない．その代わりに視床下部で産生されたバソプレシン（抗利尿ホルモン）とオキシトシンが軸索輸送によって下垂体後葉に運ばれ，そこから血中へと分泌される．両ホルモンの作用と臨床応用，副作用を**表 10-3** にまとめた．バソプレシンの合成アナログにデスモプレシンがあり，血管平滑筋収縮作用がほとんどないため高血圧など副作用を生じない．抗利尿作用は強く作用は持続性であることから下垂体性尿崩症の治療に経鼻投与で用いられる．注意すべき副作用に水中毒がある．

表10-3　下垂体後葉ホルモンの薬理作用と臨床応用

ホルモン名	生理・薬理作用	臨床応用	副作用
バソプレシン	抗利尿作用 平滑筋収縮作用	下垂体性尿崩症 食道出血の止血	水中毒 腹痛，下痢 高血圧
オキシトシン	乳汁排出 子宮筋収縮 血管拡張作用	分娩誘発 分娩後の弛緩出血	子宮破裂 胎児死 低血圧

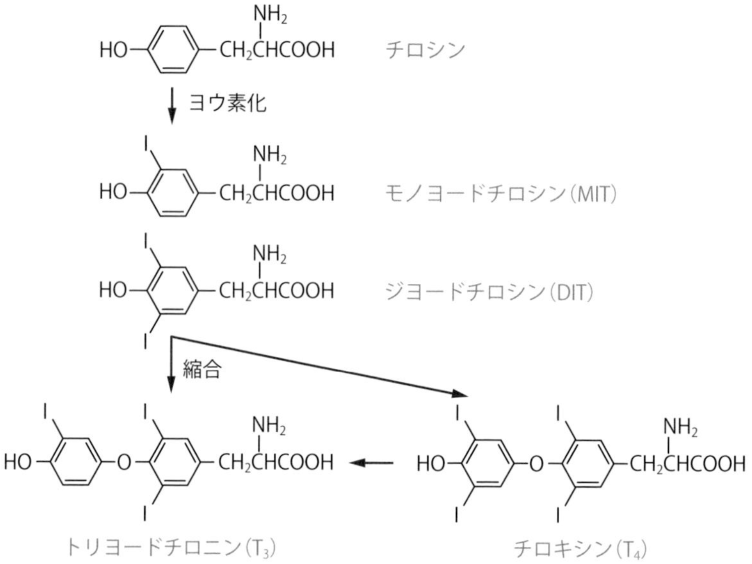

図10-1　MIT と DIT の縮合反応

チロシンのヨウ素化，縮合反応がチアアミド化合物により阻害される．

C　甲状腺ホルモンと抗甲状腺薬

　甲状腺ホルモンはヨウ素を含んだアミノ酸であり，ヨウ素の数によってトリヨードチロニン(T_3)とチロキシン(T_4)とがあるうち，前者の活性が高い(**図10-1**)．甲状腺ホルモンは脂溶性であり，受容体は細胞膜上ではなく細胞内にある，いわゆる核内受容体の代表例である．その作用としては発育・成長の促進，熱産生，代謝促進など，体内の物質代謝に広く関与する．

　このため分泌不足は体温が低下し，寒さに敏感となり，言語緩徐，記憶障害など精神神経活動が低下して粘液水腫を呈する甲状腺機能低下症となる．成人の場合は橋本病が代表的であるが，甲状腺機能の低下が胎生期あるいは幼少期に発症するとさらに発育障害(小人症)および知能低下を伴うクレチン症となる．逆に甲状腺ホルモンの過剰は甲状腺機能亢進症となり，動悸，発汗過多，振戦，体重減少といった症状を呈する．

　甲状腺機能低下症に対しては合成 T_4(レボチロキシン)または合成 T_3(リオチロニン)によるホルモンの補充療法を行い，機能亢進症に対しては抗甲状腺薬を使用する(**表10-4**)．

表10-4　甲状腺機能亢進症治療薬

製剤	作用機序	副作用
抗甲状腺薬 （チオアミド化合物-プロピルチオウラシル，チアマゾールなど）	ホルモン産生抑制	顆粒球減少症， 皮膚発疹， 甲状腺機能低下症
β受容体遮断薬 （プロプラノロール）	カテコールアミンによるβ刺激過剰状態の改善	徐脈，房室ブロック， 気管支喘息
無機ヨウ化物	ホルモン分泌抑制	甲状腺機能低下症
放射性ヨウ素 （^{131}I）	甲状腺の濾胞破壊	甲状腺機能低下症， 妊婦・小児に禁忌

　内服で用いられる抗甲状腺薬はホルモンの産生を阻害し，副作用として頻度が高いのは皮疹であるがまれに顆粒球減少症を起こし重篤となる．抗甲状腺薬服用中に突然の発熱，咽頭痛などを発症したときは速やかな受診が必要である．β受容体遮断薬は，甲状腺ホルモン作用が亢進した結果として二次的にカテコールアミンの作用が増強した状態に抑制をかける．動悸，振戦などの自覚症状の改善に有効である．ヨードは甲状腺に高濃度で取り込まれることからその放射性同位体^{131}Iを用いると，β線を放射して甲状腺濾胞細胞を壊死させる．妊婦には禁忌である．

粘液水腫と浮腫の違い

　甲状腺機能低下症で生じるむくみである粘液水腫は，皮下に弾力性に富んだムコ多糖類が溜まって生じる．むくみの部分を指で押すとできる皮膚の凹みはすぐ元に戻り跡は残らないのが特徴である．一方，心不全や腎不全で生じるむくみ（浮腫）は血管外の間質に水分が溜まって腫れたもので，この場合は，むくみの部分を指で押すとできる凹みの跡はしばらく残るのが特徴である．

Ｄ　副腎皮質ホルモンと副腎皮質ホルモン拮抗薬

　副腎皮質ホルモンのうち重要なのは，糖質コルチコイド（グルココルチコイド）と鉱質コルチコイド（ミネラルコルチコイド）である．前者は糖代謝に関与することから，そして後者はカリウムやナトリウムなど電解質量の調節にあずかることからそれぞれこの名前があるのだが，両ホルモンともお互いの作用をある程度併せもっている（**表10-5**）．下垂体ホルモンであるACTHによって制御されるのは糖質コルチコイドで，鉱質コルチコイドはオータコイドであるレニン・アンギオテンシン系によって分泌調節を受ける．どちらのホルモンも脂溶性（**図10-2**）であることから，甲状腺ホルモンと同じ様に標的細胞の中まで入り込み，核内受容体に結合することで転写を行い（＝遺伝子発現）作用を発揮する．

1. 糖質コルチコイド

　糖質コルチコイドの効果としては抗炎症作用が臨床的にも重要なのだが，それ以外に併

表10-5　副腎皮質ステロイドの作用比較（コルチゾルの作用を 1 とした時の相対力値を示す）

副腎皮質ステロイド		電解質代謝 （Na$^+$貯留）	糖質代謝 （肝グリコー ゲン蓄積）	抗炎症作用
天然糖質 コルチコイド	コルチゾル	1	1	1
	コルチゾン	0.8	0.8	0.8
	コルコステロン	15	0.35	0.3
合成糖質 コルチコイド	プレドニゾロン	<1	4	4
	トリアムシノロン	0	5	5
天然鉱質 コルチコイド	11-デオキシコルチコステロ ンアルドステロン	100 3,000	0 0.3	0 ?

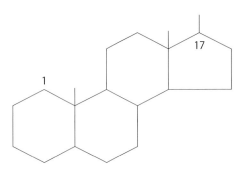

図 10-2　ステロイド核の基本構造
この構造が副腎皮質ホルモン（糖質コルチコイド
および鉱質コルチコイド），性ホルモンに共通し
て含まれる．ステロイド核そのものは脂溶性で水
に溶けにくい．

せもつ糖代謝作用や鉱質コルチコイド作用は，糖質コルチコイドを抗炎症薬として臨床応
用する場合には余計であり，副作用として現れる．このため鉱質コルチコイド作用を極力
抑えて糖質コルチコイド作用のみに絞った合成製剤（プレソニゾロン，トリアムシノロン，
デキサメタゾンなど）が用いられる．しかし糖質コルチコイドの抗炎症作用と糖代謝作用
とを分離することには現時点で成功に至っておらず，このため抗炎症を目的として使用す
る際には糖代謝作用および蛋白質・脂質代謝作用が副作用となる．糖質コルチコイドの薬
理作用と副作用を**表 10-6** に，臨床適応を**表 10-7** に，それぞれまとめた．
　糖質コルチコイドの抗炎症作用は**図 10-3** に示す通り，炎症メディエーターであるロイ
コトリエン類やプロスタグランジン類の産生を，そのもっとも上流に位置するホスホリ
パーゼ A$_2$ の高さで抑制することにより主に効果を現す．
　副腎皮質ステロイドを連用すると血中の糖質コルチコイド濃度は常に高値となるため，
視床下部−下垂体−副腎皮質系への負のフィードバック機構が持続し（**図 10-4**），副腎皮質
はこの間に萎縮してしまう．そのため副腎皮質ステロイド製剤を連用後，急激に使用を中
止すると生命維持に必要な最低限のホルモンが産生できなくなっており，急性副腎皮質機
能不全に陥る．この薬物を減量または中止する際には，徐々に使用量を減らしていくこと
が必要である．

表 10-6　糖質コルチコイドの生理・薬理作用と副作用との関係

生理・薬理作用	副作用
糖代謝作用：肝グリコーゲン合成・糖新生増加　　末梢糖利用減少	糖尿病
脂質代謝作用：脂肪代謝促進　　脂肪の体内分布変化	満月様顔貌　体幹肥満
蛋白質代謝作用：異化作用	筋萎縮，骨粗鬆症，胃潰瘍，創傷治癒遅延，小児成長抑制
電解質代謝作用：Na^+・水貯留	浮腫，高血圧
中枢神経興奮作用	多幸症
抗ストレス作用	
抗炎症作用	
免疫抑制作用	感染症
抗リウマチ作用	
リンパ組織萎縮作用	
視床下部-下垂体-副腎皮質系への負のフィードバック	副腎皮質機能不全

表 10-7　糖質コルチコイドの臨床応用

補充療法	副腎皮質機能不全，アジソン病
薬理療法	急性・慢性炎症 アレルギー性疾患(喘息，皮膚疾患) 自己免疫疾患(関節リウマチ，膠原病) ネフローゼ症候群 慢性活動性肝炎，潰瘍性大腸炎 急性リンパ性白血病，悪性リンパ腫 移植拒絶反応

2. 抗副腎皮質ホルモン薬

　　補充療法とは逆に，副腎皮質機能が亢進した状態にはコルチコイドの生成を阻害する薬（メチラポンなど）や鉱質コルチコイド受容体を遮断する薬（スピロノラクトン）が用いられる．副腎皮質ホルモン合成阻害薬は副腎皮質癌やクッシング症候群など，スピロノラクトンは腎尿細管上皮のアルドステロン受容体を遮断することから原発性アルドステロン症や浮腫の治療に用いられる．

E 性ホルモンと性ホルモン拮抗薬

　　性ホルモンには女性ホルモン（卵胞ホルモンと黄体ホルモン）と男性ホルモンとがある．これらは主に卵巣や睾丸で産生されており，その調節は下垂体前葉のゴナドトロピン（FSH と LH）が行う．天然の性ホルモンはステロイド骨格を構造に含む脂溶性分子であり，甲状腺ホルモンや副腎皮質ホルモンと同じように核内受容体に結合することで効果を発揮する．肝臓で速やかに代謝を受けるため経口投与は無効であり，主に筋注で用いる．経口

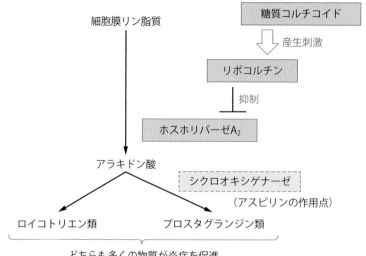

図 10-3 リポコルチンを介した糖質コルチコイドの抗炎症作用
参考として，アスピリンなど NSAIDs によって阻害される酵素シクロオキシゲ
ナーゼの作用部位も示す．糖質コルチコイドよりも下流で作用する点に注目．

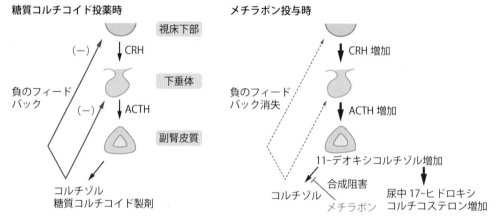

**図 10-4 コルチゾルによる ACTH 分泌の負のフィードバック（図左）とメチラポンによるコルチゾル生成阻
害（図右）**
破線は各過程の活性低下または消失を示す．

剤としては合成あるいは半合成のホルモン製剤が用いられる．

1. 女性ホルモン

卵胞ホルモン（エストロゲン）と黄体ホルモン（プロゲステロン）の主な作用と臨床応用を
表 10-8 に示す．両者とも更年期障害や卵巣機能不全に対し，補充目的で用いられる．

経口避妊薬としては両ホルモンの混合剤が用いられる．月経周期 5 日目から 21 日間服用
することにより下垂体系に負のフィードバックがかかり，FSH および LH 分泌が抑制され
て排卵が起こらなくなる．

男性の前立腺癌はアンドロゲン依存性に増殖することから，抗アンドロゲン作用をもつ

表 10-8　**女性ホルモンの生理・薬理作用と臨床応用**

卵胞ホルモン		黄体ホルモン	
生理・薬理作用	臨床応用	生理・薬理作用	臨床応用
女性の第二次性徴発現	卵巣機能不全，更年期障害	受精卵の着床に適した子宮の維持（子宮内膜の分泌相への変化促進，子宮筋運動抑制）	切迫流産，習慣性流産，卵巣・黄体機能不全
子宮内膜を増殖させ，着床の準備をする			
子宮筋のオキシトシンへの感受性増大			
FSH 分泌抑制作用	経口避妊薬	乳腺発育促進作用	
抗男性ホルモン作用	前立腺癌	基礎体温上昇作用	
Ca・骨代謝作用 　骨基質合成促進作用 　骨端閉鎖促進作用	骨粗鬆症（女性）	LH 分泌抑制作用	経口避妊薬

表 10-9　**男性ホルモンの生理・薬理作用，臨床応用，副作用**

生理・薬理作用	臨床応用	副作用
男性の第二次性徴発現	男子性腺機能不全	女性や胎児の男性化，浮腫，肝障害，小児骨端閉鎖促進
蛋白同化作用，骨発育・骨端閉鎖促進 抗エストロゲン作用	再生不良性貧血，骨粗鬆症，手術後回復促進	
LH 分泌抑制		

エストロゲンが治療に有効である．

　副作用としてはエストロゲンの長期投与により高血圧や血栓症があり，子宮内膜癌や乳癌の発症頻度も高まるといわれる．黄体ホルモンの中には男性ホルモン様作用を併せもつものがあり，妊婦に投与すると女児の男性化，外性器異常の見られることがある．

2. 男性ホルモンと蛋白同化ステロイド

　男性ホルモンの作用，臨床応用，副作用を**表 10-9** に示す．女性の乳癌には卵胞ホルモン依存性に発育するものがあり，その場合は抗卵胞ホルモン作用のあるテストステロンが有効であるが，現在では他の薬剤の登場により用いられなくなった．また男性ホルモンの性ホルモン作用を弱め，蛋白同化作用を強化した合成薬は蛋白同化ステロイドと呼ばれ骨粗鬆症や術後消耗の患者に用いられる．アナボリックステロイドの別名もありスポーツドーピングに悪用されてきたことでも知られる．

3. 性ホルモン拮抗薬
a. 抗卵胞ホルモン薬

　クロミフェンは視床下部または下垂体前葉のエストロゲン受容体を遮断する結果，負のフィードバックを取り除いて下垂体ゴナドトロピンの分泌が増加するため，排卵誘発剤として使われる．副作用には卵巣腫大，多胎がある．タモキシフェンはエストロゲン依存性の乳癌において増殖を抑制する．

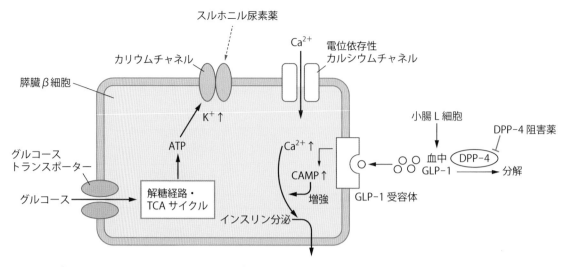

図 10-5　グルコースのインスリン分泌刺激メカニズムとスルホニル尿素薬，DPP-4 阻害薬の作用機序
グルコースは β 細胞内で代謝され，ATP を産生する．ATP が ATP 感受性カリウムチャネルを閉じるので，細胞内 K⁺濃度
が上昇する．その結果，細胞膜が脱分極し，電位依存性カルシウムチャネルが開く．細胞外 Ca^{2+} が流入して細胞内 Ca^{2+}
濃度が上昇するのでインスリンの開口分泌が促進される．スルホニル尿素薬は β 細胞のスルホニル尿素薬受容体に結合
し，ATP 感受性カリウムチャネルを閉じさせることによってインスリン分泌を刺激する．
GLP-1 は上記の血糖依存性インスリン分泌を増幅させる．
DPP-4 阻害薬は GLP-1 を分解する DPP-4 を阻害し，血中 GLP-1 濃度を高める．
GLP-1：glucagon-like peptide-1（インクレチン）
DPP-4：dipeptidyl peptidase-4

b.　抗男性ホルモン薬

　　クロルマジノンおよびビカルタミドは，男性ホルモン受容体に拮抗することによりアン
ドロゲン依存性の前立腺癌を抑制する．一方，テストステロンを活性体ジヒドロテストス
テロンへと変換させる 5α-還元酵素阻害薬としては，フィナステリドおよびデュタステリ
ドが男性型脱毛症の治療に用いられる．

F　インスリンと糖尿病治療薬

　　インスリンは生体内で血糖を低下させ得る唯一のホルモンで，膵臓ランゲルハンス島 β
細胞から分泌される分子量約 6,000 のペプチドホルモンである．生理的にもっとも重要な
インスリン分泌刺激因子は食事で摂取されたグルコースである．グルコースによるインス
リン分泌刺激のメカニズムを**図 10-5** に示す．分泌されたインスリンは筋肉や脂肪など末
梢組織のグルコーストランスポーターを細胞膜へと移動させてブドウ糖取り込みを促進す
るほか，肝臓ではグリコーゲン合成酵素を活性化して余分なブドウ糖をグリコーゲンや中
性脂肪として貯蔵する（**図 10-6**）．
　　膵臓からのインスリン分泌が低下したり，末梢組織のインスリン感受性が低下すると上
記の様な働きが消失し，血糖が上昇して糖尿病となる．糖尿病にはインスリン依存型 insu-
lin-dependent diabetes mellitus（IDDM，Ⅰ型）とインスリン非依存型 non-insulin- dependent
diabetes mellitus（NIDDM，Ⅱ型）とがある．Ⅰ型糖尿病ではランゲルハンス島が破壊されて
おりインスリンの合成がほぼできないことから，インスリンの絶対的不足状態にあり，イ

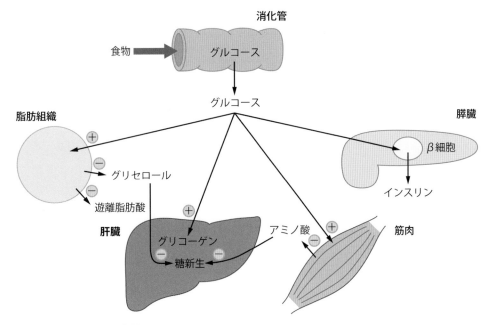

図10-6　インスリンの作用

⊕：促進，⊖：抑制

インスリンが不足すると，グルコースの末梢組織への取り込みは低下する．肝臓ではグリコーゲン分解が亢進する．また，脂肪組織では中性脂肪の分解促進によりグリセロールが，筋肉では蛋白質の分解促進によりアミノ酸が放出され，肝臓で糖新生が亢進する．以上の結果，高血糖となる．

ンスリンの補充療法が必須となる．一方，Ⅱ型糖尿病では肥満に基づくインスリン感受性の低下があるため血糖値は上昇するがインスリン産生能は保たれている．そのためⅡ型の薬物療法としては経口血糖降下薬などの投与が食事療法・運動療法と併せ行われる．

　以下，1〜3で述べる糖尿病治療薬を使用するにあたっては，共通の副作用として低血糖に注意が必要である．また，β受容体遮断薬やアルコールは糖尿病治療薬による低血糖を誘発・増悪しやすいので併用には注意が必要である．脳はエネルギー源のほとんどをグルコースに依存しているため，低血糖発作では意識消失，昏睡に陥り生命の危険にさらされる．脱力・冷汗・動悸・意識障害などの低血糖症状が出現したら，甘いものの経口摂取やグルコースの静脈内投与を速やかに行う．

超速効型インスリンが速効性である理由

　インスリン分子は通常6分子が集まって6量体を形成している．皮下注射されたインスリンが血管壁を通過して血中に吸収されるには，この6量体の構造が2量体，さらに，単量体に分解してサイズが小さくなっている必要がある．インスリンリスプロやインスリンアスパルトなどの超速効型インスリンはインスリンのアミノ酸配列を一部変えて，単量体に分解されやすい性質が付与されている．インスリンリスプロではインスリンB鎖28番目のプロリンと29番目のリジンの順序が入れ替えられ，また，インスリンアスパルトではB鎖28番目のプロリンがアスパラギン酸に替えられている．一方，持続型のインスリングラルギンでは，A鎖21番目のアスパラギンがグリシンに替わり，B鎖の31，32番目には2分子のアルギニンを付け加えてあり，6量体から単量体への分解がゆっくり進む．

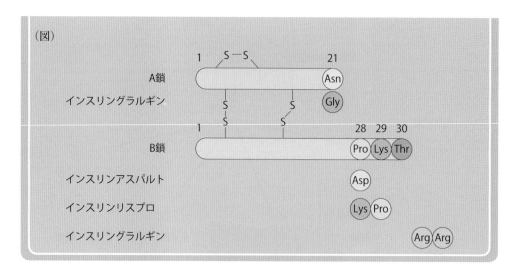

表 10-10　インスリン製剤の種類と作用時間

分類	製剤	作用発現時間	最大作用時間（時間）	作用持続時間（時間）
超速効型	インスリンリスプロ	＜15分	0.5～1.5	3～5
	インスリンアスパルト	10～20分	1～3	3～5
速効型	ヒトインスリン	30分～1時間	1～3	5～7
中間型	ヒトイソフェンインスリン	1～3時間	8～10	18～24
持続型	インスリングラルギン	1～2時間	（明らかなピークなし）	約24
	インスリンデテミル	約1時間	3～14	約24

1. インスリン製剤

　インスリンは消化酵素によって分解され活性を失うため経口投与は不可能で，注射によって投与される．インスリン製剤は作用発現時間・持続時間の異なる様々なものが製造されており，個々の症例で血糖値を一定に保つために適切なものを選択し，皮下注射または持続点滴で使用する（**表 10-10**）．

2. 経口血糖降下薬

a. スルホニル尿素薬（SU 薬，sulfonyl urea 薬）

　グリベンクラミド，グリメピリドなどが主に用いられる．作用機序としては，β細胞の外側からATP感受性カリウムチャネルに結合してこれを閉じることによりインスリン分泌を刺激するもので（**図 10-5**），β細胞機能が破壊されているⅠ型糖尿病には無効である．副作用として低血糖のほか肝障害や無顆粒球症がある．スルホニル尿素薬は血中でアルブミン結合率が高いため，同じ様にアルブミン結合率の高いワルファリン（抗凝固薬）などと併用した場合，分布相での薬物相互作用が起こる．その結果アルブミンから遊離した薬物が増え，それぞれの薬物の効果が過剰に出て低血糖，出血などの副作用につながる．

b．DPP-4 阻害薬

　シタグリプチン，ビルダグリプチン，リナグリプチンなどがある．インクレチンの分解に関わるジペプチジルペプチダーゼ 4（dipeptidyl peptidase 4）を阻害し，血中インクレチン濃度を高める．**図 10-5** に示すように，DPP-4 阻害薬の作用機序は，血糖に依存したインスリン分泌機構を増幅することにあるので，低血糖時にはインスリン分泌増幅作用は弱いものとなる．スルホニル尿素薬に比べて低血糖のリスクは小さい．近年よく用いられる．

c．ビグアナイド薬（メトホルミン）

　肝臓での糖新生抑制，末梢での糖利用促進，インスリン抵抗性改善作用がある．

d．αグルコシダーゼ阻害薬（アカルボースなど）

　小腸粘膜上の二糖類分解酵素を阻害することによりショ糖・乳糖・麦芽糖がブドウ糖へと分解される過程を抑制する結果，糖分の吸収が妨げられ食後高血糖を防ぐことができる．本剤使用中に低血糖を起こしたときには砂糖（ショ糖）を投与しても吸収されず，ブドウ糖の投与が必要となる．

e．インスリン抵抗性改善薬（ピオグリタゾン）

　脂肪細胞の分化を促進することでインスリン感受性を高める．

f．SGLT2 阻害薬 sodium-glucose cotransporter 2 inhibitor（カナグリフロジン）

　腎尿細管上でNa^+とグルコースの共輸送を行う SGLT2 の働きを止めることで，いったん糸球体でろ過されて尿中に入ったグルコースが再吸収により体内に戻ることを防ぐので，血糖の上昇を抑えることができる．

3．GLP-1（glucagon-like peptide 1）アナログ

　GLP-1（glucagon-like peptide 1：インクレチン）は小腸から分泌されるペプチドホルモンであり，血糖存在下で膵β細胞からのインスリン分泌を刺激する（**図 10-5**）．GLP-1 のインスリン分泌促進は血糖が下がると無効となることから，低血糖を起こす危険性はその分低い．GLP-1 は血中に存在するジペプチジルペプチダーゼ-4（DPP-4）により分解されるため，分解されにくい構造の合成 GLP-1 アナログ（エキセナチド）が注射で用いられる．

2 代謝性疾患治療薬

Ⓐ 骨粗鬆症治療薬

　生体内の骨組織は常に新しいものと古いものが入れ替わる，出入りの活発な臓器である．古い骨は破骨細胞によって吸収される一方，骨芽細胞によって新しい骨組織が形成されることで刷新されている．このサイクルを骨リモデリング（骨代謝回転）（**図 10-7**）と呼び，副甲状腺ホルモンやカルシトニン，活性型ビタミン D_3，エストロゲンなどのホルモンによって制御される．骨吸収と骨形成のバランスが吸収側に傾くと骨はもろくなり骨粗鬆症となる．生理的には骨形成を維持するエストロゲンが，更年期以降の女性で不足すると骨粗鬆症になりやすい．治療の基本は骨吸収を抑制し，骨形成を促進することである．

　骨吸収を抑える薬物は，エストロゲン，選択的エストロゲン受容体モジュレーター selec-

エストロゲン，SERM，カルシトニン，ビスホスホネート，抗RANKL抗体

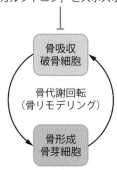

図10-7　主な骨粗鬆症治療薬の作用点
—⊣：抑制

表10-11　選択的エストロゲン受容体モジュレーターの概念

	エストロゲン	タモキシフェン	ラロキシフェン
乳腺	＋ 過剰により乳癌	－ 乳癌抑制効果	－
子宮	＋ 過剰により子宮内膜癌	＋ 副作用として子宮内膜癌	－
骨	＋ 骨粗鬆症予防効果	＋	＋ 骨粗鬆症改善
動脈	＋ 抗動脈硬化	＋	＋

⊕は受容体刺激を，⊖は受容体遮断を表す．すべての受容体に刺激を送るエストロゲン
は，過剰症が病態をもたらす．乳腺には抑制的に働くタモキシフェンは乳癌治療には有
用だが，子宮への刺激が内膜癌を誘発することもある．ラロキシフェンは乳腺・子宮に
は抑制的だが骨および動脈のエストロゲン受容体を刺激するため，骨粗鬆症を安全に改
善できる．

tive estrogen receptor modulator（SERM），**カルシトニン，ビスホスホネート**がある．閉経後
骨粗鬆症にはエストロゲン補充療法が有効である．ラロキシフェンは組織によって作用の
仕方が異なるSERMの特徴を有しており，骨ではエストロゲン作用薬として骨吸収を抑制
するいっぽう，乳腺や子宮内膜ではエストロゲン拮抗薬として作用する（**表10-11**）．カル
シトニン製剤としては合成カルシトニン誘導体やサケカルシトニンが筋注で用いられる．
ビスホスホネートはピロリン酸アナログで，破骨細胞機能を抑制し骨吸収を抑制する．悪
性腫瘍の約5％は骨破壊による高Ca血症を併発しており，ビスホスホネート製剤はその是
正にも用いられる．
　副甲状腺ホルモンは骨吸収・骨形成の双方を促進するが，全体として骨量を増加させる
ことから合成製剤テリパラチドが骨折のリスクが高い骨粗鬆症に用いられる．**活性型ビタ
ミンD₃製剤**は，肝臓で水酸化され活性化されるアルファカルシドール，肝・腎での活性
化が不要なカルシトリオールなどが用いられ，消化管からのカルシウム吸収を促進する．
破骨細胞の前駆細胞表面にはRANK（receptor for activating NF-κB）と呼ばれる分子が発現し
ており，骨芽細胞から産生されるRANK ligand（RANKL）が結合すると破骨細胞が活性化さ

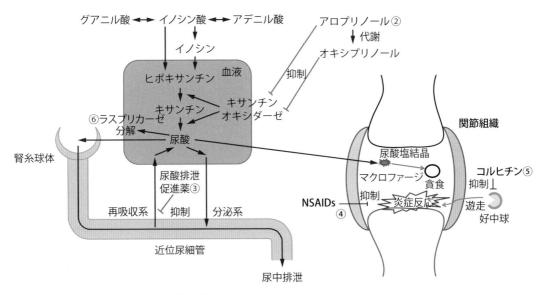

図 10-8　尿酸の生成過程と痛風治療薬の作用点
②〜⑤は本文と対応している.

れ骨吸収が進む. 抗 RANKL 抗体デノスマブが, この機構を抑制することで骨粗鬆症の治療に使われる.

Ⓑ 痛風治療薬

　プリン体の最終産物である尿酸の血中濃度が異常に高い(7.0 mg/dL 以上)状態を高尿酸血症といい, 尿酸の産生過剰または排泄低下により起こる. 痛風発作は高尿酸血症の結果として生じる尿酸塩結晶の関節組織への沈着とこれを貪食する好中球の浸潤を伴う炎症疾患である. したがって痛風の治療方針は, ①食事療法による核酸などプリン体を含む食事の制限, ②キサンチンを尿酸に代謝するキサンチンオキシダーゼの阻害薬(アロプリノール, フェブキソスタット), ③尿酸の排泄を促進する薬(プロベネシド, ベンズブロマロン), ④炎症を抑制する薬(NSAIDs), ⑤痛風発作時に特異的に有効な薬(コルヒチン)に大別できる. 尿酸生成の過程と痛風治療薬の作用部位を**図 10-8** に示した.

　白血病などの抗がん治療にともなう高尿酸血症である腫瘍崩壊症候群に⑥ラスブリカーゼが使用される.

1. 痛風発作治療薬

　発作時の疼痛にはおもに NSAIDs(インドメタシン, ナプロキセンなど)を第一選択薬として使用する.

　アルカロイドの一種であるコルヒチンは, 急性痛風発作に対し特異的に効果を示し, その炎症症状と疼痛を劇的に和らげる. これはコルヒチンが細胞内微小管蛋白質のチューブリンに結合して紡錘体機能を阻害し, 多核白血球(好中球)の遊走能を阻害した結果と考えられる. コルヒチンは紡錘体機能を障害することから, 活発に細胞分裂を繰り返している

表 10–12　脂溶性ビタミンの欠乏症および過剰症

種類	欠乏症	過剰症
ビタミンA	夜盲症，角膜炎，皮膚角化症	食欲不振，脱毛，神経過敏
ビタミンD	くる病(小児)，骨軟化症(成人)	高カルシウム血症，腎臓結石，食欲不振
ビタミンE	不妊症，貧血，筋萎縮	
ビタミンK	出血傾向	

細胞に対する感受性が高い．したがって，増殖が活発な消化管上皮細胞障害性の下痢，腹痛，悪心，嘔吐などの有害作用を発現しやすい．

2. 高尿酸血症治療薬

血中尿酸値を低下させる薬である．なお，急性痛風発作時に尿酸値を変動させると発作を増悪・遷延させることがあるため，発作時には使用しない．

a. 尿酸産生阻害薬

尿酸は，ヒポキサンチンとキサンチンがキサンチン酸化酵素（キサンチンオキシダーゼ）により酸化され，生成される．ヒポキサンチンの異性体であるアロプリノールとその代謝物アロキサンチンはこのキサンチン酸化酵素を競合的に阻害し，尿酸の生成を抑制する．副作用として，皮膚病変を主とするアレルギー，胃腸障害，めまい，発熱，肝障害などが知られている．キサンチンオキシダーゼを阻害することから，メルカプトプリン，アザチオプリンなどの代謝を抑制するため，これらとの併用には注意を要する．

フェブキソスタット，トピロキソスタットは非プリン体のキサンチンオキシダーゼ阻害薬であり，有害作用の少ない，強力な尿酸産生阻害薬として近年開発された．

b. 尿酸排泄促進薬

通常，血漿中尿酸は，ほとんど100%が腎糸球体で濾過され，引き続き近位尿細管でその95%が再吸収される．尿酸排泄促進薬のプロベネシド，ベンズブロマロンは臨床用量においてこの再吸収を阻害することにより，尿酸排泄を促進する．尿酸排泄促進薬の投与初期には尿酸排泄が急激に増加するため，腎結石を引き起こす可能性があるので，少量からの投与が望まれるとともに，十分な水分補給やクエン酸カリウム，クエン酸ナトリウム配合剤である尿アルカリ化薬を併用する．

3. がん化学療法用尿酸分解酵素製剤

白血病やリンパ腫治療にともなう腫瘍崩壊症候群に対し，遺伝子組み換え尿酸分解酵素製剤のラスブリカーゼが用いられる．腫瘍崩壊症候群とはがん治療の際に大量のがん細胞が一度に死滅するとがん細胞内の核酸が大量に放出され，これが代謝され，高尿酸血症となり，腎不全，不整脈，心停止，筋肉痙攣などをおこし，場合によっては死に至らせる．ラスブリカーゼは抗がん剤投与直前に予防的に投与する．

表 10-13　水溶性ビタミンの欠乏症

種類		欠乏症
ビタミンB群	ビタミンB₁ (チアミン)	脚気(腱反射消失，心肥大，疲労感)
	ビタミンB₂ (リボフラビン)	口角炎，口内炎，舌炎，脂漏性皮膚炎
	ビタミンB₆ (ピリドキシン)	脂漏性皮膚炎，湿疹，低色素性貧血，末梢神経炎
	ビタミンB₁₂ (シアノコバラミン)	悪性貧血(巨赤芽球性貧血，脊髄変性)
	ナイアシン (ニコチン酸)	ペラグラ(皮膚炎，下痢，精神神経症状)
	パントテン酸	皮膚過敏症(知覚過敏，知覚異常)
	葉酸	巨赤芽球性貧血
ビタミンC (アスコルビン酸)		壊血病(歯肉出血，全身の点状・斑状出血)

3　ビタミン

　ビタミンは細胞内物質代謝の触媒として働く重要な物質であるが，生体内で生成されることは原則としてないため，栄養素として摂取する必要がある．経口的に食物がとれない衰弱者，消化器癌患者，高齢者やアルコール中毒者などでは欠乏症になることがある．ビタミン欠乏症(**表10-12，表10-13**)の診断がつけば欠乏しているビタミンを経口または静脈内投与することになる．ビタミンはビタミンA，D，E，Kなどの脂溶性ビタミンとそれ以外の水溶性ビタミン(ビタミンB群およびC)とに大別される．前者は体内に蓄積して過剰症を引き起こすことがあるが，その場合には服用を中止すれば快癒する．水溶性ビタミンは尿中からの排泄がきわめて速いため，過剰症は起こりにくい．

セルフチェック

A.　正しいものには○，間違っているものには×を記せ.

1.　ドパミン受容体作動薬は末端肥大症の治療薬である.
2.　ドパミン受容体遮断薬は無月経乳漏症候群を起こすことがある.
3.　スルピリドは高プロラクチン血症を引き起こすことがある.
4.　向精神薬服用で高プロラクチン血症が起こることがある.
5.　ブロモクリプチンは高プロラクチン血症の治療薬である.
6.　下垂体性尿崩症にバソプレシン誘導体を用いる.
7.　チアマゾール(メルカゾール)は甲状腺ホルモンの合成を阻害し，甲状腺機能亢進症に用いられる.
8.　チアマゾールの副作用に好中球増加がある.
9.　抗炎症性副腎皮質ステロイド薬を大量投与すると，下垂体前葉からの副腎皮質刺激ホルモン(ACTH)の分泌は減少する.
10.　副腎皮質ステロイド薬は感染症の増悪をきたす.
11.　プレドニゾロンには末梢組織における糖の利用を高め，血糖値を下げる作用がある.
12.　副腎皮質ステロイド薬の副作用として，副腎皮質の萎縮による機能不全がある.
13.　副腎皮質ステロイド薬は精神障害を引き起こす可能性がある.
14.　副腎皮質ステロイド薬が第一選択として使用される疾患には，心筋炎を伴うリウマチ熱，自己免疫性溶血性貧血，ネフローゼ症候群，全身性エリテマトーデス(SLE)がある.
15.　副腎皮質ステロイド薬の副作用として末梢神経障害がみられる.
16.　副腎皮質ステロイドを長期間投与中，急に中止するとショックをきたすことがある.
17.　副腎皮質ステロイド薬は気管支喘息の誘因になる.
18.　デキサメタゾンは合成ステロイドであり抗炎症作用がある.
19.　天然の性ホルモンは肝臓で破壊されるので経口投薬では作用が弱まる.
20.　クロミフェンは排卵誘発剤として不妊症の治療に用いられる.
21.　タモキシフェンは乳癌の治療に用いられる.
22.　クロミフェンは GnRH 分泌を促進する.
23.　経口避妊薬の主成分はエストロゲンとプロゲステロンである.
24.　経口避妊薬の副作用として血栓症の報告がある.
25.　インスリンは一般に皮下注射で用いられる.
26.　インスリンリスプロは 1 日 1 回投与で用いる持続型インスリンである.
27.　経口血糖降下薬の服用時に低血糖があれば，使用量を変えずに食事量を増す.
28.　インスリンを長期保存するときは冷凍庫で保存する.
29.　αグルコシダーゼ阻害薬服用中に起こった低血糖は砂糖水を飲めば回復する.
30.　β遮断薬はインスリンや経口血糖降下薬で治療中の糖尿病患者に低血糖を誘発しやすい.
31.　痛風発作に非ステロイド性抗炎症薬またはコルヒチンを用いる.

B.　経口血糖降下薬が投薬されている場合の注意で正しいのはどれか.　二つ選べ.

1.　発汗，手足のふるえ，脱力感などが現れても勝手に服薬を中止させず，半分の量を服用させる.
2.　アルコールと併用すると低血糖が起こりやすくなるので，飲酒はやめさせる.
3.　現在糖尿病で薬を服用していることを書いたカードを身につけさせておく.
4.　食事がとれないときでも，薬は規則正しく服用させる.

C.　経口糖尿病薬の適応について誤っているものはどれか.

1.　糖尿病性昏睡では禁忌である.
2.　肝・腎障害を合併する場合は，通常避けるべきである.
3.　妊娠時には，一般的にはインスリンを用いる.
4.　重症の急性感染症の合併時には増量して使用する.

D. 正しいものには○，間違っているものには×を記せ.

1. ビタミン A が欠乏すると夜盲症になる.
2. ビタミン B₁ が欠乏すると脚気になる.
3. ビタミン D は水溶性であり，過剰投与の危険性はない.
4. ビタミン D の過剰投与で高カルシウム血症がみられることがある.
5. ビタミン K はヘパリンに拮抗する.

E. 骨粗鬆症の治療薬でないのはどれか.

1. カルシトニン
2. 活性型ビタミン D
3. ビタミン A
4. エストロゲン
5. ビスホスホネート

F. 更年期障害のホルモン補充療法の禁忌はどれか.

1. うつ病
2. 血栓性静脈炎
3. 高尿酸血症
4. 高脂血症
5. 骨粗鬆症

G. 副作用（有害事象）として低血糖症状を起こす可能性があるのはどれか.

1. ジゴキシン
2. インスリン
3. フェニトイン
4. ワルファリン

H. 経口血糖降下薬服用中の患者が病院内で意識消失した．発汗が著明で四肢に麻痺は認められない．緊急に行うべき処置はどれか.

1. 経口血糖降下薬の追加投与
2. アトロピンの投与
3. ブドウ糖の静注
4. インスリンの静注
5. 生食水の静注

I. 副腎皮質ステロイド薬の長期投与による副作用はどれか．二つ選べ.

1. 骨粗鬆症
2. 低血糖
3. 血圧低下
4. 聴力障害
5. 胃潰瘍

J. 低用量経口避妊薬の成分はどれか．二つ選べ.

1. アンドロゲン
2. エストロゲン
3. クロミフェン
4. プロゲステロン
5. プロラクチン

K．痛風発作の原因になるのはどれか．三つ選べ．

1．禁煙
2．血中尿酸濃度が異常に高い
3．尿酸の産生低下または排泄増加
4．ビールなどプリン体を多く含む飲食の大量摂取
5．高尿酸血症治療薬の開始

呼吸器作用薬

　近年，人口の高齢化に伴って，慢性呼吸器疾患（気管支喘息，肺気腫，慢性気管支炎など）が増加してきている．喫煙習慣は，いわゆる慢性閉塞性肺疾患 chronic obstructive pulmonary disease（COPD，肺気腫・慢性気管支炎により惹起される閉塞性換気障害）の重大なリスクファクターである．これらの呼吸器疾患で一番多くみられる臨床症状が「咳」と「痰」である．基本的な呼吸器作用薬としては，対症療法的に用いられる鎮咳薬，去痰薬がある．気管支喘息ではしばしば気管支管腔の狭小化がみられ，気流に対する抵抗となるため，気管支拡張薬がよく用いられる．また，気管支喘息にはアレルギーの関与があり，抗アレルギー薬もよく用いられる．その他，呼吸促進薬にもふれる．

1 気管支喘息治療薬

　気管支喘息では，肥満細胞細胞膜に結合した IgE 抗体が抗原と結合し，ヒスタミンやロイコトリエンのような生理活性物質（ケミカルメディエーター）が遊離されて，これらの物質が気管支平滑筋収縮，炎症反応を引き起こして喘息発作を生じさせる（**図 11-1**）．そのため治療には気管支拡張と抗炎症を図ることがもっとも重要である（**図 11-2**）．

A 気管支拡張薬

　気管支拡張薬は，①β受容体作動薬（交感神経刺激薬），②キサンチン誘導体，③抗コリン薬に分類できる．主として気管支喘息の治療薬として用いる．

1. β受容体作動薬

　交感神経刺激薬は，イソプレナリンのような非選択的β受容体作動薬が用いられていたが，心臓刺激作用による不整脈が突然死の原因となった．近年，テルブタリン，サルブタモール，プロカテロールなど，気管支平滑筋弛緩作用を有する β_2 受容体選択性が高く，作用持続時間の長い薬物が開発されてきている．β_2 受容体作動薬は，気管支平滑筋細胞内のアデニル酸シクラーゼを活性化して細胞内 cAMP 量を増加させ，平滑筋を弛緩させる（第1章 ③ C, 3. 平滑筋を参照）．β_2 受容体を介する副作用として，振戦がある．また，血中濃度が高くなれば β_1 作用も無視できず，頻脈や不整脈を起こし，突然死に至ることもある．

　β_2 受容体作動薬の吸入は1日に3〜4回の限度で使用される．頻回の使用は突然死を増加させるので注意が必要である．

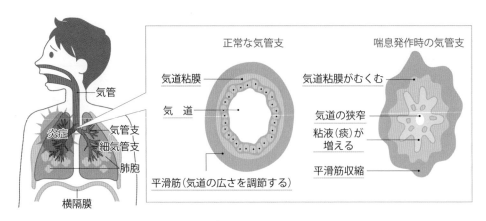

図 11-1　喘息発作時の気管支

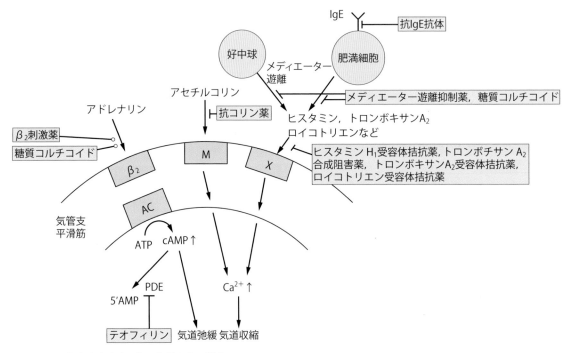

図 11-2　気管支喘息治療の作用部位と作用機序

β_2：アドレナリン β_2 受容体，M：アセチルコリン（ムスカリン）受容体，X：各ケミカルメディエーター受容体，AC：アデニル酸シクラーゼ，PDE：ホスホジエステラーゼ
—○：刺激・促進　—┤：抑制・阻害

2. キサンチン誘導体

　　キサンチン誘導体は代表的な喘息治療薬として用いられている．テオフィリンを例にとると，ホスホジエステラーゼを阻害することから，細胞内 cAMP を上昇させて気管支平滑筋を弛緩させ拡張させる．またテオフィリンにはアデノシン受容体遮断作用があり，アデノシンが A_2 受容体を介してヒスタミンやロイコトリエンを遊離することを抑制して気管支拡張作用を発揮する．テオフィリンの有効血中濃度は一般に $10\sim20\,\mu g/mL$ とされてお

り，安全域が狭く，それを超えると嘔気・嘔吐が起こり，さらに進めば痙攣を起こして死亡に至る場合もある．また，年齢，飲酒，喫煙などで体内動態が大きく変わるため，個人レベルで有効血中濃度を決め，血中濃度をモニターしながら治療を進めていくのが望ましい．血中濃度を一定に保つため，喘息発作緊急時には持続点滴が行われるが，徐放剤（テオドール，テオロングなど）は経口投与でも一定に保つよう工夫された製剤である．

3. 抗コリン薬

抗コリン薬にはイプラトロピウム，チオトロピウム，グリコピロニウムなどがあり，慢性閉塞性肺疾患では第一選択薬であるが，気管支喘息発作では効果が限定される．

Ｂ　抗アレルギー薬

メディエーター遊離抑制薬のクロモグリク酸ナトリウム，トラニラスト，イブジラスト，ペミロラストなどにはヒスタミンやロイコトリエンなどのメディエーター遊離抑制作用があり，喘息発作の予防薬として用いられる．第2世代ヒスタミン H_1 受容体拮抗薬であるケトチフェン，アゼラスチン，オキサトミドも予防薬として使われている．

また，トロンボキサン A_2 合成酵素阻害薬のオザグレルやトロンボサキン A_2 受容体拮抗薬のセラトロダスト，ロイコトリエン受容体拮抗薬のプランルカストは，気道過敏性を抑制したり，気道収縮を抑制することにより有効である．さらにスプラタストは，ヘルパーT細胞からのインターロイキン4, 5の産生抑制を主体として，抗アレルギー作用が発揮される．

気管支喘息を誘因するアレルゲンを生体内に投与し，アレルゲンに対する過敏反応を軽減させようとする減感作療法が行われることがある．

Ｃ　副腎皮質ホルモン剤

抗炎症作用をもつ糖質コルチコイドは喘息治療薬の中心的存在である．とくに，全身作用の少ない局所適用としてステロイド薬の吸入療法が行われる．日本では，ベクロメタゾンが局所作用が強く（400 μg がプレドニゾロン 5〜7.5 mg に相当），副腎皮質機能抑制が弱いために広く用いられている．

糖質コルチコイドの喘息治療薬としての作用機序は，主として次の三つである．

①抗炎症蛋白質（リポコルチン）を生成してプロスタグランジンやロイコトリエンなどの産生を抑制する（第9章 3 C., 第10章 1 D.参照）．

②カテコールアミン作用（β_2 受容体作用）を増強し，細胞内 cAMP の増加を増強する．

③気道への炎症性細胞（白血球，リンパ球など）の侵入を抑制する．

Ｄ　気管支喘息の治療のステップ

気管支喘息では，呼吸が苦しいとか体の動作が困難であるとか，また，激しい咳などの症状が出現し，日常生活に大きな障害が生じる．薬物を適切に用いることで日常生活が可

能な状態にコントロールされることが治療の目標となる．薬物は長期管理薬と発作治療薬に分けて適用される．

　喘息の症状を和らげて長期的に安定させ，日常生活を可能にするために上述の気管支拡張薬，抗アレルギー薬，糖質コルチコイドが症状の程度に合わせて，単独あるいは併用で用いられる．

　一方，喘息発作に用いる薬物としては，症状の軽い発作では短時間作用性β_2刺激薬あるいはステロイドがいずれも吸入で用いられる．症状が重い発作では，短時間作用性β_2刺激薬の吸入を反復使用したり，抗コリン薬の吸入，アミノフィリンの点滴静注，アドレナリン皮下注，ステロイド薬全身投与などが適用される．

2 鎮 咳 薬

　鎮咳薬はその作用点から，中枢性と末梢性とに分類することができる．

　中枢性鎮咳薬は，延髄の孤束核など咳中枢およびそれらを連絡するニューロンを抑制する．その代表がコデイン，ジヒドロコデインである．しかし，これらの薬物は麻薬性であり，効果の耐性発現，薬物依存，呼吸抑制，気道分泌抑制などの副作用も多い．そこで麻薬性鎮咳薬の構造の一部を変えて麻薬作用をなくし，鎮咳作用のみを残したデキストロメトルファン，ジメモルファン，チペピジン（去痰作用もある）などが開発された（表11-1）．

　末梢性鎮咳薬には気管支拡張薬，局所麻酔薬，去痰薬などがある．

3 去 痰 薬

　通常，喀痰は気道粘膜の線毛上皮による線毛運動，気管支蠕動運動などにより口腔側へと押し上げられ，咳とともに体外へ喀出される．粘稠な喀痰が気道粘膜をおおってしまうと，正常な線毛運動が妨げられ，激しい咳を誘発したり，病原微生物の感染を引き起こしたりして病気の増悪を招く．したがって喀痰への対策が呼吸器疾患のもっとも基本的な治療であるといっても過言でない．その方法として，体位を変換して物理的に痰の排泄を促したり（体位ドレナージ），胸壁を叩いて振動を与えたり（叩打振動法）する理学的療法が行われる一方，気道壁にへばりついた粘稠な喀痰を除きやすくする去痰薬を投与する．痰を伴う咳に鎮咳薬のみを投与することは，かえって危険であることは銘記しておきたい．

　去痰薬の分類は**表11-2**のようになる．

　粘液溶解薬の代表的なものは酵素製剤である．キモトリプシン，セラペプターゼなどの

表11-1　鎮咳薬

中枢性鎮咳薬	①麻薬性：コデイン，ジヒドロコデイン ②非麻薬性：デキストロメトルファン，ジメモルファン，チペピジン，エプラジノンなど
末梢性鎮咳薬	①気管支拡張薬 ②副交感神経抑制薬：アトロピン，スコポラミン

表 11-2　去痰薬の分類

粘液溶解薬	痰またはその前駆物質に作用して粘稠度を低下させる ①システイン系：N-アセチル-ʟ-システイン，ʟ-エチルシステイン，ʟ-メチルシステインなど ②蛋白質分解酵素薬：α-キモトリプシン，セラペプターゼなど ③ムコ多糖類やDNA含有線維切断：エプラジノン，ブロムヘキシン．鎮咳薬として中枢性に働き分泌を増加させる
粘液修復薬	気道液量および構成成分(蛋白質，脂質，糖類)の分泌に影響する カルボシステイン
粘膜潤滑薬	気道粘膜に膠着している痰を離れやすくし，線毛運動を促進する アンブロキソール
その他	①界面活性剤：チロキサポール ②気管支粘液分泌促進：セネガ，桜皮エキス，キョウニン

　蛋白質分解酵素は，ムコ蛋白質を大量に含有する粘性痰や細菌・炎症細胞の分解物からなる膿性痰に有効である．DNA分解酵素であるドルナーゼは膿性痰に用いられる．アセチルシステイン，メチルシステインなどSH基を有する化合物(システイン系去痰薬)は，ムコ蛋白質のペプチド鎖を連結しているS-S結合を開裂し，低分子化して痰の粘稠度を低下させる．ブロムヘキシンは，ムコ多糖体に作用し，その蛋白質との結合を切断して粘稠度を下げる作用がある．また，気管支分泌液の量を増加させる作用もある．

　粘液成分であるムチンの構成比を修復する作用により去痰しやすくする粘液修復薬の代表例はカルボシステインである．カルボシステインはフコムチンの分泌を減少させ，シアロムチンを増加させて喀痰の流動を改善する．

　粘膜潤滑薬であるアンブロキソールは，クララ細胞，肺胞Ⅱ型細胞からの界面活性物質の分泌を促進して気道壁を潤滑にするとともに，線毛運動を増大させる．また，サポニンを含有する生薬の麦門冬湯など有効な粘膜潤滑作用をもつものがある．

4　呼吸促進薬

　ジモルホラミンは延髄興奮薬とも呼ばれ，延髄の呼吸中枢を直接刺激する．ドキサプラムは，主として頸動脈小体や大動脈体に存在する化学受容器を刺激して反射性に呼吸を促進する．

セルフチェック

A. 正しいものには○，間違っているものには×を記せ．
1. 咳の発作時には延髄の中枢に作用して咳を鎮めるコデインが用いられる．
2. アドレナリン作動性薬物は気管支拡張作用がある．
3. コデインには鎮咳・鎮痛作用があるが副作用として下痢がみられる．
4. エフェドリンは交感神経遮断作用により，気管支平滑筋を収縮させる．
5. アトロピンは気道分泌液を減少させる．
6. テオフィリンは有効血中濃度と中毒濃度が近い．

B. 次のうち気管支拡張作用を有するものはどれか．すべて選べ．
1. テオフィリン(キサンチン誘導体)
2. アドレナリン
3. β受容体遮断薬
4. NSAIDs
5. ジギタリス

C. 呼吸器系作用薬で正しい組み合わせはどれか．二つ選べ．
1. 気管支拡張薬 ——— テオフィリン
2. 去痰薬 ——————— プレドニゾロン
3. 鎮咳薬 ——————— カフェイン
4. β_2受容体作動薬 —— サルブタモール

D. 糖質コルチコイドの喘息治療薬としての作用機序でないものはどれか．
1. 抗炎症蛋白質(リポコルチン)を生成してプロスタグランジンやロイコトリエンの産生を抑制する．
2. カテコールアミン作用を増強して細胞cAMPの増加を増強する．
3. ケミカルメディエーターの遊離を抑制する．
4. 中枢神経系に働き，ドパミンの遊離を抑制して鎮咳作用を示す．

E. 気管支収縮を引き起こすケミカルメディエーターではないものはどれか．
1. プロスタサイクリン
2. トロンボキサンA_2
3. ヒスタミン
4. ロイコトリエンC_4，D_4

F. 喘息のため吸入用ステロイド薬を使用する患者への説明で適切なのはどれか．
1. 吸入前に最後まで息を吐き出してから吸い込む．
2. 吸入した実感があるまで数回噴霧する．
3. 吸入後はうがいをする．
4. 発作が起こりそうな時に使用する．

G. 最近1か月ほど週に1, 2日夜間息苦しくて目覚めると訴えて患者が来院した．気管支喘息と診断され吸入用ステロイド薬が開始されることになった．説明で適切なのはどれか．
1. 「苦しくなったら吸入をしてください.」
2. 「吸入後うがいをしてください.」
3. 「状態が良くなったら中止しても構いません.」
4. 「眠気をもよおすことがあります.」

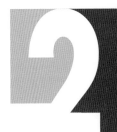

消化器作用薬

　消化器系は，口腔より咽頭，食道，胃，十二指腸，小腸，大腸を経て肛門に至る一連の消化管と，唾液腺，膵臓，肝臓および胆嚢などの付属器官から構成されており，摂取された食物を消化吸収し不要物を排泄する器官である．

1 消化器の機能および調節

　食物の消化は口腔，胃および小腸で行われるが，この際，食物の質に応じて分泌される消化液とそれに含有される多数の消化酵素が重要な役割を果たす．このような消化活動のためには，自律神経による神経性調節と消化管ホルモンによる体液性調節とが緊密に関連して働くことが必要である．

A 神経支配

　消化器は交感神経と副交感神経の二重支配を受けている．副交感神経の節前線維は筋層間のアウエルバッハ神経叢と粘膜下マイスナー神経叢に達して副交感神経節を形成し，その節後神経が平滑筋と粘膜に分布している．交感神経の節後線維のほとんどが副交感神経節に終わり，副交感神経の機能を調節し，一部は平滑筋や局所の血管に分布している．消化管の運動や分泌は主として副交感神経が促進的に支配し，交感神経は抑制的に作用するが，唾液腺に対しては両神経とも促進的に作用する．

B ホルモン支配

　消化器の機能を調節している他の因子は消化管ホルモンである．消化管ホルモンの分泌細胞は消化管の粘膜内に存在し，摂取した食物や自律神経系の刺激により分泌され，消化液の分泌や消化管の運動を調節している．代表的な消化管ホルモンとしてはガストリン，セクレチン，コレシストキニン(CCK)があげられる．ガストリンは酸分泌に対して促進的に作用し，とくに食事に伴う酸分泌反応において重要な役割を演じている．セクレチンは重炭酸イオンを多く含む膵液の分泌を促進するが，胃酸分泌に対しては抑制的に作用する．CCK は消化酵素を多く含む膵液の分泌を促進する．

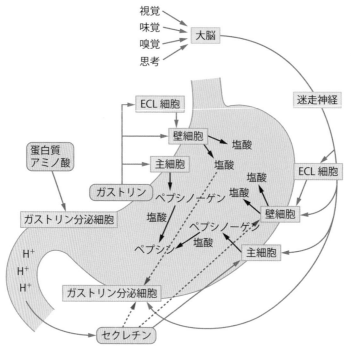

図 12-1　胃液分泌機構
　——▶：促進，‥‥▶：抑制

ⓒ 胃液分泌

　胃液は噴門腺，幽門腺，胃固有腺などの胃腺から分泌されるが，主細胞からはペプシノーゲン，壁細胞からは塩酸が分泌され，ペプシノーゲンは塩酸で活性化されペプシンとなる（**図12-1**）．副細胞からは粘液が分泌される．胃液分泌は迷走神経による神経性調節に加えて，蛋白質などの消化産物による幽門部粘膜からのガストリン遊離を介した体液性調節の支配も受けている．

ⓓ 胃酸分泌

　胃酸分泌細胞である壁細胞には炭酸脱水酵素が多量に存在し，血中の CO_2 から HCO_3^- と H^+ が作られ，HCO_3^- は血中の Cl^- と交換されて再び血中に入り，Cl^- と H^+ から HCl が生成される（**図12-2**）．壁細胞上にはムスカリン（M_3）受容体，ヒスタミン（H_2）受容体，およびガストリン（CCK2）受容体が存在しており，迷走神経による神経性支配，ガストリンによる体液性支配，およびヒスタミンによるパラクリン性の支配を受けている（**図12-2**）．ヒスタミンは大部分が肥満細胞中にあるが，その他胃粘膜にヒスタミン産生細胞（ECL細胞）が存在する．このECL細胞上にもムスカリン受容体（M_1）やガストリン受容体が存在する．壁細胞 M_3 受容体はCCK2受容体と同様に，G蛋白質を介してホスホリパーゼC（PLC）と共役しPI代謝回転を刺激する．PI回転の刺激により生成したイノシトール三リン酸とジアシルグリセロールは，それぞれ細胞内 Ca^{2+} 濃度の上昇およびCキナーゼの活性化を促

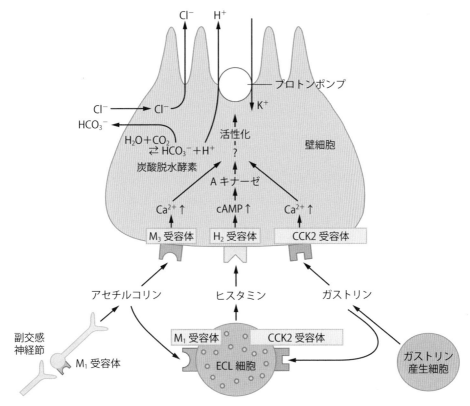

図 12-2　壁細胞における酸分泌機構
壁細胞上にはムスカリン受容体(M₃), ヒスタミン受容体(H₂), ガストリン受容体(CCK2)が存在し,
神経性支配(迷走神経), パラクリン(ヒスタミン)性支配, 体液性支配(ガストリン)を受けている.
ECL 細胞(enterochromaffin-like cells, 腸クロム親和性細胞様細胞):ヒスタミン産生細胞

　す. 一方, ヒスタミン H₂ 受容体の刺激は G 蛋白質を介してアデニル酸シクラーゼと共役
し, 細胞内 cAMP の上昇を誘起し, プロテインキナーゼ A を活性化する. このような複雑
な調節系を経た壁細胞の刺激は, 最終的には壁細胞の頂端膜に存在するプロトンポンプ
(H⁺, K⁺-ATPase)の活性化をとおして, 胃酸分泌の促進につながる.

E ペプシノーゲン分泌

　ペプシノーゲンは分子量 3.5 万〜4.0 万の蛋白質であり, 主細胞から分泌される. 分泌刺
激は迷走神経を介し, アセチルコリンによるムスカリン M₃ 受容体刺激とガストリンおよ
び CCK, セクレチンによる刺激により促進される. 胃腔内に分泌されたペプシノーゲンは
酸(pH4.0〜4.5 以下)によって活性化され, ペプシンとなり酵素活性を発揮する.
　以上 A〜E で述べたような消化器の機能が低下または逆に亢進した場合, 食欲減退, 消
化不良, 胃炎, 潰瘍, 下痢または便秘などが発生する. これら機能的不全, 器質的損傷に
対して以下のような薬物が使用される.

2　食欲・消化作用薬

食欲・消化作用薬は胃運動，唾液，胃液分泌の低下に伴う食欲不振，消化不良に使用される薬物である．

A　苦味健胃薬

苦味健胃薬には苦味を有する生薬が主として使用されるが，味覚を刺激して，迷走神経の働きを介して唾液，胃液，膵液分泌を亢進し，また胃運動を促進する．口腔を経由せず直接胃内に投与しても効果は発現しない．食前に服用するのが効果的である．苦味健胃薬には苦味を有する生薬が主として使用され，オウバク，オウレン，ゲンチアナ末，センブリ末，ホミカエキスなどが知られている．

B　芳香性健胃薬

芳香性健胃薬は精油または辛味成分を含有し，内服により胃腸粘膜が刺激され，またその芳香により消化管の運動，分泌，吸収などの機能亢進が生じる．防腐作用も若干認められるため，健胃薬の効果は苦味薬より大きい．精油の作用は腸にも及び，蠕動を亢進するために腸内ガスも駆出されるので，駆風薬としても使用される．芳香を有するものとしては，トウヒ，チョウジ，ウイキョウ，ケイヒ，ハッカなどがあり，辛味成分を有するものとしてはコショウ，サンショウ，トウガラシなどが知られている．

C　消化酵素薬

消化酵素薬は至適 pH を有するために，各酵素に適したアルカリ薬または酸性薬と混合して液性を調節した後に投与することが望ましい．消化酵素は蛋白質であり，酵素製剤としては動物の消化管から得たものと植物やカビ類から得られたものがある．含糖ペプシン，ジアスターゼ，パンクレアチンなどが知られている．

3　消化性潰瘍治療薬

消化性潰瘍は胃液と接する消化管に生じる限局性の組織欠損(粘膜筋板より深層に及ぶ欠損)であり，潰瘍発生の部位により食道潰瘍(逆流性)，胃潰瘍，十二指腸潰瘍，空腸潰瘍に分類される．潰瘍の発生原因については，酸・ペプシンなど攻撃的に働く因子(攻撃因子)と，粘液・重炭酸イオン分泌，粘膜血流など防御的に働く因子(防御因子)の平衡破綻に端を発するという考え方が支持されている．また，潰瘍の発生や再発の要因としてグラム陰性桿菌であるヘリコバクター・ピロリ(*H. pylori*)やステロイド薬，非ステロイド性抗炎症薬(NSAIDs)などの種々の薬物の関与も指摘されている．

表 12-1　消化性潰瘍治療薬

攻撃因子抑制薬	①胃酸分泌抑制薬	プロトンポンプ阻害薬： 　オメプラゾール, ランソプラゾール, ラベプラゾール, エソメプラゾール, ボノプラザン ヒスタミン H_2 受容体拮抗薬： 　シメチジン, ラニチジン, ファモチジン, ニザチジン, ロキサチジン, ラフチジンなど 抗コリン薬： 　プロパンテリン, ブチルスコポラミン, ピレンゼピンなど 抗ガストリン薬： 　プログルミド
	②抗ペプシン薬	ショ糖硫酸エステルアルミニウム(スクラルファート)
	③制酸薬	炭酸水素ナトリウム, クエン酸ナトリウム, 炭酸カルシウム, 酸化マグネシウム, 水酸化アルミニウムなど
防御因子賦活薬		スクラルファート, ゲファルナート, ソファルコン, テプレノン, セトラキサート, レバミピド, イルソグラジンなど
プロスタグランジン製剤		ミソプロストール
ヘリコバクター・ピロリ除菌薬		アモキシシリン＋クラリスロマイシン＋プロトンポンプ阻害薬 アモキシシリン＋メトロニダゾール＋プロトンポンプ阻害薬

　消化性潰瘍, とくに胃・十二指腸潰瘍の治療は, 上述した平衡破綻を回復するためになされるものであり, 下記のような薬物が使用される(**表 12-1**).

A 攻撃因子抑制薬

　消化性潰瘍の発生は胃酸の存在に大きく依存している. それゆえ, 潰瘍治療の目的の一つは, 胃酸の影響を軽減し胃内の pH を上昇させることであり, そのために制酸薬や胃酸分泌抑制薬が使用される.

1. 胃酸分泌抑制薬

　胃酸分泌細胞である壁細胞上には**ムスカリン受容体(M_3), ヒスタミン受容体(H_2)**, および**ガストリン受容体(CCK2)**が存在しており, これら受容体刺激は最終的に壁細胞の頂端膜に存在する**プロトンポンプ(H^+, K^+-ATPase)**の活性化をとおして, 胃酸分泌の促進につながる(**図 12-2**). 酸分泌抑制薬としては, それぞれのステップにおいて作用する薬物が開発され, 臨床応用されている(**表 12-1**).

a. プロトンポンプ阻害薬

　壁細胞の酸分泌機構の最終段階に位置する**プロトンポンプ(H^+, K^+-ATPase)**が発見されて以来, この酵素を抑制する薬物が開発されてきた. 代表的なポンプ阻害薬としてオメプラゾールがあり, 経口および非経口のいずれの投与経路においても, 本薬物の 1 回投与は 24 時間以上にわたって胃酸分泌を強力に抑制する. オメプラゾールは吸収された後, 血液中から壁細胞内に入り, そこで管状小胞または分泌細管中に移行する. 小胞内および細管中は酸性であるために, 塩基性化合物であるオメプラゾールはイオン化し, 細管中に蓄積

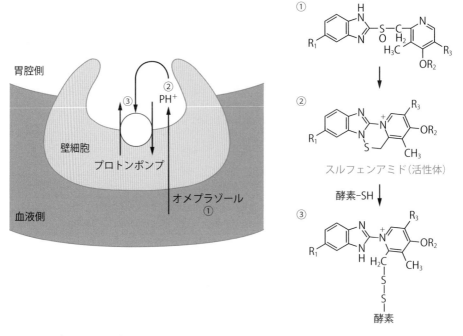

図12-3　プロトンポンプ阻害薬の酸存在下での酵素阻害機構

プロトンポンプ阻害薬(オメプラゾール)は吸収後，血液中から壁細胞内に入り，そこで管状小胞または分泌細管中に移行する．小胞内および細管中は酸性であるために，塩基性化合物であるプロトンポンプ阻害薬はイオン化し，細管中に蓄積される．イオン化したプロトンポンプ阻害薬は平面構造(スルフェンアミド)をとり，これがプロトンポンプのSH基と共有結合することにより，酵素活性を非可逆的に抑制する．

される(**図12-3**)．イオン化したオメプラゾールは平面構造(スルフェンアミド)をとり，これがプロトンポンプのSH基と共有結合することにより，酵素活性を非可逆的に抑制する．

　最近，新たなプロトンポンプ阻害薬として，カリウムイオンと競合してプロトンポンプを阻害するボノプラザンがある．

b. ヒスタミン H_2 受容体拮抗薬

　壁細胞には H_2 受容体が存在する(**図12-2**)．ファモチジン，ラニチジンなど H_2 受容体拮抗薬はヒスタミンのみならず，ガストリンあるいはアセチルコリンによって刺激される酸分泌に対しても抑制作用を示す(**図12-2**)．

c. 抗コリン薬

　一般的な抗コリン薬は特異性に乏しく，唾液腺(M_3)，胃腸平滑筋(M_3)，心臓(M_2)などのムスカリン受容体も同時に抑制するため，口渇，排尿困難，便秘，散瞳および頻脈などの副作用が認められる．ピレンゼピンは M_1 受容体の選択的拮抗薬であり，迷走神経刺激による酸分泌を強力かつ選択的に抑制する(**図12-2**)．従来の抗コリン薬と比較して，胃酸分泌抑制用量では口渇，散瞳などの副作用発現は少なく，また中枢作用もない．

　ブチルスコポラミンやプロパンテリンは中枢への移行を抑えた抗コリン薬として開発された．副交感神経節遮断作用を介して胃酸分泌を抑制するが，循環異常，平滑筋異常による排尿障害および便秘を起こすことがある．

d. 抗ガストリン薬

プログルミドは抗ガストリン効果をもつ.

2. 制酸薬

　　制酸薬は胃内に分泌された塩酸を中和し，その結果，ペプシンの消化作用も軽減する．制酸薬による中和は pH4〜5.5 で十分であり，作用時間の長い薬物ほど臨床効果が高い．しかし，胃内 pH が上昇すると幽門前庭部よりガストリンが分泌され，胃酸分泌を刺激することも考えられるため，胃内の液性を若干酸性側に保つのが理想的な制酸薬の使用法である．制酸薬には酸の中和・緩衝作用に加えて粘膜への吸着・被覆などの作用を有するものも多く，潰瘍面の物理的な保護という点からも意義がある．吸収性制酸薬と局所性制酸薬に分類される．

a. 吸収性制酸薬

　　炭酸水素ナトリウムは速効性であるが持続は短い．酸を中和した後，体内に吸収されて血液のアルカリ予備が増大するので，大量を用いた場合にはアルカローシスを引き起こす．炭酸水素ナトリウムは酸を中和することにより CO_2 を放出し，この CO_2 は胃粘膜を刺激して二次的に胃液分泌を増加させることがあるため注意を要する．

b. 局所性制酸薬

　　炭酸カルシウム，酸化マグネシウム，水酸化アルミニウム，天然ケイ酸アルミニウムなどは，いずれも消化管から吸収されにくいため，血液の酸塩基平衡にほとんど影響することなく強い制酸効果を発揮する．水酸化アルミニウムゲルについては，塩酸と反応して生じる $AlCl_3$ が収斂作用を有しているため，潰瘍治療には好都合である．一般にカルシウム化合物，およびアルミニウム化合物は便秘を誘起する傾向があり，逆にマグネシウム化合物は下痢を引き起こす傾向があるため，使用においては両者を併用することが多い．

3. 抗ペプシン薬

　　ペプシノーゲンは主細胞から分泌され，pH4〜4.5 以下で活性化されペプシンとなり，蛋白質分解酵素として作用する．胃内 pH が 4〜4.5 以上になるとペプシン活性は失われるので，制酸薬は酸中和と同時に間接的に抗ペプシン作用も発揮する．抗ペプシン薬は直接的にペプシンに結合してこの活性を抑制する他，基質蛋白質にも作用してペプシンによる消化から粘膜を保護する．スクラルファート，アルジオキサ，およびエカベトナトリウムなどが抗ペプシン作用を有することが知られている．

Ⓑ 防御因子賦活薬

　　一般に，粘膜血流，粘液分泌，炭酸水素イオン分泌，粘膜成長などの防御因子を賦活させることにより損傷の修復・治癒を促進させる薬物を意味する．スクラルファート，アズレンスルホン酸ナトリウム，アルジオキサ，ソファルコン，テプレノン，レバミピド，などが現在使用されている．

（C プロスタグランジン製剤

　　解熱，鎮痛，抗炎症などさまざまな用途で広く用いられているアスピリン，インドメタシン，ジクロフェナクなどの非ステロイド性抗炎症薬（NSAIDs）は，副作用として胃腸管傷害を惹起する．このような副作用の軽減を目的として，NSAIDs投与時にプロスタグランジン製剤を併用する試みがなされている．消化管粘膜に対して保護的に働くプロスタグランジン類として，PGE₁製剤のミソプロストールが臨床応用されている．

（D ヘリコバクター・ピロリ *Helicobacter pylori* 除菌薬

　　Helicobacter pylori（*H. pylori*）は強いウレアーゼ活性を有するグラム陰性のらせん状桿菌である．近年，胃粘膜表面に棲息するこのらせん菌と胃炎および胃・十二指腸潰瘍との関連性が注目され，とくに潰瘍症においては，再発相での関連性が指摘されている．それゆえ，*H. pylori*の除菌は消化性潰瘍の重要な薬物療法である．*H. pylori*に対する強い抗菌作用を有するものとしては，ペニシリン系薬物のアモキシシリンやマクロライド系薬物のクラリスロマイシンおよび抗原虫薬のメトロニダゾールなどがある．しかし，これらの薬物単独では除菌が不十分であるため，プロトンポンプ阻害薬に加えて2剤の抗菌薬による併用療法が用いられている（**表12-1**）．

4 鎮吐薬

　　嘔吐は延髄の外側網様体に存在する嘔吐中枢の協調を必要とする複雑な過程を経て生じ，胃内容を排除しようとする生理防御機能の一つである．この嘔吐中枢は，延髄の第4脳室の最後野にある化学受容器引金帯 chemoreceptor trigger zone（CTZ）や前庭器官，およびより高位の脳幹や皮質領域からの刺激を受け入れ，さらに内臓求心性神経を伝わってくる刺激を受け入れる．嘔吐中枢が興奮すると，迷走神経，横隔膜神経および腹筋支配の脊髄神経など遠心性経路を経て嘔吐が起きる（**図12-4**）．CTZにはドパミン，ヒスタミンおよびアセチルコリンの受容体が豊富に存在している．コリン作動性およびヒスタミン作動性線維は前庭器官から嘔吐中枢までの伝達に関与するものと考えられている．嘔吐中枢と消化管には，サブスタンスP受容体であるニューロキニン1（NK₁）受容体が存在する．
　　鎮吐薬には嘔吐中枢の興奮を鎮静する中枢性鎮吐薬，反射性嘔吐を抑圧する末梢性鎮吐薬，さらに両者の機序をもつものがある（**表12-2**）．

1. 中枢性鎮吐薬

　　クロルプロマジン，プロクロルペラジンなどのフェノチアジン誘導体はCTZおよび嘔吐中枢に働いて強い鎮吐作用を示す．また，抗ヒスタミン薬のジメンヒドリナートなども鎮吐薬として使用される．

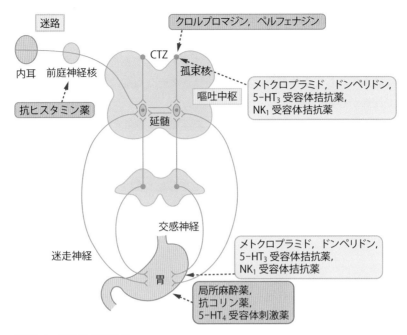

図 12-4　鎮吐薬の作用点
嘔吐中枢は，延髄の第 4 脳室の最後野にある化学受容器引金帯(CTZ)や，前庭器官お
よびより高位の脳幹や皮質領域からの刺激を受け入れ，さらに内臓求心性神経を伝
わってくる刺激を受け入れる．嘔吐中枢が興奮すると，迷走神経，横隔膜神経，およ
び腹筋支配の脊髄神経など遠心性経路を経て嘔吐が起きる．
--▸：抑制，█中枢性鎮吐薬，█末梢性鎮吐薬，☐中枢性・末梢性鎮吐薬

表 12-2　鎮吐薬

鎮吐薬	①中枢性鎮吐薬	フェノチアジン系(D₂受容体拮抗薬)：クロルプロマジン，ペルフェナジンなど 抗ヒスタミン薬：ジメンヒドリナート，ジフェンヒドラミンなど
	②末梢性鎮吐薬	局所麻酔薬：アミノ安息香酸エチルなど 抗コリン薬：アトロピン，スコポラミンなど セロトニン 5-HT₄ 受容体刺激薬：モサプリド
	③中枢性・末梢 性鎮吐薬	D₂受容体拮抗薬：メトクロプラミド，ドンペリドンなど セロトニン 5-HT₃受容体拮抗薬：オンダンセトロンなど NK₁受容体拮抗薬：アプレピタントなど

2．末梢性鎮吐薬

　　消化管での刺激により惹起される反射性嘔吐に対して，消化管粘膜部位で作用して抑制
する薬物である．
　　局所麻酔薬であるアミノ安息香酸エチルは胃粘膜の知覚神経終末を麻酔して，反射性嘔
吐を抑制する．アトロピンなどの抗ムスカリン薬は胃壁筋を弛緩させ，また酸分泌も抑制
するため，鎮吐薬として優れている．モサプリドは 5-HT₄ 受容体刺激薬であり，消化管運
動機能を改善するので慢性胃炎による悪心，嘔吐に有効である．

3. 中枢性・末梢性鎮吐薬

メトクロプラミド，ドンペリドンなどドパミンD_2受容体拮抗薬は直接的な消化管運動促進作用とCTZへの抑制作用を併せもち，末梢と中枢の両部位で鎮吐作用を及ぼす．これらは副作用として錐体外路症状や高プロラクチン血症による乳漏症，無月経が生じやすいので注意が必要である．

シスプラチンなどの抗悪性腫瘍薬による悪心，嘔吐の軽減にはオンダンセトロンなどセロトニン$5-HT_3$受容体拮抗薬が用いられる．この薬は抗悪性腫瘍薬の投与により小腸粘膜から放出されるセロトニンが胃の求心性迷走神経末端の$5-HT_3$受容体に結合するのを阻害し，また，CTZの$5-HT_3$受容体も遮断して鎮吐作用を発揮する．

嘔吐中枢と消化管に存在するNK_1受容体を遮断するアプレピタントは抗悪性腫瘍薬投与による悪心，嘔吐に有効である．

5 胃腸運動改善薬

上腹部の不定愁訴は胃機能の亢進または低下により発生するが，多くの場合，胃運動性の低下により胃内容物が停滞することによる．このような症状を軽減するために，胃腸運動を軽度に刺激する薬物が用いられる．一つは鎮吐薬として用いられていたドパミン拮抗薬であり，他はセロトニン拮抗薬である．

A 胃腸管運動

胃腸管の運動の調節にはセロトニンが関与している．セロトニンの主な分布部位は胃腸管のクロム親和性細胞であり，全体の90％以上がここに局在する．セロトニンは$5-TH_2$受容体刺激によって消化管の平滑筋を直接的に収縮させる．また，消化管の壁内神経叢の節細胞に局在する$5-TH_4$受容体が刺激されると神経終末からのアセチルコリン放出が亢進し，消化管運動の促進が生じる．

B 抗ドパミン薬

メトクロプラミド，スルピリド，ドンペリドンは鎮吐作用と胃排出促進作用を示す．ドパミンD_2受容体拮抗薬は胃の副交感神経節後線維に存在するD_2様受容体を遮断して，アセチルコリン遊離に対するドパミンの抑制作用を除去することにより胃運動を促進するものと考えられている．メトクロプラミドはドパミンD_2受容体拮抗作用に加えて，セロトニン$5-HT_3$受容体の遮断と$5-HT_4$受容体の刺激作用も有しており，これらの作用が胃腸運動の改善効果に関連するものと考えられている．

C セロトニン受容体作動薬

セロトニン$5-HT_4$受容体に結合してアセチルコリン遊離を促進する薬としてモサプリド

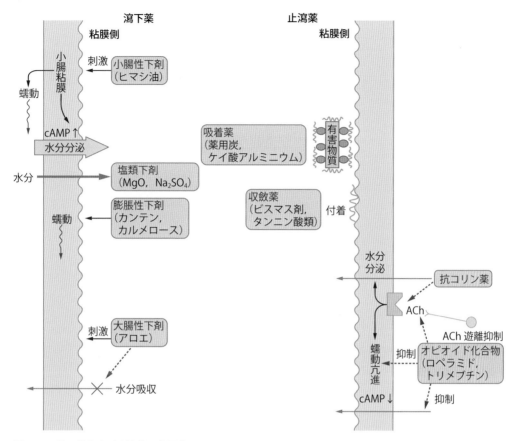

図 12-5　瀉下薬および止瀉薬の作用点
CMC：カルボキシメチルセルロース
➡：促進・刺激，┅▶：抑制

があり，胃排出能の促進や腸運動の改善の目的で用いられている．

6　腸に作用する薬物

　腸疾患でもっとも頻繁に認められるものに下痢と便秘がある．下痢は腸管腔内の水分蓄積と腸運動亢進との相互作用の結果起きる．その原因として，神経性，腸壁の変化，腸内容物の刺激，中毒性などがある．腸管腔内の水分蓄積は腸管粘膜からの水分分泌亢進あるいは腸管腔内の浸透圧上昇や腸上皮細胞からの能動的分泌の亢進の結果生じる．能動的な分泌亢進の多くは，腸上皮細胞のアデニル酸シクラーゼの活性化による cAMP の増大に起因する（**図 12-5**）．一方，便秘の原因としては，腸閉塞，腫瘍，炎症などによる大腸内腔の狭窄，内臓下垂などによる拡張に起因する通過障害など（器質性便秘），あるいは大腸壁の痙攣，緊張低下，蠕動不足，直腸における排便反射の障害あるいは抑制など（機能性便秘）がある．

表12-3　瀉下薬，止瀉薬

瀉下薬	①機械性下剤	膨張性下剤：カンテン，カルメロースなど 塩類下剤：硫酸マグネシウム，硫酸ナトリウム，リン酸水素ナトリウムなど
	①刺激性下剤	小腸刺激下剤：ヒマシ油など 大腸刺激下剤：アロエ，センナ，ダイオウ，ビサコジル，ピコスルファートなど 浣腸薬：薬用石けん，グリセリン液，生理食塩水など
止瀉薬	①腸粘膜に対する刺激を緩和する薬物	粘滑薬：アラビアゴム，トラガント，デンプン，トロロアオイなど 吸着薬：薬用炭，カオリンおよびケイ酸アルミニウムなど 収斂薬：ビスマス剤(次硝酸ビスマス，次没食子酸ビスマスなど)，五倍子，アセンヤク(阿仙薬)，タンニン酸含有生薬，アセチルタンニン，タンニン酸アルブミンなど
	②腸運動を抑制する薬物	ロペラミド，トリメブチンなど ロートエキス，ベラドンナエキスなど

Ａ　下剤（瀉下薬）

　下剤は物理的刺激によって効果を発揮するものと，化学的刺激によって効果を発揮するものに分けられる（**表12-3**，**図12-5**）．

1. 機械的下剤

a. 膨張性下剤

　カンテンやカルメロースなどは腸管内で水分を吸収，膨潤することにより，腸粘膜に機械的刺激を与えて蠕動運動を促進する．

b. 塩類下剤

　消化管で吸収されにくい塩類は腸管内の浸透圧を上昇させ，腸管内への水分の移行を誘発する．これにより，腸内容の水分量を増加させ，軟化した便を排泄する．酸化マグネシウムや硫酸マグネシウムなどが用いられる．

c. 糖類下剤

　ラクツロースは二糖類の構造を有するが，上部消化管では酵素による分解を受けない．このため浸透圧作用が現れ，小腸内に水分が貯留する．また，下部小腸や大腸では代謝を受け乳酸を生じて腸の刺激を生じる．ラクツロースは腸内細菌のアンモニア産生を抑制するので，肝性脳症における高アンモニア血症の治療に有効である．

2. 刺激性下剤

　化学的刺激による瀉下薬は，作用部位の違いから小腸性下剤と大腸性下剤に分けられる．

a. 小腸性下剤

　小腸性下剤は有害物を迅速にかつ全腸管にわたって排除するのに適するが，小腸吸収が妨げられることから常習便秘には不適当である．一般に腹痛は軽いが腹鳴を伴う．ヒマシ油が代表的である．その主成分はリシノール酸とトリグリセリドである．十二指腸内で膵液リパーゼにより加水分解されてリチノール酸とグリセリンに分解され，それぞれ蠕動

運動促進および粘滑作用を示す.

b. 大腸性下剤

　大腸性下剤は常習便秘に用いられる. 腹鳴はないが, 腹痛を伴う. また骨盤内充血を招き, 月経過多, 子宮出血, 流早産を起こすことがある. アロエ, センナなどはアロエエモジン, エモジン, センノシドなどのアントラキノン誘導体を配糖体として含有する. これらの配糖体は消化管からはほとんど吸収されず, 結腸内で加水分解されて刺激作用を発揮する.

3. クロライドチャネル活性化剤

　ルビプロストンは小腸のクロライドチャネルを活性化することで腸管内への腸液の分泌を上げ, 便の水分含有量を増やして柔軟化し, 腸管内輸送を高め, 排便を促進させる.

4. 浣腸薬

　グリセリン液などを浣腸薬として使用し, 直腸を機械的あるいは化学的に刺激して排便を促す.

B 止瀉薬

　重篤な下痢は体内の水分・無機質を喪失させ脱水となるため, 血液が濃縮され, 中枢興奮症状および栄養障害を招く. したがって, このような場合には下痢を抑制する必要がある(図 12-5, 表 12-3).

1. 吸着薬

　薬用炭およびケイ酸アルミニウムなどがあり, 下痢を誘発する腸内の有毒物質である腐敗物, 細菌, 細菌毒素を吸着して炎症の悪化を防ぎ, 中毒を防止する.

2. 収斂薬

　タンニン酸アルブミンなどがあり, 腸粘膜から吸収されずに粘膜表面の蛋白質と結合し, 沈殿して不溶性の被膜を形成し腸粘膜を保護するため, 炎症治癒促進効果が期待できる.

3. 腸運動抑制薬

　モルヒネは μ 受容体を介した腸運動抑制作用と水分および電解質の分泌抑制作用を有している. しかしモルヒネは中枢作用が強いため, 現在では中枢移行性のほとんどないロペラミド, トリメブチンが止瀉薬として使用されている. その他, アトロピン製剤も抗ムスカリン作用によって消化管平滑筋を弛緩させるとともに分泌を抑制するため, 止瀉の効果がある.

C 潰瘍性大腸炎治療薬

　　潰瘍性大腸炎は血便, 下痢などの症状を示す原因不明の難治疾患である. 活動期の寛解導入には, 5-アミノサリチル酸(メサラジン, サラゾスルファピリジン)や副腎皮質ステロイドが用いられる. 副腎皮質ステロイドの減量・中止の際に再燃する場合があり, このような時は, アザチオプリン, メルカプトプリンなどの免疫調節薬が用いられる. さらに, ステロイドの経口・注射剤で効果が得られない場合は, 抗 TNF-α 抗体製剤のインフリキシマブ, アダリムマブやゴリムマブ, また免疫抑制剤のタクロリムスやシクロスポリンによる治療が行われる場合もある.

D クローン病治療薬

　　クローン病は原因不明の疾患であり, 消化管の慢性肉芽腫性の炎症を呈することが特徴である. 病変は回腸, 肛門に生じやすい.

　　潰瘍性大腸炎と同様サラゾスルファピリジン(大腸型)や副腎皮質ホルモン(小腸型)の投与も行われるが, 再発を起こしやすい. 最近では抗 TNFα モノクローナル抗体であるインフリキシマブおよびアダリムマブも用いられている.

E 過敏性腸症候群治療薬

　　過敏性腸症候群(irritable bowel syndrome；IBS)とは器質的疾患が認められないのに, 慢性的に下痢や便秘などの便通異常や腹痛, 抑うつ感が続く疾患である. ストレスの関与もあるので病態の説明や治療方針などを丁寧に説明し, その上で薬物治療を行うことが肝要である.

　　腹痛には鎮痙薬(チメピジウムなどの抗コリン薬)が用いられる. IBS には下痢型, 便秘型, 混合型などの便通異常があり, 薬物による便の調整が必要な場合が多い. 下痢型 IBS にはセロトニン $5HT_3$ 受容体遮断薬のラモセトロン, 便秘型 IBS にはグアニル酸シクラーゼ C 刺激薬のリナクロチドや腸液分泌促進薬のルビプロストンが使用される. 抑うつ感, 不安感, 緊張感などの改善の目的で抗うつ薬も用いられる.

7 肝臓・胆道・膵臓に作用する薬物

A 肝疾患治療薬

　　急性肝炎は種々の肝炎ウイルス, 薬物, アルコールなどが原因で起こる一過性の炎症性肝疾患であり, 主症状としては食欲不振, 悪心, 心窩部不快感などが認められる. 日本ではウイルス性(B 型, C 型)肝炎がほとんどである.

1. 抗肝炎ウイルス薬

第7章 ③ 抗ウイルス薬 **D.** 抗肝炎ウイルス薬を参照されたい.

2. 肝庇護薬

グリチルリチン製剤(強力ネオミノファーゲンシー)は IFN 誘導作用などを有しており,肝庇護薬として使用される.その他,肝加水分解物,肝抽出物,グルタチオン,特殊アミノ酸製剤,ポリエンホスファチジルコリンなども使用される.

B 胆道疾患治療薬

胆道疾患治療薬には,肝臓からの胆汁分泌を促す胆汁分泌促進薬(催胆薬)と十二指腸内への胆汁排出を促す胆汁排出促進薬(排胆薬)に分類される.

1. 催胆薬

胆汁酸は胆汁の分泌を促進するが,コール酸の酸化により得られるデヒドロコール酸は水利胆作用が強く,クマの胆汁成分であるウルソデオキシコール酸とその立体異性体のケノデオキシコール酸は正常成分に近い胆汁分泌を促進する.ウルソデオキシコール酸,ケノデオキシコール酸はコレステロール系胆石の溶解薬として用いられる.また,催胆薬は肝機能改善薬としても用いられる.

2. 排胆薬

卵黄,オリーブ油,コリン作動薬および精油類は胆嚢の収縮と Oddi 筋の弛緩をきたし,排胆作用を示す.硫酸マグネシウム,パパベリンおよびCOMT 阻害薬のフロプロピオンは Oddi 筋弛緩作用を有しており,胆石症,胆嚢炎などに使用される.

C 膵疾患(急性膵炎)治療薬

急性膵炎は活性化された膵消化酵素(主としてトリプシン,エラスターゼなど)が膵臓組織を自己消化し,その分解産物が全身を循環し,循環不全,呼吸不全,腎不全などを引き起こす重篤な疾患である.蛋白分解酵素阻害薬としてトリプシン阻害薬のガベキサート,カモスタット,ナファモスタットなどが使用される.

セルフチェック

A. 正しいものには○，誤っているものには×を記せ．

1. オメプラゾールは，壁細胞にあるプロトンポンプと呼ばれる H^+, K^+-ATPase を阻害して胃酸分泌を抑制する．

2. ピレンゼピンは，壁細胞上のガストリン受容体を選択的に遮断して胃酸分泌を抑制する．

3. ラニチジンは，ヒスタミン H_2 受容体遮断作用による強力な胃酸分泌抑制作用と，ペプシン分泌抑制作用をもっている．

4. 水酸化マグネシウムは胃内の pH を上昇させて，ペプシノーゲンのペプシンへの変換とペプシン活性を抑制する．

5. インドメタシンは抗炎症作用をもち，胃潰瘍時の胃粘膜損傷の治療に用いられる．

6. 放射線や抗悪性腫瘍薬による嘔吐は，クロルプロマジンにより抑制されるが，これは延髄嘔吐中枢のドパミン D_2 受容体刺激作用による．

7. ドパミン D_2 受容体遮断薬スルピリドは，胃の運動を抑制する．

8. サラゾスルファピリジンは，腸内細菌で代謝されるサルファ剤で，潰瘍性大腸炎に用いられる．

9. ウルソデオキシコール酸は，胆汁分泌を促進し，肝機能を改善する．

B. 消化性潰瘍治療薬と作用点の組み合わせで誤っているのはどれか．

1. オメプラゾール————抗コリン作用
2. スクラルファート———抗ペプシン作用
3. シメチジン—————ヒスタミン H_2 受容体拮抗作用
4. ミソプロストール———プロスタグランジン製剤

C. セロトニン 5-HT$_3$ 受容体に拮抗することで，抗がん剤投与に伴う悪心・嘔吐に用いる薬はどれか．

1. アプレピタント
2. スルピリド
3. ドンペリドン
4. オンダンセトロン

D. 潰瘍性大腸炎やクローン病の治療に用いられるアダリムマブは，何に対する抗体薬か．

1. TNF-α（腫瘍壊死因子）
2. IL-1（インターロイキン）
3. PG（プロスタグランジン）
4. LT（ロイコトリエン）

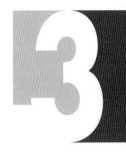

眼科用薬・皮膚科用薬

1 眼科用薬

A 眼の構造と機能（図13-1）

　　眼球は三つの層からなる外壁と眼球内部で構成される．外壁は外側から外膜（角膜・強膜）・中膜（虹彩・毛様体・脈絡膜）・内膜（網膜）で構成され，眼球内部は水晶体・硝子体・房水で構成される．その他，眼球に付属する器官として眼瞼・結膜・涙腺・マイボーム腺などがある．

　　水晶体はレンズの役割をもち，水晶体の厚みを変えることでピント調節を行っている．光が角膜や水晶体などを通過して網膜に到達すると，電気的刺激に変換され，視神経を経て脳に伝達される．

B 眼科用薬の種類・動態・投与法・副作用

1．点眼薬の種類

　　点眼薬には，主成分の溶解性と安定性から，水溶性点眼薬，懸濁性点眼薬，油性点眼薬などがある．

2．点眼薬の動態と吸収

　　点眼薬を投与する結膜囊の容量は約 $30\mu L$ だが，その中にすでに涙液が約 $8\mu L$ 存在している．点眼薬の1滴の量は約 $50\mu L$ であり，半分程度の薬液は眼球の外へあふれ出るため，点眼液は1回1滴を点眼すれば十分である．結膜囊に入った薬液は涙液により希釈されながら，主として角膜や結膜から吸収される他，徐々に涙管を通り眼外へ移行する．一部の薬液は涙囊を通って鼻からのどへ流れる．

3．点眼薬の投与法

　　一般には下まぶたを軽く下方に引いて薬液を目の中に確実に入れるように点眼を行う．容器が眼球表面，まぶたやまつげに接触しないように注意する．点眼後は数分間まぶたを閉じさせ薬液が流れ出ないようにする．軽く目がしら（鼻の付け根あたり）を圧迫してもよい．2種以上の点眼薬を併用する場合，点眼の間隔が短いと，先に点眼された薬が後に点眼した薬により洗い流されてしまう．2種以上の点眼薬を併用する場合は，およそ5分間

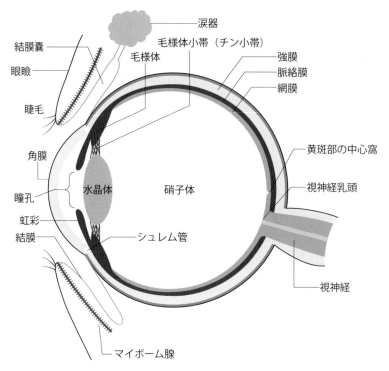

図 13-1　眼球の矢状断面図

の間隔をあける．水溶性点眼薬と油性点眼薬を併用する場合は，水溶性のものを先に，油性のものを後に使用する．

　コンタクトレンズ着用者が，コンタクトレンズを着用したまま点眼薬を使用してよいかどうかについてはコンタクトレンズおよび点眼薬の種類毎に注意が必要である．原則としてコンタクトレンズを外してからの点眼が安全である．コンタクトレンズにはソフト，ハード，また，使い捨て使用のものなどがあり，その材質によっては点眼薬中の成分，特に防腐剤を吸着する結果，角膜への毒性が生じることがある．又血管収縮剤を含む点眼薬をコンタクトレンズ着用のまま使用すれば，角膜の酸素不足が長時間持続しやすく，角膜への傷害となる．点眼薬の添付文書及び眼科医の指示に従うことが肝要である．

4．点眼薬の副作用

　点眼薬の副作用として，眼の充血，刺激症状，瘙痒感などがある．また，眼外へ移行した薬が鼻粘膜や咽頭さらに胃腸から吸収され全身的副作用を示すことがある．とくに長期間用いられる緑内障治療薬のβ遮断薬は注意が必要であり，気管支喘息，心不全の患者には禁忌である．

C　眼科疾患治療薬

1．眼感染症

　眼感染症に用いられる主な点眼薬を**表 13-1**に示す（抗菌薬の選択については第 7 章　抗

表13-1　眼感染症に用いられる主な点眼薬

分類		一般名
抗菌薬	セフェム系	セフメノキシム
	アミノグリコシド系	ゲンタマイシン，トブラマイシン
	ニューキノロン系	オフロキサシン，ノルフロキサシン，レボフロキサシン
	クロラムフェニコール系	クロラムフェニコール
抗ウイルス薬		アシクロビル
抗真菌薬		ピマリシン

感染症薬を参照）.

2. アレルギー性結膜炎

　　アレルギー性結膜炎は目の表面にアレルギー反応を引き起こす花粉などの異物が付着して，結膜に炎症を起こす疾患である．目のアレルギー疾患にはアトピー性皮膚炎に合併するものもある．治療には主に抗アレルギー薬が用いられ，症状が強い場合にはステロイド薬が用いられる．

　　抗アレルギー薬には，ケトチフェンフマル酸塩などの抗ヒスタミン薬とクロモグリク酸ナトリウム，トラニラストなどのケミカルメディエーター遊離抑制薬がある（第9章抗炎症薬，免疫関連薬参照）.

3. 白内障

　　白内障は，水晶体がさまざまな原因により濁る疾患である．多くは加齢によるもので，老人性白内障と呼ばれている．その他の原因としては，先天性（先天性風疹症候群），外傷性，アトピーや薬剤（ステロイド剤）などがある．水晶体の濁りによって光が散乱するため，目がかすんだり，ものが二重に見えたりするなどの症状が現れる．

　　ピレノキシンやグルタチオンは，水晶体内の蛋白質の変性を抑制することによって白内障の進行を遅らせるが，濁りを取り除くことはできない．白内障が進行した場合には，濁った水晶体を取り除き，眼内レンズを挿入する手術が行われる．

4. 緑内障

　　緑内障とは，眼圧上昇により視神経が障害され，視野欠損などの眼の機能障害をきたす疾患である．房水の流出障害や産生過剰による眼圧上昇が原因であり，眼圧を下げることで病状の進行を抑えることができる．主な治療薬を表に挙げる（表13-2）.

5. 加齢黄斑変性

　　加齢黄斑変性は加齢によって網膜の中心部である黄斑に障害が生じ，視力が徐々に低下していく疾患で，滲出型と萎縮型がある．滲出型は網膜の下に異常な新生血管が発生し，出血などにより黄斑に障害を与える．萎縮型は加齢とともに網膜が萎縮する．

　　滲出型では血管内皮増殖因子（VEGF；vascular endothelial growth factor）が脈絡膜新生血管

表13-2　緑内障治療薬

・房水産生を抑制する薬
　　β受容体遮断薬，炭酸脱水酵素阻害薬，α₂受容体刺激薬
・房水流出を促進する薬
　　プロスタグランジン関連薬，縮瞳薬（ピロカルピン），ROCK阻害薬
・急性発作時に使用する薬
　　浸透圧利尿薬

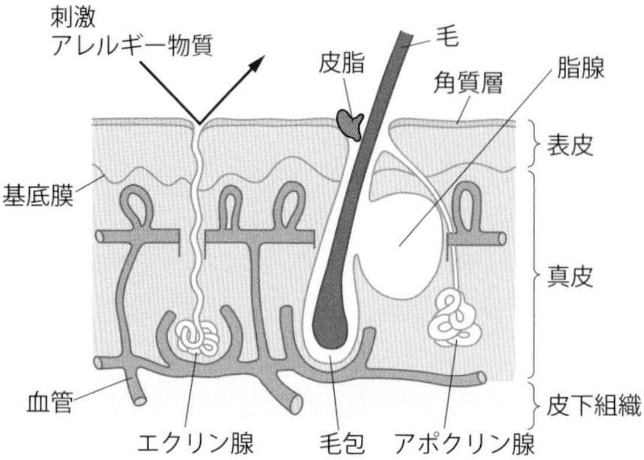

図13-2　皮膚の構造

の発生・増殖に関与していることから，注射薬としてアフリベルセプト，ペガプタニブなどのVEGF阻害薬が用いられる．また，光線力学的療法photodynamic therapy（PDT）として，ベルテポルフィンという光感受性物質を点滴して専用のレーザーを照射し，光凝固により新生血管の退縮や発生を予防する治療法も用いられる．

6. ドライアイ

　　涙の分泌量の不足・質の低下により，角膜・結膜の障害が生じる疾患である．ムチン産生・分泌促進作用がある点眼薬ジクアホソル，レバミピドが用いられる．

2　皮膚科用薬

（A）皮膚の構造と機能

　　皮膚は外側から表皮，真皮，皮下組織より構成されており（図13-2），身体内部を外界からのさまざまな刺激やアレルギー物質から守っている．表皮は薄い組織で，約0.2mm程度の厚さしかないが，もっとも外側の角質層が潤いを蓄え，外部刺激を防御するバリア機能を担っている．真皮は表皮よりも厚く，約2mmの層からなり，血管や汗腺，神経が分布する．皮下組織は脂肪で構成されており，エネルギー貯蔵の役割，外部からの衝撃を和らげる役割，体温調整の役割などを担っている．

B 皮膚科用薬の動態と基剤の種類

皮膚科用薬は主に外用剤として用いられ，主薬を病巣部位に直接投与（塗布，貼付）することができる．

1．外用剤の動態と吸収

皮膚から薬剤が吸収される経路には，表皮を介する経路と毛穴や汗腺などの付属器官を介する経路がある．付属器官は皮膚全体に占める割合がきわめて低いため，主薬は主に表皮を介した経路で吸収される．表皮を介した経路の場合，主に細胞間を透過する．この場合，分子量が小さく脂溶性が高い薬剤のほうが角質層を透過しやすい．しかし真皮は脂溶性が低いため，薬剤の脂溶性があまり高すぎると真皮の透過率が低下する．

また，外用剤の吸収は，皮膚の部位や状態によって異なる．一般的に手のひらや足の裏は角質層が厚いため外用剤の吸収は悪いが，顔や首などは角質層が薄いため比較的良好である．

2．基剤の種類と適応

外用剤は主薬と基剤で構成され，基剤は主薬を皮膚に浸透させる働きをもつ．皮膚疾患治療薬には，基剤によって軟膏，クリーム，ゲル，ローションなどがあり，疾患の種類，状況や使用感により使い分ける．

a．油脂性基剤

油脂性（疎水性）基剤は軟膏基剤の基本であり，一般に軟膏と呼ばれている．代表的な油脂性基剤にワセリン，流動パラフィンなどがある．皮膚への刺激性が低いので傷がありジュクジュクした皮膚に使用したり，また，保湿作用があるのでカサカサした皮膚に用いたり，幅広い適用がある．一方，べたついたり，洗い落とし難い性質を有する．

b．乳剤性基剤

乳剤性基剤は水性成分と油性成分を界面活性剤で乳化したもので，一般にクリームと呼ばれている．乳剤性基剤は，水中油型（O/W 型）基剤と油中水型（W/O 型）基剤に分類される（**図13-3**）．乳剤性基剤中での主薬の分散の状態は，主薬が水溶性であるか脂溶性であるかによって異なる．水溶性の主薬は，水中油型基剤中では水相に，油中水型基剤中では水滴中に主に存在する．一方，脂溶性薬物は水中油型基剤中では油滴中に，油中水型基剤中では油相中に主に存在する．水中油型（親水クリーム）は水分が多く乾燥面に水分を与える．べたつきにくく使用感は良い．一方，刺激性があるので傷がある箇所への使用は適さない．油中水型（吸水クリーム）は水分が少なく，べたつき感はあるが，水で容易に洗い流されないので皮膚保護作用に優れる．

c．ローション剤

ローション剤は医薬品を水性の溶液中に微細に分散し均等にしたものである．即効性があり，広範囲に使用できるため，かゆみ止めや痛み止めに適している．軟膏やクリームが使いにくい頭部などにも使用できる．冷却感があり使用感が良いが，効果の持続時間は短く，アルコールが含まれているものは刺激作用があるので注意が必要である．

水中油型 油中水型

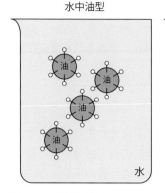
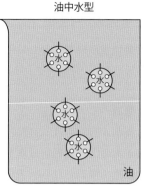

図 13-3 乳剤性基剤
〇—：乳化剤，〇は親水基，—は親油基

d. ゲル剤

ゼリー状の塗り薬であり，クリームに比べるとべたつきやすいが冷却作用がある．
その他の基剤として，テープ剤，スプレー剤などの剤形もある．

C 皮膚疾患治療薬

1. 炎症性皮膚疾患治療薬

アトピー性皮膚炎が代表的である．アトピー性皮膚炎の発症には皮膚のバリア機能の低下や免疫調節機能の障害など遺伝的な要因（アトピー素因：アレルギー反応を起こしやすい体質）と環境的な要因が関わっていると考えられており，さまざまなアレルゲン（抗原）や機械的刺激によりかゆみを伴う皮膚炎を生じる．悪化の原因として，ストレスなどの精神的要因も考えられる．

薬物療法にはステロイド外用剤，免疫抑制薬，抗アレルギー薬，保湿外用剤などが使用される．

a. ステロイド外用剤

ステロイド外用剤は，効力の強さにより weak（弱い）から strongest（もっとも強力）までの5群に分類される（**表 13-3**）．ステロイド外用剤は多くの炎症性皮膚疾患の治療に用いられるが，投与部位や皮膚の状態により吸収が異なるため，皮膚の状態，ステロイドの効力の強さをもとに薬剤を選択する．副作用には局所的副作用と全身的副作用がある．大量投与または長期投与により全身的副作用が発生することに注意を要する．皮膚から吸収されたあとは体内で失活して副作用のない化合物に代わるアンテドラッグがある．ステロイド外用剤には抗菌薬を配合したものもある．

b. 非ステロイド性抗炎症外用剤

非ステロイド外用剤はステロイド薬に比べ抗炎症効果は弱いが，ステロイド外用剤の使用を避けたい症例，すなわち小児やステロイド薬による皮膚炎などに対して使用される．その他，本剤は整形外科領域での変形性関節炎，肩関節周囲炎，筋肉痛などに用いられる．

表13-3　主なステロイド外用剤

強さ	一般名
もっとも強力 （strongest）	クロベタゾールプロピオン酸エステル ジフロラゾン酢酸エステル
かなり強力 （Very strong）	アムシノニド ジフルコルトロン吉草酸エステル ジフルプレドナート フルオシノニド ベタメタゾンジプロピオン酸エステル
強力 （Strong）	デキサメタゾン吉草酸エステル デプロドンプロピオン酸エステル ベクロメタゾンプロピオン酸エステル ベタメタゾン吉草酸エステル
中等度 （Mild）	アルクロメタゾンプロピオン酸エステル クロベタゾン酪酸エステル トリアムシノロンアセトニド ヒドロコルチゾン酪酸エステル プレドニゾロン吉草酸エステル酢酸エステル
弱い （Week）	ヒドロコルチゾン プレドニゾロン

c. 免疫抑制薬

　タクロリムスはアトピー性皮膚炎に用いられる．びらん・潰瘍面，高度の腎障害，高カリウム血症があるときの使用は禁忌である．

d. 保湿剤

　ヘパリン類似物質，白色ワセリンなどをアトピー体質の人，高齢者などいわゆる乾燥肌の人に用いる．

2. 皮膚真菌症治療薬

　皮膚真菌症のうち，白癬やカンジダ症を代表とする表在性真菌症には抗真菌外用剤が用いられる．

　白癬にはチオカルバメート系，イミダゾール系，アリルアミン系などの薬が用いられる．足の裏は角質層が厚く薬の吸収が悪いが，水分の吸収は高いため足白癬には液剤がよく用いられる．爪白癬ではテルビナフィンやイトラコナゾールが経口投与されるが，外用液としてエフィナコナゾールも使用できるようになった．

　カンジダ症にはイミダゾール系，アリルアミン系およびモルフォリン系の薬剤が用いられる．

3. 褥瘡・皮膚潰瘍治療薬

　圧迫などの原因により血行が遮断され，皮膚に栄養・代謝障害が起こり，この状態が繰り返されることでただれや皮膚の内部組織の壊死が起こったものを褥瘡という．寝たきりの場合や，術中の身体の圧迫面に起こりやすい．

　薬物治療としては，壊死組織の除去を目的としてブロメラインなどを使用し，感染制御

にはスルファジアジン銀やヨウ素製剤などが用いられる．消毒薬は細胞傷害性があるので使用しない．また，肉芽・表皮形成を目的として，アルプロスタジル，トレチノイントコフェリル，トラフェルミンなどが用いられる．

セルフチェック

A. 正しいものには○，間違っているものには×を記せ.

1. 容器の先端が睫毛に接したら点眼する.
2. 点眼薬が涙管内に入るのを防ぐため，点眼後は内眼角を軽く押さえる.
3. 2種類以上の点眼薬を併用する場合は，間隔をあけず続けて点眼すればよい.
4. 油性と水性の薬剤を両方使うときは油性の薬剤を先に点眼する.
5. 点眼薬の副作用として，瘙痒感，刺激症状などがあるが，全身における副作用を示すことはない.
6. ステロイド外用剤の塗布は局所投与なので全身的副作用は起こらない.
7. アトピー性皮膚炎の治療に対して，免疫抑制薬であるタクロリムス(プロトピック)が用いられる.

アクティブラーニング

　家庭に常備されている皮膚塗布薬のうち，軟膏，クリーム，ローションについて，それらを皮膚に塗布したときの感触について確かめてみよう. (塗布は手の甲に1cm四方程とすること. アレルギーのある場合は行わないこと.)

画像診断関連薬 14

1 X線造影剤

　肺や骨の領域では，単純X線写真というシンプルな画像診断装置が，非常に有効な診断方法のひとつである．X線の透過性が高い物質には気体（ガス），低い物質では金属などがあり，これらはX線検査においてはその描出にさほど問題を生じない．たとえば空気を多く含む肺やカルシウムを多く含む骨においては，その内部に軟部組織である悪性腫瘍が発生した時，腫瘍と周囲の肺や骨とのX線吸収値が大きく異なるため，その間に強いコントラストを生じ，発見が容易である．このように，組織間で極端なX線吸収値の差を有するものは区別しやすいのであるが，軟部組織同士ではどうであろうか？　実はむしろ臨床で問題となるのは，異なる軟部組織間の分離同定である．たとえば，肝臓，膵臓，腎臓，脳といった軟部組織の中に同じ軟部組織である腫瘍がある場合である．こうした，X線の吸収値が近接している組織同士を区別するのは容易ではない．ここで必要となるのが，病的組織のX線吸収値を人為的に上昇させたり，低下させたりすることにより，病変の診断をしやすくする"X線造影剤"である．

A X線造影剤の構造

　X線造影剤には観察したい病変や臓器からの信号を上昇させコントラストをつける陽性造影剤と逆に低下させてコントラストをつける陰性造影剤があるが，ほぼすべてのX線造影剤は陽性造影剤である．陽性造影剤を作るには，できるだけX線を減衰させる傾向の強い原子番号の高い元素を含み，また，できるだけ生体と生理的に反応せず，速やかに体外に排泄される化合物を作成する必要がある．

1. ヨード系造影剤

　ヨードは原子番号53で電子密度が比較的高いため，X線を減衰しやすい．ヨード系造影剤ではベンゼン環に3個のヨードを結合した物質が基本骨格となっている．この分子が1個のものをモノマーといい，更にX線減衰の効率を上げるために，その分子を二つ結合させたダイマーの製剤も存在する．これらは血中に投与された場合，血流の多寡に従って組織に分布し，血管内にあるものは比較的速やかに腎臓から排泄され，血管外に漏出するものは，細胞間質に分布し，濃度勾配が平衡に達したのち，再び静脈やリンパ管に戻り，腎臓から尿中に速やかに排泄される．また，塩基の修飾によっては胆汁中に排泄するように

もできる．病変組織と正常組織との間には血流の多寡，細胞間質の多寡といった違いがある．したがって，病変組織と正常組織との間でのヨード系造影剤の分布の違いが最大化するタイミングで撮影することにより，画像診断を行う．ヨード系造影剤は，造影剤分子がナトリウム塩やメグルミン塩であると水溶液中で電離して，浸透圧を上昇させたり，イオンが好ましくない生体反応を生ずる可能性がある．このため水溶液中で電離しない置換基を導入した非イオン性造影剤が開発され，現在では臨床で使用されているヨード系造影剤のほとんどは非イオン性である．非イオン性造影剤はイオン性に比して副作用が少ないことが知られている．ヨード系造影剤は脳，心臓をはじめとする部位での血管撮影，造影CT検査，尿路や胆道系の造影検査に用いられる．重篤な副作用として，アナフィラキシーなどの過敏症に注意が必要である．

2. バリウム造影剤

硫酸バリウムの懸濁液が様々な濃度で，経口あるいは経直腸的に投与され，消化管撮影が行われる．バリウムは原子番号56であり，硫酸バリウムが分布した消化管内腔はX線が吸収されるが，病変（たとえば腫瘍）の存在する部位はこの造影剤が分布できないため，そこにコントラストを生ずる．さらに，これに空気や炭酸ガスの注入を組み合わせると，消化管の粘膜のレリーフが描出される．これを二重造影という．投与された硫酸バリウムは，体内に吸収されること無く便中に排泄される．ただし，消化管穿孔が疑われる場合，硫酸バリウムが腹腔内に逸脱すると腹膜炎や消化管の癒着によるイレウスをきたす可能性があるため，硫酸バリウムのかわりにヨード系造影剤を使用する場合がある．

2 核医学製剤

生体の核医学検査においては，放射性同位体を投与することにより，体内から放射線を放出し，それを体外から計測することで画像診断を行う．X線検査とは放射線の線源が体外にある点が異なるがどちらも電離放射線被曝を伴うことには留意が必要である．核医学検査に用いられる製剤は，^{99m}Tc（テクネシウム）や^{67}Ga（ガリウム），^{201}Tl（タリウム），^{123}I（ヨウ素）といった放射性同位体（アイソトープ）である．これらは，単体で使用されることもあるが，何らかの化合物（標識化合物）で修飾することによって，特徴的な体内挙動をするようにデザインすることもできる．同位体単体では，たとえば^{123}Iはサイログロブリンを合成する甲状腺に取り込まれ，甲状腺の機能評価や形態診断に利用される．Tl（タリウム）はK（カリウム）と性状が類似しているため，筋肉のNa$^+$，K$^+$-ATPase（ナトリウムポンプ）により筋肉内に取り込まれる．これを利用して，心筋梗塞や狭心症といった虚血性心疾患の検査に^{201}TlCl（塩化タリウム）が頻用されている．化合物で修飾されることが多いアイソトープは^{99m}Tcや^{123}Iである．たとえば，^{99m}TcにMDP（methylene diphosphonate）またはHMDP（hydroxymethylene diphosphonate）というリン酸化合物を結合させて静脈内投与すると，体内の骨破壊のある部位に集積する（図14-1）．カルシウム代謝が活発となった病変では骨再生も活発だからである．

他にも^{123}Iにメタンフェタミンを結合させることにより，脳にとりこませて，脳血流を

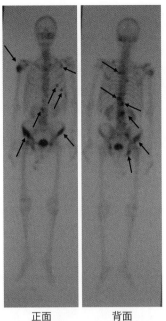

正面　　　　背面

**図 14-1　高齢男性の前立腺がん骨
　　　　　転移**
ひときわ黒く描出されている部分
(→)は^{99m}Tc-HMDP が異常集積し
ている部分である.

推定することもできる.

　核医学の特徴はこれらアイソトープが放出する放射線(主としてγ線)をガンマカメラで
計測し,画像化することが可能であることである.このガンマカメラは多数の光電子倍増
管と呼ばれる検出器から成っており,γ線に対する感度が極めて高いために,極く微量の
アイソトープの投与で画像が得られる.核医学製剤は,X線造影剤と異なり,人体の細胞
内に取り込まれたり,代謝に組み込まれるものが多い.通常,非生理的に投与されたその
ような物質は人体に影響を及ぼすと考えられるが,極く微量であるために,そうした有害
事象を生じることはほぼ皆無である.たとえば,PET(positron emission tomography 陽電子
放出断層撮影)検査に用いる^{18}F-FDG(フルオロデオキシグルコース)は糖代謝に途中まで
組み込まれるが,生体には製剤投与による悪影響はまったくない.

　こうした核医学検査に用いる核種は,^{99m}Tc のように検査現場でジェネレータから手軽
に入手できるものと,PET 核種のように,サイクロトロンのような大掛かりな装置を介し
て入手可能なものとに分かれる.

3　MRI 造影剤

　経静脈性のX線造影剤とほぼ同等の体内分布を呈するのがガドリニウムキレート製剤で
ある.ガドリニウムは不対電子を有する常磁性体である.ガドリニウムキレート製剤は,

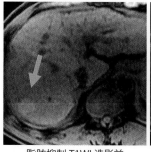 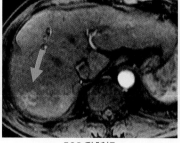 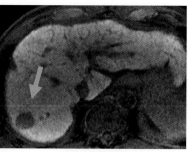

脂肪抑制T1WI造影前　　　　　　　　EOB動脈相　　　　　　　　　　EOB肝細胞相

図14-2　Gd-EOB-DTPAによる肝細胞癌の診断
造影前には目立ったコントラストは生じていない(→)が，造影早期の動脈相では腫瘍は白く増強されている(→)．
15分ほど経過した肝細胞相では，正常肝実質に造影剤が取り込まれ，高信号(白く)になるが逆に，腫瘍は相対的低
信号(黒く)として際立っている．

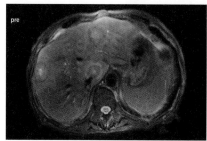 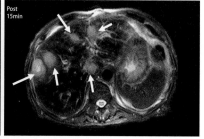

図14-3　高齢男性にみられた胆管細胞癌の再発による多発肝転移
造影前では肝腫瘍のコントラストははっきりしないが，USPIO造影剤を投与すると正常肝
に分布するクッパー細胞に取り込まれ，局所磁場を撹乱して正常肝実質を信号を低下(黒
く)させる．これにより，肝腫瘍は相対的高信号(白く)として際立った描出が可能である
(→)．

常磁性体のガドリニウムイオンをキレートして無害化した構造を有している．製剤が分布
した領域の組織で，プロトンの信号を上昇させ，陽性造影剤としての機能を発揮する．と
ころで，MRI造影剤は感度の点では核医学製剤に劣るが，X線造影剤には勝っている．そ
のため，Gd-EOB-DTPA(ガドキセト酸ナトリウム)のような肝細胞に取り込まれる形の組
織特異性造影剤も存在する．Gd-EOB-DTPAは投与後早期には血管内に分布して，投与量
の約1/2は腎から排泄，非特異性造影剤と類似の情報を提供するが，投与した残りの1/2
が肝臓に到達すると，正常肝細胞に入ったのち，胆汁中に排泄される．すなわち，投与早
期には，血流の多い組織の信号を上昇させ，次いで肝細胞に取り込まれて正常肝実質の信
号を上昇させる．この時，肝内病変には正常肝細胞が無いわけであるから相対的に低信号
として描出されるという戦略である(図14-2)．さらに，この造影剤は胆汁中にも排泄され
るため，胆汁が高信号となり，胆道造影剤としても使用可能である．
　MRI造影剤には陰性造影剤として機能するものも少数存在する．陰性造影剤の主なもの
は酸化鉄造影剤である．酸化鉄造影剤は鉄が静磁場中で局所磁場を撹乱して信号を低下さ
せることを利用した陰性造影剤である．血中に投与されるUSPIO(ultrasmall superparamag-
netic particles of iron oxide, 超微小超常磁性酸化鉄)は，細網内皮系でマクロファージや肝臓

のクッパー細胞によって貪食される．正常肝実質ではクッパー細胞が存在して，USPIO を貪食するので，病変周囲の正常肝実質の信号は消失し，病変の信号のみが残る状態となる（**図 14-3**）．

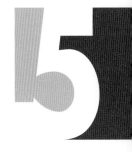

消 毒 薬

　病院内には，高齢者や術後の患者，抗悪性腫瘍薬や免疫抑制薬を使用中の患者，慢性呼吸器疾患の患者など，生体防御機能が低下したいわゆる易感染性宿主が多く，医療関連感染対策はたいへん重要である．なかでも感染経路や滅菌・消毒を含む予防対策に関しては，すべての医療従事者がよく理解しておく必要がある．

1 消毒と滅菌

　医療現場において，消毒と滅菌という用語はしばしばその意味が混乱して用いられている．消毒とは，皮膚，粘膜表面，器具，衣類，汚物などに存在する人畜に対して有害な微生物または目的とする微生物のみを殺滅させ感染を防御することで，その方法としては煮沸や紫外線による物理的方法と消毒薬を用いる化学的方法がある．滅菌とは，対象物中のすべての微生物を殺滅または除去することで，消毒とは明確に区別され，絶対的に微生物が存在しない状態にすることを意味する．その方法としては，高圧蒸気法や乾熱法，エチレンオキサイドガスによる方法などがある．滅菌・消毒法を**表 15-1**にまとめた．

2 消毒薬の分類

　日本で一般に用いられている消毒薬の分類と特徴および注意点を**表 15-2**にまとめた．消毒薬は殺菌スペクトルの範囲により，高水準，中水準，低水準に分類されている．消毒薬には毒性や刺激性，過敏性があり，加熱が可能な器具類や衣類などの消毒にはできるだけ消毒薬を用いないのが基本である．望ましい消毒薬の条件としては，殺菌スペクトルが広い，短時間で消毒できる，環境により効力の低下をきたさない，人体への害が少ない，

表 15-1　滅菌・消毒法の種類

滅菌法	①加熱法（高圧蒸気法，乾熱法） ②照射法（高周波法，放射線法） ③ガス法 ④濾過法
消毒法	①化学的消毒法（消毒薬） ②物理的消毒法（流通蒸気法，煮沸法，間欠法，紫外線法）

表 15-2　消毒薬の分類と特徴および注意点

分類		主な消毒薬	特徴，注意点
高水準	アルデヒド系	グルタラール フタラール	あらゆる微生物に対して殺菌効果がある 毒性，刺激が強い
中水準	アルコール系	消毒用エタノール イソプロパノール	殺菌スペクトルが広く短時間で殺菌できる 毒性が低い 可燃性がある 脱脂作用により肌が荒れる イソプロパノールはエタノールより安価
	ヨウ素系	ヨードチンキ ポビドンヨード	殺菌スペクトルが広い 金属を腐食させる 布類へ着色する ポビドンヨードは刺激性が少ない
	塩素系	次亜塩素酸ナトリウム	殺菌力は強いが分解しやすい 布，金属に対し腐食性がある 有機物(衣類，汚物)により分解する
低水準	陽イオン性界面活性剤(逆性石けん)	ベンザルコニウム ベンゼトニウム	刺激が少なくにおいがほとんどない 普通の石けんにより効力が低下する 耐性菌がある
	ビグアナイド類	クロルヘキシジングルコン酸塩 オラネキシジングルコン酸塩	皮膚への刺激が少ない 手術部位の皮膚消毒に用いる
	両性界面活性剤	アルキルジアミノエチルグリシン	皮膚粘膜への刺激が少ない 肌が荒れやすい 耐性菌がある
その他	過酸化物系	オキシドール	短時間の殺菌作用は弱い 創傷面は酸素泡沫により清浄される

表 15-3　主な消毒薬の使用濃度と殺菌スペクトル

消毒薬	消毒対象	一般細菌	MRSA	真菌	結核菌	ウイルス	HBV	細菌芽胞
ベンザルコニウム，ベンゼトニウム	皮膚(0.05〜0.1%)，粘膜(0.01〜0.025%)，器具(0.1%)，室内(0.05〜0.2%)	○	△	△	×	×	×	×
クロルヘキシジングルコン酸塩	皮膚，器具(0.1〜0.5%)，室内(0.05%)	○	△	△	×	△	×	×
オラネキシジングルコン酸塩	皮膚(1.5%)	○	○	△	×	△*	×	×
消毒用エタノール	皮膚，器具(80%)	○	○	△	○	△	△	×
ポビドンヨード	皮膚(7.5%)，粘膜(10%)	○	○	○	○	○	△	△
次亜塩素酸ナトリウム	皮膚(0.01〜0.05%)，器具，室内(0.02〜0.05%)	○	○	○	△	○	○	△
グルタラール	内視鏡(3%)，室内(0.5%)	○	○	○	○	○	○	○

○：有効，△：効果弱い，×：無効
(　)内は使用濃度
MRSA：メチシリン耐性黄色ブドウ球菌，HBV：B 型肝炎ウイルス
＊カプシドを有するのは活性あり

消毒対象に影響を与えない，安価である，などが重要である．

　消毒薬の作用機序は濃度によっても異なるが，蛋白質変性・凝固作用(アルコール系，アルデヒド系)，酸化作用(過酸化物系，ヨウ素系，塩素系)，酵素阻害(逆性石けん，ヨウ素系，クロルヘキシジン製剤)，細胞膜機能障害(クロルヘキシジン製剤，両性界面活性剤)などが考えられている．

　表 15-3 は主な消毒薬の使用濃度と殺菌スペクトルである．消毒薬の殺菌作用が発揮されるためには，適切な使用濃度と接触時間が必要である．また，一般に作用温度が上昇すれば消毒薬と微生物の反応も速くなるため殺菌作用も高まる．消毒薬は20℃以上で使用することが望ましい．グルタラールはすべての微生物に有効であるが，毒性も強く消毒対象はほとんど内視鏡に限られている．通常の消毒に繁用されるベンザルコニウム，ベンゼトニウム，クロルヘキシジングルコン酸塩は，ウイルスには無効であり，結核菌やMRSAに対する作用も弱いので，分割使用時，つまり複数回に分けて使用する際には微生物汚染に注意する必要がある．また，これらの消毒薬は長期間同じ場所で使用すると耐性菌が出現してくることもある．消毒用エタノール，次亜塩素酸ナトリウムは，皮膚，器具，床などに付着したノロウイルス，インフルエンザウイルスや新型コロナウイルス(SARS-CoV-2)の消毒に有効である．

セルフチェック

A．正しいものには○，間違っているものには×を記せ．

1．クロルヘキシジンの希釈液は手指，粘膜などの消毒に用いられる．
2．消毒薬は濃度が高いほど消毒力が増し，2倍の濃度では2倍の効果といえる．
3．ベンザルコニウムの使用には耐性菌対策が必要である．
4．消毒用アルコールは80％で皮膚や器具の消毒に用いられる．
5．クロルヘキシジンはウイルスに効果がない．
6．普通石けんと逆性石けんを共用すると消毒力が増大する．
7．ポビドンヨードは手指消毒に適さない．
8．オラネキシジンは手術部位の皮膚消毒に用いられる．

毒物と解毒薬

内因性，外因性にかかわらずなんらかの物質（毒物）により，急性にあるいは慢性に生理機能が障害された状態を中毒という．基本的に，どのような物質も毒物となる可能性があり，曝露部位および経路，曝露時間および頻度，そして物質の量によって中毒を起こす．

中毒の種類を図 16-1 に示す．急性中毒に対する基本治療は，起因物質が生体に及ぼす中毒反応を最小限にすることを目的とする．

治療として

1. 強制利尿
2. 血液浄化法
3. 消化管除染（胃洗浄，活性炭，緩下剤，腸洗浄）

を行う．

それ以外に，対症療法として，体温管理，呼吸管理，けいれん対策，循環管理，を行う．

解毒剤は，毒物と受容体との結合を阻害する，毒物の排泄を促進する，代謝を促進して無毒化することにより，中毒反応を減弱するものである．しかし，毒物に対して限られた解毒剤しか存在しない．

1 毒物の吸収阻害

毒物が口から入った場合には，通常，体外へ出させる目的で吐かせたり，胃洗浄をする

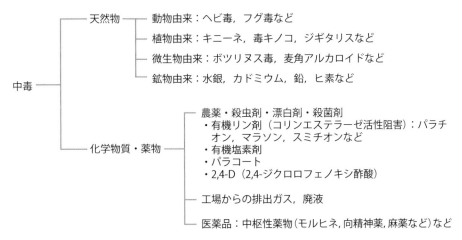

図 16-1　中毒の種類

表 16-1　未吸収毒薬物の除去に使用する薬物

	一般名	商品名	投与量
下剤	硫酸マグネシウム（硫苦）		成人 1 回 8〜15 g 水 200〜300 mL に加える
	クエン酸マグネシウム	マグコロール	成人 1 回 150〜250 mL
	ソルビトール	D-ソルビトール	成人 1 回 10〜20 g
吸着剤	活性炭		成人通常量 30〜50 g
	ポリスチレンスルホン酸ナトリウム	ケイキサレート	成人通常量 30〜50 g
	ケイ酸アルミニウム	アドソルビン	成人通常量 10〜20 g

ことが考えられる．とりあえず未吸収物質を除去する目的で，まず胃内にある場合には催吐，胃洗浄を，腸内に移動した場合には吸着剤，下剤を加えた腸洗浄を行う（表 16-1）．意識があっても強酸や強アルカリで消化管に腐食のあることが予想される場合には胃洗浄は禁忌である．禁忌でない場合は多量の水あるいは食塩水を飲ませたうえで本人に指を咽頭に入れさせて吐かせるか，胃洗浄ができる態勢ならばそれを行う．活性炭は毒物が口から入ってからの時間が短いほど有効であり，1〜2 時間なら効果が期待できる．4 時間以上経っているときはほとんど無意味であるから，腸からの吸収を妨げる目的で塩類下剤（約120 mL の水に硫酸マグネシウム，硫酸ナトリウムなどを 15 g 溶かす）かソルビトールを与える．

2　毒物の排泄促進

　腎臓からの排泄を促進させるため，マンニトールのような浸透圧性利尿薬を投与して利尿をつける（強制利尿）．時間尿量として 250〜500 mL が目安となるように利尿を図る．酸性薬物では尿をアルカリ化することにより，塩基性薬物では尿を酸性化することにより尿中への排泄が増加する．バルビタール，ブロム剤，サリチル酸などの酸性薬物中毒には，アルカリ性強制利尿として 7%炭酸水素ナトリウムの投与により尿 pH を 7〜8 に保ち，アンフェタミンやキニーネなどの塩基性薬物中毒ではビタミン C や塩化アンモニウムを使用し，尿の pH を 4〜6 の酸性に保つようにする．

　腎毒性がある場合や腎臓からの排泄が悪い場合には，血液透析や活性炭による吸着＝血液浄化法を行う．

3　解毒薬・拮抗薬

　毒物に特異的な解毒薬，拮抗薬が存在する場合はそれらを投与する．解毒薬の薬理作用を表 16-2 に，その種類と適応を表 16-3 にまとめた．

表 16-2　解毒薬の作用機序

①化学的・物理的作用を応用したもの	a．中和作用：酸に対してアルカリ，アルカリに対して酸 b．酸化作用：過マンガン酸カリウム c．沈殿作用：タンニン酸 d．吸着作用：活性炭 e．錯塩(キレート)形成作用：鉛中毒に対してエデト酸ナトリウム(EDTA)，ジメルカプロール(BAL)など
②生理的解毒作用を促進するもの	グルクロン酸抱合を促進．グルクロン酸など
③中毒症状に拮抗するもの	受容体結合の阻害．有機リン剤中毒に対するアトロピン投与など
④毒物の特異的拮抗薬	酵素活性の復活．有機リン剤中毒に対するプラリドキシムヨウ化メチル(PAM)投与など
⑤抗血清	中和作用．ボツリヌス中毒に対する抗血清など

表 16-3　解毒薬，拮抗薬

①モルヒネ中毒		ナロキソン，ロルファン
②重金属中毒	a．ヒ素，鉛，水銀，金，銀，アンチモン，蒼鉛，コバルト，ニッケル	ジメルカプロール(BAL)
	b．ヒ素	チオ硫酸ナトリウム
	c．鉛	エデト酸カルシウムニナトリウム(CaNa2-EDTA)剤
	d．ウィルソン病，銅・水銀・鉛中毒	ペニシラミン
	e．急性鉄中毒，ヘモクロマトーシス	デフェロキサミン
③農薬中毒	a．有機リン剤	プラリドキシムヨウ化メチル(PAM)，アトロピン
	b．パラコート(除草剤)	血液浄化法
④シアン化物中毒		チオ硫酸ナトリウム，亜硝酸アミル
⑤一般解毒薬	a．食中毒，その他一般中毒	グリチルリチン
	b．薬物中毒，自家中毒，アレルギー疾患など	グルタチオン
	c．アシドーシス，薬物中毒(メチルアルコール，サルファ剤)，加速度病，フグ中毒	炭酸水素ナトリウム注射液

4 有機リン剤中毒

　有機リン剤は殺虫剤・農薬として広く用いられており，その毒性の機序の解明および対症療法，特異的解毒については確立している．サリン，ソマンなどの毒ガスも同様である．

　有機リン剤はアセチルコリンをコリンと酢酸に分解する酵素であるコリンエステラーゼの活性を阻害し，コリン作動性神経の過剰刺激状態を作り上げる．その症状は意識障害，振戦など中枢障害，痙攣などの筋肉障害と，もっとも全面に出るのが縮瞳，徐脈，血圧低下など副交感神経の過剰激状態である．これら症状に対して対症的にアトロピンが投与さ

れ，特異的な拮抗薬として PAM（プラリドキシムヨウ化メチル）が投与される（第 2 章　末梢神経作用薬参照）．

5 重金属中毒

　重金属による中毒の発生は，①かなりの高濃度曝露を受ける職業病としての中毒（クロムやヒ素など），②工場周辺の住民にみられる公害病としての中毒（鉛やベリリウムなど），③環境レベルでの長期曝露による健康障害としての中毒（カドミウムや水銀など）に区別することができる．一般に，重金属による生体の機能障害は，その金属特有の標的臓器（たとえば有機水銀の場合の中枢神経やカドミウムの場合の腎尿細管など）で臨界濃度を超えたときに出現すると考えられ，病変部にはとくに高濃度の蓄積をみる．鉄や銅などの金属もその過剰投与・過剰摂取から組織沈着による組織障害を認める場合がある．

　ヒ素化合物は消化管から吸収されやすく，また，皮膚や粘膜からも吸収されやすい．局所での刺激作用が強く腐食作用がある．急性中毒では大量摂取後 30 分〜数時間で嚥下困難，悪心，嘔吐，腹痛，下痢を起こし，四肢脱力感，痙攣，精神障害から昏睡をきたす．吸収を妨げるように胃洗浄や塩類下剤を投与し，拮抗薬としてジメルカプロール（BAL）を投与する．

6 医薬品中毒

　医薬品の服用が長期間または過量な場合，中毒症状を呈し有害作用が現れることがある．医薬品中毒では，①意識状態，②気道，呼吸状態，③循環系の状況，④体温の把握が重要であり，さらに医薬品特有の呼気臭や体臭，体色にも注意を払う必要がある．その他，筋線維束攣縮，尿失禁，便失禁も生じる．死亡原因は，催眠薬，鎮静薬，抗精神病薬では呼吸抑制，抗うつ薬（三環系抗うつ薬）では心電図（ECG）の QT 延長から生じる心室性頻脈と細動，アセトアミノフェンでは肝不全（拮抗剤として *N*-アセチルシステインを用いる）である．

セルフチェック

A. 正しいものには○，間違っているものには×を記せ．
 1. 毒物を口より服用した場合には必ず胃洗浄を行う．
 2. 急性水銀中毒にはジメルカプロール（BAL）を投与する．
 3. 有機リン剤中毒はアセチルコリンの分解が阻害された状態であり，アトロピンを投与する．

B. 塩化アンモニウムについて正しいものには○，間違っているものには×を記せ．
 1. 尿 pH を上昇させる．
 2. 塩基性化合物の尿細管再吸収を増加させる．
 3. 尿 pH を低下させる．
 4. アンフェタミン中毒に有効である．

C. 炭酸水素イオンについて正しいものには○，間違っているものには×を記せ．
 1. 尿 pH を上昇させる．
 2. 酸性化合物の尿細管再吸収を増加させる．
 3. 尿 pH を低下させる．
 4. アスピリン，フェノバルビタール中毒に有効である．

救急に用いられる薬物

17

　原因の如何にかかわらず，血圧，呼吸，意識レベルが極度に低下することは生命の危機である．出血，アナフィラキシー，心筋梗塞，喘息，脳卒中やてんかんなどでは，いずれも血圧や呼吸，意識レベルが著しく悪化することがあり，それを放置すれば患者は死に至る．気道確保，人工呼吸，心マッサージ，血管確保などの蘇生術に加えて，症候の速やかな改善を図る薬物療法が必要である．この章では救急時にみられるいくつかの重要な症候に絞って，どのような薬物治療が行われるかを解説する．種々の中毒に対する解毒薬については第16章 毒物と解毒薬を参照されたい．

1 蘇　　生

A 心臓の収縮不全(心停止・低血圧ショック)を改善する薬

　心停止は，急性心筋梗塞や脳卒中など，なんらかの原因で心拍動が突然停止した状態である．心停止は心臓のポンプ機能の停止であり，電気的活動は必ずしも消失していない．心停止時には血圧は低下し，全身性の循環不全のために組織や臓器の機能低下が生じショック状態となる．心収縮を強めショック状態を改善する薬物として，アドレナリン，ドパミン，ドブタミンがある．電気的活動も消失した心停止の場合にはアドレナリンや，アトロピンを用いる(第2章 ①E アドレナリン作動薬を参照)．

1. アドレナリン

　①β_1受容体刺激作用に基づく心機能亢進(収縮力増大＋心拍数増加の結果としての拍出量増大)，②β_2刺激に基づく重要臓器の支配血管拡張→血流確保，③α_1刺激に基づく全身血圧の維持，という作用の総和として，循環動態を改善する．

エピペンを用いたショック改善

　アナフィラキシーショックが発生する現場は，病院内よりも医療機関の外であることが多い．病院内でもペニシリンなどの薬物投与によって患者がショック状態に陥る場合もあるが，それと並んで警戒されるのが保育所・幼稚園・学校などでの食物アレルギーや，あるいは林業従事者・建築関係者が屋外で蜂に刺されることによって発症するケースである（筆者が市民病院勤務時代に実体験したのも，建築現場から救急車で搬送された大工の症例であった）．このような場合に一刻も早い薬物治療を行うための，専用器具が開発されている．

　エピペン® は文字通りペン型の器具で，医療従事者でなくても投薬ができるように，極めて操作しやすい造りになっている（https://www.epipen.jp/；https://www.epipen.jp/download/EPI_guidebook_j.pdf）．①安全装置を外し，②針を内蔵したオレンジ色の先端部分を太腿に強く押し当てることで，③アドレナリンが筋肉内に投与される．着衣の上から使って良い，という記載からわかるようにアナフィラキシーショックに対する措置は一刻を争う．救急隊の到着を待つことなく，保育士や学校の先生あるいは保護者が速やかに投薬することによって，低血圧性ショックのダメージを最小限に抑えることができる．

　この器具はあくまで応急措置用のものであり，症状が改善したとしても速やかに医療機関を受診して十分な加療をする必要がある．一般市民も使用できる治療具であるからこそ，医療従事者がその意義や使用法をよく理解しておく必要がある．

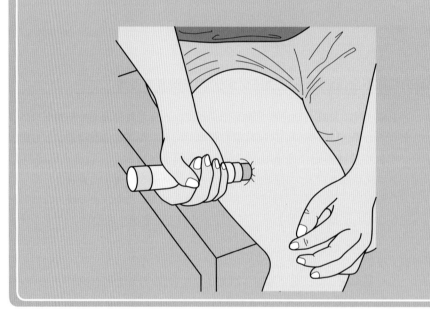

2. ドパミン

　心拍出量を増大させる．β_1 受容体を介する直接的作用と，交感神経終末の D_2 受容体を介してノルアドレナリン遊離を起こし β_1 受容体に作用する間接的作用がある．

　D_1 受容体刺激により腎臓をはじめとする内臓血管を拡張させて血流を増大させる結果，糸球体濾過が増加する．心停止やショックの際には早い段階で使用される．

3. ドブタミン

　β_1 選択的刺激により心拍出量を増加させる一方，重要臓器の血流は減らさないことから

循環状態の改善に有用である.

4. アトロピン

次の B1. で述べる.

ここで注意すべきはノルアドレナリンで，この薬物はアドレナリンに似た作用はあるものの，α_1 作用が優勢に出ることから腎臓や冠動脈の血流をかえって減らすおそれもある．心停止やショックなど重篤な循環障害では上記薬物を優先し，ノルアドレナリンは最低限の血流が確保できた後の昇圧目的で用いられる.

Ⓑ 心臓の調律不全(不整脈・徐脈)を改善する薬

心臓の調律に異常があると，上記 A. の項で述べた場合と同様に，心臓のポンプ機能障害が生じ，心拍出量の低下と末梢循環不全をきたす．急性心筋梗塞では，心室性期外収縮や心室性頻拍，心室細動，洞性頻脈，洞性徐脈などの不整脈が発生しやすい．緊急時の抗不整脈薬として，リドカイン，アミオダロン，ニフェカラント，プロプラノロール，ベラパミル，アトロピンなどがある(第4章 ②C 抗不整脈薬を参照).

1. アトロピン

心臓の自動能に抑制シグナルを送るムスカリン M_2 受容体を遮断することにより，心拍数を増大させる．上気道の M_3 受容体を遮断する結果，気管支平滑筋弛緩と分泌抑制によって気道確保にもつながることから，全身状態が悪いときには呼吸状態の改善も期待できる.

2. リドカイン

心筋梗塞後の急性期など，心室性不整脈が発生しやすいときに，これを抑制して心臓のリズムを保つ．Vaughan-Williams 分類(第4章 **表4-4**，140頁)の第Ⅰb群抗不整脈薬に該当する.

3. プロプラノロール

アドレナリン β_1 受容体の遮断により心拍数を抑制する．Vaughan-Williams 分類の第Ⅱ群抗不整脈薬に位置づけられ，交感神経興奮に基づく不整脈の抑制に有効であり，上室性または心室性頻拍に用いられる.

4. アミオダロン

複数のイオンチャネルを遮断しさまざまな不整脈に対し抑制効果が期待できるが，カリウムチャネルも抑制することから Vaughan-Williams 分類では第Ⅲ群薬に属する．心機能が低下した状態でも使用できる反面，間質性肺炎や甲状腺機能亢進などの副作用もあり，他剤無効例に使われる.

5. ニフェカラント

同じ第Ⅲ群薬でもアミオダロンと違い，カリウムチャネルのみを選択的に遮断する．心

機能を抑制しない．他の薬物が無効な例で使われる．

6．ベラパミル

　　フェニルアルキルアミン系に分類されるCa^{2+}チャネル遮断薬であり，降圧薬として使われるニフェジピンやジルチアゼムと違って心臓への親和性が高いため，血管拡張よりも調律目的で使われる．Vaughan-Williams分類の第IV群抗不整脈薬に位置づけられ，上室性頻拍に対し有効である．

C 心臓の冠循環を改善する薬物（虚血性心疾患）

　　狭心症では一過性の心筋虚血の結果，胸痛発作をきたす．発作時の治療には即効性硝酸薬を用いる．

ニトログリセリン

　　一酸化窒素NOを遊離することで血管平滑筋を弛緩させ，冠動脈を拡張して血流を増大する．静脈系を拡張して心臓の前負荷を減らす結果，酸素需要を抑制することも循環動態の改善には寄与できる．意識のある狭心症発作症例では，舌下投与によって速やかに冠拡張が得られる（第4章②B狭心症治療薬を参照）．

2 脳血管障害

　　脳血管障害は脳卒中のことであり，脳梗塞，脳出血などがある．意識障害の改善のためには，脳浮腫の改善や脳梗塞での脳血管の再開通が緊急に図られる．

A 脳梗塞急性期

1．血栓溶解療法

　　アルテプラーゼは組織型プラスミノーゲンアクチベータ（t-PA）として血中でプラスミンを産生し，これがフィブリンを切断，分解することによって血栓を溶かし，血流の再開を促す．発症後4.5時間以内の脳梗塞が適応となっており，これを過ぎての使用はかえって傷害血管からの出血を助長し，頭蓋内出血を引き起こす．旧来型のストレプトキナーゼやウロキナーゼ型プラスミノーゲンアクチベータ（u-PA）に比べるとフィブリン親和性が高く血栓形成の場で集中的に作用するともいわれるが，それでもなお出血が最大の副作用である（第5章②D血栓溶解薬を参照）．

2．抗血小板療法

　　アスピリンやシロスタゾールは，発症早期（48時間以内に開始）に開始すると効果が期待できる．オザグレルナトリウムは脳血栓症患者に対して，急性期（発症5日以内に開始）に使用される．

3. 脳保護療法

　　エダラボンはラジカルを補足することで，神経細胞や脳血管の障害を保護する．発症72時間以内に投与が開始されると効果が期待できる．

B 高血圧性脳出血急性期

1. 降圧治療

　　血圧をできるだけ早期に収縮期血圧を 140 mmHg 未満に下降させる．カルシウム拮抗薬が使用される．

3 糖尿病性昏睡

　　インスリン作用の極端な不足のために起こる糖尿病の急性合併症である．高血糖のみならず血中ケトン体レベルが上昇しアシドーシスとなっているケトアシドーシス性昏睡と，著しい高血糖により血漿浸透圧が上昇し脱水症状をきたしている高浸透圧性非ケトン性昏睡とがある．治療には速効性インスリンを投与するが，インスリンの過剰投与は低血糖昏睡の原因になるので投与は慎重に行う．また，インスリンは低カリウム血症を生じるので血清カリウム値のチェックを怠ってはならない．

速効型インスリン

　　いずれの糖尿病性昏睡の場合でも脱水状態があるので，脱水補正のための生理食塩水の補給とあわせて速効型インスリンを少量持続静注する．ケトアシドーシスでは炭酸水素ナトリウムの併用により pH の是正も行う（第 10 章 ① F 1. インスリン製剤を参照）．

4 痙　攣

　　痙攣も昏睡と同様に，中枢性の原因と全身性の原因とにまず大別される．前者ではてんかんの他，脳腫瘍，脳炎/髄膜炎，脳血管障害，外傷があり，後者では低血糖，糖尿病性ケトアシドーシス，低ナトリウム血症，高ナトリウム血症，低カルシウム血症といった代謝異常や肝性脳症，脱水などがある．これ以外に良性のものとして小児の熱性痙攣があるが，これは薬物治療の対象ではない．

ジアゼパム

　　てんかん重積発作の第一選択薬である．低酸素脳症や脳浮腫に伴って発生する痙攣も抑制するのに加えて，不穏・不安に起因する酸素消費量の増加を抑えることにより病態の悪循環を断ち切る．副作用としての呼吸抑制には注意を要する（第 3 章 ⑥ 3. GABA を介する抑制作用を増強する薬物を参照）．

5 呼吸障害

中枢性呼吸障害，拘束性呼吸障害，閉塞性呼吸障害の三つに大きく分類され，病因もそれによって異なる．中枢性のものは中枢神経の障害に伴うものであり，拘束性障害には気管支喘息や肺気腫などが含まれる一方，閉塞性障害は肺の容量減少をもたらす肺線維症に代表される．

1．アドレナリン

β_2 受容体刺激作用により気管支平滑筋を弛緩させ，気道を拡張する．重篤な呼吸障害が起きているときは循環動態にも問題を伴う場合が多く（アナフィラキシーショックが典型的でわかりやすい），循環改善効果もあわせもつアドレナリンはとくに有用である（本章 ① A1．を参照）．

2．アミノフィリン

キサンチン誘導体であるアミノフィリンは，ホスホジエステラーゼ阻害作用に基づいて cAMP 分解を抑制し，その結果蓄積した cAMP が気管支平滑筋を弛緩させ，気管支収縮を抑える（第11章 ① A 気管支拡張薬を参照）．

3．β_2 刺激薬

喘息発作は気管支平滑筋の攣縮によって起こるので，これを弛緩させる β_2 刺激薬（プロカテロール，サルブタモール）を吸入で用いることは，呼吸困難を迅速に改善する（第11章 ① A 気管支拡張薬を参照）．

4．吸入ステロイド

気管支における強い炎症が喘息の本態であると考えられるようになってから，ベクロメタゾンやフルチカゾンのようなステロイド製剤も吸入で用いられるようになった．全身投与に比べれば副作用の危険は低いが，それでも過度の連用は安全ではない（第11章 ① C 副腎皮質ホルモン剤を参照）．

6 鎮痛・鎮静

強い痛みや興奮がある場合，痛みや興奮が取り除かれることにより次に必要な処置に進めるので，迅速・的確な薬物選択が重要である．

1．モルヒネ

急性心筋梗塞などのように疼痛が激しい場合には，痛みが原因となって呼吸困難が持続する．また，同じく痛みがもととなって交感神経活性が亢進，頻拍により心筋の酸素需要は増大し，心臓への負担が増すという悪循環も生じる．モルヒネの鎮痛作用および抗不安

作用がこのような病態を改善する(第3章 8 麻薬性鎮痛薬を参照).

2. ジアゼパム

本章 4 痙攣の項に述べた.

7 高カリウム血症・アシドーシス

カリウムイオンと水素イオンはもともと細胞内に多いことから,どちらかが血中に増えればもう片方が代償性に細胞内から流出するため,高カリウム血症とアシドーシスが並行しやすい.

1. グルコン酸カルシウム

高カリウム状態においてナトリウムチャネルが不活化すると,細胞膜の興奮閾値が下がって不整脈が発生したり心停止になるため,これを防ぐ目的で用いられる.

2. 炭酸水素ナトリウム

血液 pH を上昇させることにより K^+ を細胞内へと移行させる.根本的な治療ではないが静脈内注射により短時間で補正できる点は有用である(第6章 2 B. 2. カリウムの異常を参照).

3. インスリン

10%ブドウ糖液に添加し点滴することで Na^+, K^+-ATPase を活性化し,K^+ を細胞内に取り込ませる.

4. イオン交換樹脂

腸管粘膜上で K^+ を他の陽イオンと交換することで排出を促す.ポリスチレンスルホン酸ナトリウム,ポリスチレンスルホン酸カルシウムが経口で使用可能である.

セルフチェック

A. 正しいものには○，間違っているものには×を記せ.

1. 心停止急性期に，心拍再開の目的でアドレナリンを静注する.
2. ノルアドレナリンには，アドレナリンと同等の効果が期待される.
3. 蘇生時には抗不整脈薬の使用も考慮する必要がある.
4. 脳血管障害時の血栓溶解療法は，適応を慎重に判断する必要がとくに高い.
5. 糖尿病の意識消失では，インスリンが必要な場合と使ってはならない場合とがある.
6. ジアゼパムは痙攣発作に対し用いられる.
7. 気道拡張薬を吸入で用いることは，喘息発作を速やかに収束する.
8. モルヒネのように強力な麻薬性鎮痛薬の適応は，癌性疼痛に限られる.

嗜好品の薬理

1 タ バ コ

　タバコに火をつけると約 4,000 もの化学物質が発生するとされている．その中には一酸化炭素，二酸化炭素，アンモニアなどガス状の物質，タール，ニコチンなど粒子状の物質がある．紙巻タバコからベンゾ(a)ピレンのような発癌物質が発生する．これら物質のなかで健康にもっとも害を及ぼすと考えられるものが一酸化炭素，タール，ニコチンである．タバコは，肺癌や慢性閉塞性肺疾患 chronic obstructive pulmonary disease（COPD，慢性気管支炎，肺気腫）の主たる発症原因である．喫煙は正常心臓に対しても機能障害を起こすことが知られているが，心臓疾患（狭心症，冠動脈硬化症，高血圧など）を有する患者においてはとくに危険因子となる．疫学的には喫煙と動脈硬化の因果関係は明らかであるといってよい．慢性喫煙により，血管内皮構造が傷害され，内皮細胞の剝離を起こし，血小板の粘着，凝集を促進すると考えられる．その際に，内膜への脂肪の浸潤を助長する内皮の低酸素状態を一酸化炭素が引き起こすことが示唆されている．また，ニコチンは，血管緊張を緩和し血小板凝集を抑制する内皮由来のプロスタサイクリン（PGI_2）の生成を抑制する．下肢の動脈閉塞をきたすバージャー病は喫煙との因果関係がもっとも明白である．この他，喫煙と消化性潰瘍との関連も明瞭である．

　妊婦の喫煙は胎児の発育障害をきたすといわれており，small for date と表現される未熟児の頻度が高いといわれる．また，出生児の発育不良を起こしたり，小児の突然死（乳幼児突然死症候群 sudden infant death syndrome（SIDS））を引き起こす要因でもあり，妊婦の喫煙は慎むべきであると同時に受動喫煙にも配慮が必要である．

　ニコチンは自律神経節においてその伝達を低濃度で促進，後に高濃度で抑制する（第2章参照）．また，中枢神経系において神経伝達物質（ノルアドレナリン，ドパミン）の遊離を促進する．それにより覚醒，筋弛緩，記憶あるいは注意力増強などの作用を示す．長期喫煙者ではニコチンの代謝の促進が観察され作用に耐性がみられる．また，一方では，テオフィリンなど他の薬物の代謝をも促進することが知られている．種々疾患の予防・治療上，禁煙することが指示されるが，精神依存も形成されておりなかなか禁煙できない場合も多い．禁煙補助薬（ニコチンガムやニコチン貼付剤）がニコチンの補充療法に用いられ，禁煙に効果がある．まずニコチンを喫煙以外で補給してやりタバコを吸うという習慣をやめさせ，その後ニコチンからの離脱を図る方法である．

2 アルコール

　アルコール飲料を用いると，外見上ご機嫌になり，注意力や判断力がやや低下し，連想が速やかになり疲労感は感じなく，感情発揚を伴う（食前のウイスキーシングル（30 mL）1～2杯の血中アルコール濃度0.03％がほぼ対応する）．さらに飲むと知的活動は低下し，道徳を無視し，自信に満ちた態度となる．全身麻酔薬のところで述べた発揚期に相当する．さらに濃度が上がると，呼吸は荒くなり，舌はもつれ，運動性は増すが動作は円滑を欠くようになり，血中濃度が0.2％に近づくと千鳥足から人の肩を必要とし，0.3～0.4％になると眠り込み，0.5～0.8％にもなれば呼吸も停止し，ついで心臓も停止する．アルコールが全身麻酔薬として利用されないのは，発揚期が長く，なかなか麻酔状態にならず，また麻酔状態になればすぐ心臓・呼吸抑制となるという安全域の狭さによる．アルコールは肝臓で代謝されアセトアルデヒドとなり，これが悪酔いの原因と考えられている．嫌酒薬ジスルフィラムは肝臓のアセトアルデヒド脱水素酵素の阻害により血中アセトアルデヒドの蓄積をきたし，急速な悪酔いを起こさせて酒を嫌いにさせる（ジスルフィラム（アンタビュース）作用）．

　アルコールは胃からも吸収されるが，吸収がもっとも多く速いのは十二指腸から空腸の間である．アルコール（エチルアルコール）は体内に入ると肝臓でアルコール脱水素酵素の作用によりアセトアルデヒドになり，次にアセトアルデヒドはアルデヒド脱水素酵素2により酢酸へと代謝されていく．日本人では約40％の人がアルデヒド脱水素酵素2の活性が低く，血中にアセトアルデヒドが蓄積するので顔面や体の紅潮，頭痛などというアセトアルデヒドの毒作用が出やすい．アルデヒド脱水素酵素活性が低い人は，酒に弱い，飲めない体質であり，このような人が酒の一気飲みをしたりすることは大変に危険である．

　アルコールによる心・血管障害については心筋障害があげられ，刺激伝導系の障害や不整脈の発生，冠動脈硬化の促進，母体の飲酒と胎児の心奇形との関係がいわれており，高血圧症の増悪因子でもある．長期・大量の使用により精神神経障害，肝・膵臓疾患，動脈硬化の進行などの重篤な合併症の危険性が増大するとともに，患者の社会生活に対する悪影響など家族も巻き込んだ深刻な問題に発展することも多い（アルコール依存症）．半面，適度なアルコール量であれば飲まないよりも死の相対危険度が低下することも報告されている．日常的にアルコールを飲む場合に気をつけなければならないことは，他の薬物作用に影響を与えることである．薬物代謝酵素の誘導によりアセトアミノフェンを分解して肝毒性のある分解産物を作ったり，代謝抑制や肝血流低下作用により中枢神経作用薬（鎮静薬や睡眠薬，抗うつ薬）の作用を増強したりする．また，アルコールは経口血糖降下薬の作用や血管拡張薬の作用を増強する．

3 カフェイン飲料

　カフェインは天然の植物中に存在するアルカロイドで，茶，コーヒー，ココアなどに含まれる．血中濃度が数μg/mL程度で中枢神経を興奮させ，作業能力を向上させ運動能力も

高める．茶，コーヒー 1 杯当たりに含まれる量は濃さによりかなりバラつくが，数十〜百数十 mg 程度である．胃潰瘍を含む消化性潰瘍の患者では，胃液分泌が亢進するので避けるのが望ましい．カフェインには強心作用があり，心拍数や心収縮力を増加させ，又，二次的に腎血流量・尿量の増加作用がある．カフェインは cAMP を分解するホスホジエステラーゼ(PDE)活性を抑制したり，アデノシン受容体に拮抗する作用を有している．

4 健康食品（サプリメントなど）

　サプリメントという言葉はよく使われているが，実際には「サプリメント」は明確な定義がなされていないのが現状である．たとえば妊娠時には，欠かせない栄養素である葉酸をサプリメントで補充することも多い．ビタミン A，B，C，D，E，K，ミネラルとして Ca，Zn，Mg，Fe，Se，ハーブサプリ（ミント，ローズマリー），不飽和脂肪酸(DHA，EPA)，ポリフェノール（カテキン，イソフラボン），コエンザイム Q10，グルコサミン，コンドロイチン，ヒアルロン酸などが市販されている．しかし，医薬品と同時に摂取すると，薬物代謝酵素を競合的に阻害して，医薬品の血中濃度を上昇させ副作用を発現させることがある．また，腸内で薬物と結合すれば，吸収が阻害されて薬物血中濃度が低下することにもつながる（第 1 章 4 G．薬物相互作用参照）．

漢方の薬理

1 漢方の歴史

　西洋医学はつねに最先端理論に基づいた医学を探求してきたのに対し，東洋医学はおよそ 1800 年前までに古代中国で著された三つの書物，すなわち『黄帝内経』(主に病理生理学について記した書)，『神農本草経』(薬物学書)，『傷寒雑病論』(治療学書．急性熱性病を主とする『傷寒論』と慢性病について記した『金匱要略』からなる)に基づいた理論の実践と応用をその基としている．

　これら古代中国医学は朝鮮半島を経由して 5～6 世紀に日本へ伝来したが，鎌倉時代になって正式に伝わり，江戸時代に日本独自の医学として大きく発展をとげた．そして，江戸後期になるとオランダ医学(蘭方)が日本に流入し，それと区別して，中国(漢)由来の医学という意味で「漢方」と呼ばれるようになった．すなわち，漢方とは日本で発展した日本独自の伝統医学に他ならず，中国で実践されている「中医学」とは異なる．

　明治時代になり，いわゆる医制改革によって漢方は医学の表舞台から姿を消した．しかし，1976 年に漢方薬が大幅に保険薬価に収載されると，それを契機に漢方は西洋医学を基盤とする現代医療制度の中で急速に普及していった．

2 漢方の基本概念

　漢方の体系は，虚実や気血水などの特徴的な基本概念の上に成立している．臨床ではこれらの概念に照合して病人をパターン(証)で分類し，治療を行う．

　虚実とは体力の強弱を基礎とした抵抗力や反応力の程度を示す概念である．概して，病気になったときに，ふだんの体力が充実していれば闘病反応は強く(実証)，虚弱であれば闘病反応は弱い(虚証)(図 19-1)．

　気血水とは人間の身体と精神を構成する三つの要素のことである(図 19-2)．気は目で見ることができず，何らかの機能をもった無形のエネルギーであり，生命活動においては精神活動を含めた機能的活動を統括する役割を担う．血と水は，物質的側面としては血液や体液に相当するが，気の制御を受けていることから，精神的な要素と身体的な要素は統一的な機能体(心身一如)として認識されている．健康な状態では気，血，水のいずれも過不足なく，滞ることなく身体を巡っているが，これらに失調が生じると，身体や精神にさまざまな特徴的症状が現れると考える(表 19-1)．

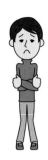

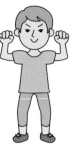

虚証 きょしょう

体力がなくて弱々しい

細くて華奢（きゃしゃ）

顔色が悪くて肌が荒れやすい

細くて小さな声

胃腸が弱くて下痢をしやすい

寒がり

実証 じっしょう

体力がある

筋肉質でガッチリ

血色がよく，肌ツヤがある

大きくて太い声

胃腸が強くて便秘ぎみ

暑がり

図 19-1　闘病反応の強さ（虚実）の基礎となる体力・体質の特徴

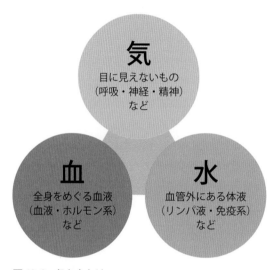

気

目に見えないもの
（呼吸・神経・精神）
など

血

全身をめぐる血液
（血液・ホルモン系）
など

水

血管外にある体液
（リンパ液・免疫系）
など

図 19-2　気血水とは

3 臨床でよく使われる漢方薬

　漢方上達のコツは，①多くの処方を使い分けるのではなく，よく効く処方を使い込むこと，②処方根拠を明確にすること，③可能な限り1剤で対処することである．慢性疾患であれば，副作用などの問題がない限り，同じ処方を少なくとも1か月は継続してみる．

　漢方薬の主な適応症状を**表19-2**に示す．

表 19-1　気血水の失調とその治療

	証	漢方的病態	主な症状	代表的処方
気	気虚（ききょ）	気の量的不足 （生命エネルギーの不足）	疲労倦怠，易疲労，食欲低下，消化吸収機能低下	補中益気湯（ほちゅうえっきとう）［虚］，四君子湯（しくんしとう）［虚］，十全大補湯（じゅうぜんたいほとう）［虚］など
	気滞（きたい）	気のうっ滞 （精神活動の停滞，ガスのうっ滞）	抑うつ気分，不安感，咽喉頭異物感，腹部膨満感	半夏厚朴湯（はんげこうぼくとう）［中間］，香蘇散（こうそさん）［虚］，柴朴湯（さいぼくとう）［中間］など
	気逆（きぎゃく）	気の上衝 （生命エネルギーの上衝，精神活動における逆上，ガスの逆流）	冷えのぼせ，発作性動悸・頭痛，不安焦燥感，顔面紅潮	桂枝湯（けいしとう）［虚］，苓桂朮甘湯（りょうけいじゅつかんとう）［虚～中間］，黄連解毒湯（おうれんげどくとう）［実］，三黄瀉心湯（さんおうしゃしんとう）［実］など
血	血虚（けっきょ）	血の量的不足	貧血（機能的なものも含む），栄養状態不良，皮膚乾燥・色素沈着	四物湯（しもつとう）［虚～中間］，十全大補湯（じゅうぜんたいほとう）［虚，気血両虚］，人参養栄湯（にんじんようえいとう）［虚，気血両虚］など
	瘀血（おけつ）	血のうっ滞	月経異常，下腹部の膨満・抵抗・圧痛，皮膚粘膜のうっ血，紫斑	桂枝茯苓丸（けいしぶくりょうがん）［中間～実］，当帰芍薬散（とうきしゃくやくさん）［虚］
水	水滞（すいたい）	水の量的異常・分布異常 （体液の局所的代謝異常）	浮腫，口渇，尿量・発汗異常，水様性鼻汁，頭痛（雨の前日），めまい	五苓散（ごれいさん）［中間］，柴苓湯（さいれいとう）［中間］，防已黄耆湯（ぼういおうぎとう）［虚］，真武湯（しんぶとう）［虚］，小青竜湯（しょうせいりゅうとう）［中間］，苓桂朮甘湯（りょうけいじゅつかんとう）［虚～中間］など

実：闘病反応（病気の反応性）が強い人で用いる．
虚：闘病反応が弱い人で用いる．
中間：虚・実の中間．

漢方薬の副作用

　一般に，漢方薬のイメージは副作用がない，安全性が高いというものであろう．しかし，漢方薬にも副作用はあるので注意が必要である．また，漢方薬と他の薬との相互作用，いわゆる飲み合わせもあるので，これにも注意がいる．

　漢方薬の代表的副作用に偽アルドステロン症がある．この副作用は漢方薬に含まれる甘草（カンゾウ）によるものである．甘草には甘味があり，鎮痛作用，緊張緩和作用などもあるので，多くの漢方薬の組成として利用されており，漢方薬の約7割が甘草を含んでいる．継続して甘草入りの漢方薬を服用する時には副作用の出現に細心の注意が必要になる．

　甘草の主成分はグリチルリチンという物質であり，これが体内に吸収されて副腎皮質ホルモンのアルドステロン様の作用を増強する．すなわち，腎臓でのカリウムの排泄促進，ナトリウムと水の再吸収促進を来す．このために，低カリウム血症と高血圧，浮腫などの症状が現れるのである．低カリウム血症は筋力低下，全身の脱力感などを引き起こす．

表 19-2　漢方薬の主な適応症状

消化器症状	食欲不振	六君子湯：虚弱体質，食欲不振，胃もたれの三つが主な目標である．
	胃もたれ	半夏厚朴湯：胃もたれや膨満感に加え，喉のつまり感，息苦しさ，抑うつ気分などを伴う，いわゆるストレス性胃炎によく用いる．
	胸やけ，げっぷ	半夏瀉心湯：心窩部の圧痛と自覚的なつかえ感があることが目標．逆流症状には，本方を白湯に溶いて新鮮な生姜の搾り汁を加える．
	腹部膨満感	大建中湯：腹部がガスで張って苦しい状態に使用．術後イレウスの予防にも用いる．
	しぶり腹	桂枝加芍薬湯：腹痛を伴って下痢と便秘を繰り返す過敏性腸症候群の第一選択．
	便秘	麻子仁丸：便秘で兎糞状のコロコロ便を排出する高齢者，体質虚弱者に第一に用いる．
呼吸器症状	感冒	葛根湯：体質強壮な人の感冒初期で，悪寒，関節痛，咽頭痛，後頸部凝り，鼻閉などがある場合に用いる．早期服用がコツ． 麻黄附子細辛湯：高齢者の感冒初期で，悪寒が強くて熱感に乏しい人に効く． 香蘇散：感冒初期に悪寒がなく，倦怠感から始まる人に考慮する． 小青竜湯：水様性鼻汁，くしゃみが目標．アレルギー性鼻炎の第一選択薬で，気管支喘息にも応用する．
	咳	麦門冬湯：顔面紅潮するほどの激しい空咳発作に用いる． 柴朴湯：感冒が遷延化し，空咳が続き，息苦しい感じを訴える人に用いる．
婦人科症状	月経困難症	桂枝茯苓丸：比較的体力がある人の月経痛，月経不順，月経前症候群，更年期症候群などの月経関連症状に用いる． 当帰芍薬散：体質虚弱で，冷え性で月経困難や不順，浮腫傾向がある人によい． 加味逍遥散：月経周期に一致して増悪する精神症状や自律神経症状が目標．更年期症候群や月経前症候群では第一に考慮する．
精神症状	神経症	抑肝散：怒りっぽく，周囲に対して攻撃的な性格を有する人の諸症状に用いる．小児のチックや夜泣き，認知症における暴言，暴力などにも応用する． 柴胡加竜骨牡蛎湯：ストレスによる動悸，不眠，神経過敏など，交感神経緊張症状を目標に用いる． 加味帰脾湯：高齢者など，体力が低下した人の不安，不眠，抑うつ症状に用いる．
	不安神経症，不眠症	半夏厚朴湯：気の巡りが悪くなった気滞に用いる代表的処方．咽喉頭異常感，呼吸困難感，不安，不眠，抑うつなどが主な目標．
全身症状	病後の体力低下	補中益気湯：疲れやすい，だるいなどと訴える気虚の諸疾患に応用できる代表的処方． 十全大補湯：気虚の症状に加え，貧血や栄養不良などの血虚を認める人に用いる．
	腰痛，夜間頻尿など	八味地黄丸：腎虚に対する第一選択薬．浮腫，腰痛，夜間頻尿など． 牛車腎気丸：八味地黄丸では効果が不十分な場合，下肢のしびれや浮腫が強い人によい．
	浮腫	五苓散：口渇，尿量減少，浮腫など，いわゆる水滞の症状が目標．雨の前日に起こる頭痛にも良い．
	腓腹筋痙攣	芍薬甘草湯：腓腹筋痙攣に頓服で用いる．甘草を多量に含むため，低カリウム血症に注意．

薬剤一覧

第2章 自律神経作用薬

アドレナリン作動薬

一般名	商品名	適用	特徴
フェニレフリン塩酸塩	ネオシネジン	急性低血圧またはショック時の補助治療，局所麻酔時の作用延長	選択的 α_1 刺激薬．末梢血管の収縮により昇圧．血圧上昇はアドレナリンの約1/5，効力はアドレナリンより持続する．
ナファゾリン硝酸塩	プリビナ	上気道疾患・眼の充血	α-アドレナリン受容体に直接作用して血管収縮．
クロニジン塩酸塩	カタプレス	高血圧症（本態性・腎性）	持続性の α_2 作動薬．神経・精神性の副作用がある．
イソプレナリン塩酸塩	プロタノール	急性心不全，気管支喘息の重症発作時	不整脈の誘発に注意．
ドパミン塩酸塩	イノバン	急性循環不全（心原性ショック，出血性ショック）	低用量で腎血流量増加．高用量で血圧上昇．
ドブタミン塩酸塩	ドブトレックス	急性循環不全における心収縮力増強	心収縮力増強．肺動脈圧低下．ドパミンやミルリノンなど他の強心薬と併用する．
インダカテロールマレイン酸塩	オンブレス	慢性閉塞性肺疾患の気管閉塞性障害に基づく諸症状の寛解	24時間持続の気管支拡張作用．
テルブタリン硫酸塩	ブリカニール	気管支喘息，気管支炎	

抗アドレナリン薬

一般名	商品名	適用	特徴
プラゾシン塩酸塩	ミニプレス	高血圧症（本態性・腎性），前立腺肥大症に伴う排尿障害	α_1 選択性．短時間作用．
タムスロシン塩酸塩	ハルナール	前立腺肥大症に伴う排尿障害	α_1 受容体遮断薬．作用時間が長い．
プロプラノロール塩酸塩	インデラル	本態性高血圧症，狭心症，期外収縮など	β 遮断薬．各種の薬物相互作用に注意．
ピンドロール	カルビスケン	洞性頻脈，狭心症，本態性高血圧症	β 遮断薬．
メトプロロール酒石酸塩	ロプレソール，セロケン	狭心症，頻脈性不整脈，本態性高血圧症	肝代謝．心不全の予後を改善するという臨床試験もある．
カルベジロール	アーチスト	本態性高血圧症，狭心症，虚血性心疾患または拡張型心筋症に基づく慢性心不全，頻脈性心房細動	α_1 遮断：β 遮断＝1：8，血管拡張作用．抗酸化作用，糖質代謝を悪化させない．心不全に適応あり．
ラベタロール塩酸塩	トランデート	本態性高血圧症，褐色細胞腫による高血圧症	α_1 遮断：β 遮断＝1：3，早朝覚醒時の急激な血圧上昇を抑制．妊婦高血圧に使用可能．
アモスラロール塩酸塩	ローガン	本態性高血圧症，褐色細胞腫による高血圧症	α_1 遮断：β 遮断＝1：1．

コリン作動薬

一般名	商品名	適用	特徴
アセチルコリン塩化物	オビソート	麻酔後の腸管麻痺，急性胃拡張，冠動脈造影検査時の冠攣縮薬物誘発試験	血管拡張作用，消化管運動促進作用．
ベタネコール塩化物	ベサコリン	慢性胃炎，迷走神経切断後，手術および分娩後の腸管麻痺，麻痺性イレウス，尿閉	消化管運動亢進作用，尿管平滑筋収縮作用．
ピロカルピン塩酸塩	サンピロ	緑内障，診断・治療用縮瞳	副交感神経刺激．縮瞳作用，眼圧下降作用．
ネオスチグミン	ワゴスチグミン	重症筋無力症，慢性胃炎，術後・分娩後の腸管麻痺，弛緩性便秘，手術後・分娩後排尿困難など	コリン作動薬．
ピリドスチグミン臭化物	メスチノン	重症筋無力症	選択的に ChE を抑制．作用持続時間は2〜4時間．
エドロホニウム塩化物	アンチレクス	重症筋無力症の診断，筋弛緩薬投与後の遷延性呼吸抑制の作用機序の鑑別診断	ChE を阻害するが作用時間が短い．診断薬としてのみ用いられる．

抗コリン薬

一般名	商品名		特徴
アトロピン硫酸塩水和物	硫酸アトロピン「ホエイ」，アトロピン硫酸塩	胃腸の痙攣性疼痛，痙攣性便秘，有機リン系殺虫剤の中毒，徐脈・房室伝導障害，麻酔前投薬	抗コリン作用．
スコポラミン臭化水素酸塩水和物	ハイスコ	麻酔前投薬，特発性および脳炎後パーキンソニズム	鎮静作用．
ブチルスコポラミン臭化物	ブスコパン	胃・十二指腸潰瘍，胆嚢・胆管炎，尿路結石症などによる痙攣，運動機能亢進	鎮痙・消化管運動抑制・胃液分泌抑制・膀胱内圧上昇抑制作用．
ピレンゼピン塩酸塩水和物	ガストロゼピン	胃・十二指腸潰瘍，急性・慢性胃炎の急性増悪期	胃液分泌を選択的に抑制．抗ガストリン作用，防御因子増強作用．
トリヘキシフェニジル塩酸塩	アーテン	特発性・その他のパーキンソニズム（脳炎後，動脈硬化性），向精神薬投与によるパーキンソニズム・ジスキネジア・アカシジア	振戦などの初期症状に有効．認知症症状をきたしやすいといわれており，高齢者での使用には注意が必要．

末梢性筋弛緩薬

一般名	商品名	特徴
ベクロニウム臭化物	ベクロニウム	競合性神経筋接合部遮断薬．
ロクロニウム臭化物	エスラックス	ベクロニウムの誘導体．作用発現が早い．
スキサメトニウム塩化物水和物	スキサメトニウム「マルイシ」，レラキシン	運動終板のアセチルコリン受容体と結合し，持続的脱分極の後に筋弛緩作用が発現．
ダントロレンナトリウム水和物	ダントリウム	筋小胞体からの Ca 遊離を抑え，骨格筋の興奮-収縮連関を抑制．

中枢性筋弛緩薬

一般名	商品名	特徴
バクロフェン	リオレサール，ギャバロン	GABA 誘導体．脊髄シナプス反射・γ運動ニューロン活性・固縮の抑制，脊髄での鎮痛作用．
チザニジン塩酸塩	テルネリン	中枢性 α₂ アドレナリン作動薬．脊髄シナプス反射・固縮・筋紡錘感度の抑制．脊髄での鎮痛作用．

局所麻酔薬

一般名	商品名	特徴
リドカイン塩酸塩	キシロカイン	中時間作用型で作用発現が早い．
ブピバカイン塩酸塩水和物	マーカイン	長時間作用型．
メピバカイン塩酸塩	カルボカイン	中時間作用型で作用発現が早い．
ロピバカイン塩酸塩水和物	アナペイン	局所麻酔薬初の S-エナンチオマー．アミド型でブピバカインに比べて脂質親和性が比較的低く，長時間作用．神経膜 Na チャネルへの選択性が高く，心筋 Na チャネルへの作用は弱い．
プロカイン塩酸塩	塩酸プロカイン，ロカイン	作用時間 50 分．

第3章 中枢神経作用薬

全身麻酔薬

一般名	商品名	特徴
セボフルラン	セボフレン	揮発性麻酔薬. 麻酔導入, 覚醒は極めて速い. 気道刺激性が弱く, 麻酔導入にも使用可能.
イソフルラン	フォーレン	揮発性麻酔薬. 麻酔導入, 覚醒は速い. 生体内代謝率が低い.
デスフルラン	スープレン	揮発性麻酔薬. 麻酔の覚醒は極めて速い. 生体内代謝率は極めて低い. 気道刺激性が強いため導入には向いていない.
プロポフォール	ディプリバン	静脈内麻酔薬. 麻酔後回復時間が速やかで, 持続投与時も蓄積は少ない.
チアミラールナトリウム	イソゾール, チトゾール	静脈内麻酔薬(バルビツール酸系). 超短時間作用型.
チオペンタールナトリウム	ラボナール	静脈内麻酔薬(バルビツール酸系). 超短時間作用型.
ケタミン塩酸塩	ケタラール	静脈内麻酔薬(フェンサイクリジン系). 麻酔・鎮痛作用(麻薬).
ミダゾラム	ドルミカム	静脈内麻酔薬(ベンゾジアゼピン系). 中時間作用型.

鎮静睡眠薬

一般名	商品名	特徴
ベンゾジアゼピン系薬		
トリアゾラム	ハルシオン	超短時間型.
ブロチゾラム	レンドルミン	短時間型.
リルマザホン塩酸塩水和物	リスミー	短時間型.
ロルメタゼパム	ロラメット	短時間型. CYP で代謝されないため, 肝疾患や高齢者でも使いやすく相互作用の心配が少ない.
エスタゾラム	ユーロジン	中間型.
ニトラゼパム	ベンザリン, ネルボン	中間型. 催眠作用のほか, 筋弛緩作用, 抗痙攣作用あり.
フルニトラゼパム	サイレース, ロヒプノール	中間型. 強力な睡眠作用.
クアゼパム	ドラール	長時間型. 主に ω_1 受容体に作用し, さほど筋弛緩作用を発現することなく催眠作用をもたらす.
フルラゼパム塩酸塩	ダルメート	長時間型.
非ベンゾジアゼピン系薬		
ゾルピデム酒石酸塩	マイスリー	超短時間型. ω_1 受容体に選択的に作用. 脱力や転倒などの副作用が少ないとされる. 翌朝への持ち越しが少ない.
ゾピクロン	アモバン	超短時間型. ω_1 受容体に選択的に作用. 筋弛緩作用は弱い.
エスゾピクロン	ルネスタ	超短時間型. ω_1 受容体に選択的に作用. 筋弛緩作用や依存性が少ない.
メラトニン受容体作動薬		
ラメルテオン	ロゼレム	効果は弱いが副作用は少ない. 高齢者に効果が期待される.
オレキシン受容体拮抗薬		
スボレキサント	ベルソムラ	オレキシンの受容体への結合を阻害. 中〜長時間作用する. 悪夢に注意.

向精神薬

一般名	商品名	特徴
ベンゾジアゼピン系抗不安薬		
エチゾラム	デパス	短時間型．抗不安作用に加え睡眠作用もある．筋弛緩効果あり．依存性に注意．
クロチアゼパム	リーゼ	短時間型．マイルドな作用．
アルプラゾラム	コンスタン，ソラナックス	中間型．抗不安・抗パニック効果は強い．筋弛緩作用が比較的弱い．半減期が短い．依存性に注意．
オキサゾラム	セレナール	長時間型．
クロルジアゼポキシド	コントール，バランス	長時間型．
ジアゼパム	セルシン，ホリゾン	長時間型．鎮静・筋弛緩・抗痙攣作用が強い．作用時間が長い．
セロトニン1A部分作動薬		
タンドスピロンクエン酸塩	セディール	セロトニン1A神経系に選択的に作用．筋弛緩・健忘・依存性は少ないが効果の発現が遅い．
三環系抗うつ薬		
イミプラミン塩酸塩	トフラニール	
クロミプラミン塩酸塩	アナフラニール	セロトニン再取り込み阻害作用が非常に強い．
アミトリプチリン塩酸塩	トリプタノール	鎮静が強く，不安・焦燥や希死念慮が強い際に用いられる．
ノルトリプチリン塩酸塩	ノリトレン	ノルアドレナリンに非常に作用するので意欲向上に効果的．
四環系抗うつ薬		
ミアンセリン塩酸塩	テトラミド	心血管系への影響が少ない．鎮静が強く睡眠薬としても使用できる．
マプロチリン塩酸塩	ルジオミール	
選択的セロトニン再取り込み阻害薬		
パロキセチン塩酸塩水和物	パキシル	抗不安作用ももつ．比較的強力．中断症候群に注意．
フルボキサミンマレイン酸塩	デプロメール，ルボックス	セロトニンにより選択的に働く．抗不安作用あり．
塩酸セルトラリン	ジェイゾロフト	薬物相互作用，中断症候群が少ない．
エスシタロプラムシュウ酸塩	レクサプロ	セロトニンにより選択的に働く．抗不安作用あり．QT延長があるため心疾患の患者には投与を控える．
セロトニン・ノルアドレナリン再取り込み阻害薬		
ミルナシプラン塩酸塩	トレドミン	CYPに関係しない．
デュロキセチン塩酸塩	サインバルタ	投与早期の胃腸症状や不眠に注意．肝障害患者への投与は控える．
気分安定薬（抗躁薬）		
炭酸リチウム	リーマス	抗うつ作用や双極性障害の再発予防，治療抵抗性うつ病に効果．

抗精神病薬

一般名	商品名	特徴
定型抗精神病薬		
クロルプロマジン塩酸塩	ウインタミン，コントミン	鎮静作用が強い．
レボメプロマジン	ヒルナミン，レボトミン	鎮静作用が強い．催眠効果もあり，少量で睡眠薬としても使用．
ペルフェナジン	ピーゼットシー，トリラホン	錐体外路症状は定型薬のなかでは少なく，賦活効果もあり．
プロペリシアジン	ニューレプチル	
ハロペリドール	セレネース	抗幻覚妄想作用は強いが，錐体外路症状が多い．抗 α_1 作用があり，静脈注射での QT 延長に注意．
ブロムペリドール	インプロメン	
スルピリド	ドグマチール	低用量で抗うつ作用，高用量で抗精神病作用．潰瘍治癒促進効果あり．プロラクチン値上昇に注意．
ネモナプリド	エミレース	
非定型抗精神病薬		
リスペリドン	リスパダール	抗幻覚・抗妄想作用は強い．錐体外路症状やプロラクチン値上昇をきたしやすい．
ペロスピロン塩酸塩水和物	ルーラン	5-HT_{1A} 受容体に働くため，抗不安効果もあり．錐体外路系の副作用は弱い．
ブロナンセリン	ロナセン	5-HT_{2A} 受容体にも働くが，ドパミン D_2 受容体により働く．錐体外路症状は出やすい．鎮静は弱い．
オランザピン	ジプレキサ	鎮静効果が強い．錐体外路症状を生じにくい．気分安定効果もあり．体重増加，血糖上昇もあり．
クエチアピンフマル酸塩	セロクエル	抗幻覚妄想効果は弱いが，鎮静は強い．錐体外路症状は生じにくい．抗うつ効果もあり．体重増加，血糖上昇もあり．
クロザピン	クロザリル	効果は強いが，体重増加，血糖上昇，無顆粒球症の危険あり．指定施設での入院治療を要する．
アリピプラゾール	エビリファイ	ドパミン D_2 受容体の部分アゴニスト．錐体外路症状やプロラクチン値上昇はほとんどみられない．鎮静は弱い．

抗認知症薬

一般名	商品名	特徴
ドネペジル塩酸塩	アリセプト	コリンエステラーゼ阻害薬．軽度から高度までの幅広い適応．
ガランタミン臭化水素酸塩	レミニール	コリンエステラーゼの阻害に加え，アセチルコリンのニコチン作用を増強する作用ももつ(APL 作用)．
リバスチグミン	イクセロン，リバスタッチ	コリンエステラーゼ阻害薬．唯一の貼付剤．
メマンチン塩酸塩	メマリー	NMDA 受容体拮抗作用．

抗てんかん薬

一般名	商品名	特徴
フェニトイン	アレビアチン，ヒダントール	血中濃度は飽和動態に従う（指数関数的に上昇）．
カルバマゼピン	テグレトール	部分発作の第一選択薬．
バルプロ酸ナトリウム	デパケン	全般発作の第一選択薬．
ラモトリギン	ラミクタール	幅広い抗てんかんスペクトラムがある．
ゾニサミド	エクセグラン	幅広い発作型（部分発作，全般発作）に有効．
エトスクシミド	エピレオプチマル，ザロンチン	欠神発作に有効．
クロナゼパム	リボトリール，ランドセン	ベンゾジアゼピン受容体に選択的に結合し，GABAニューロンの作用を増強．
ジアゼパム	ダイアップ	クロナゼパム参照．
フェノバルビタール	フェノバール	半減期が長い．
ガバペンチン	ガバペン	新世代薬．ほとんど代謝されず CYP を誘導しないため他剤と併用しやすい．
レベチラセタム	イーケプラ	新世代薬．特異な作用機序．薬物相互作用がほとんどない．

抗パーキンソン病薬

一般名	商品名	特徴
レボドパ	ドパストン，ドパゾール	ドパミン前駆物質．血液脳関門通過後，線条体でドパミンに転換．
レボドパ・カルビドパ（10：1）配合	ネオドパストン，メネシット	レボドパ脱炭酸酵素阻害薬の併用で，中枢以外での脱炭酸反応を抑制してレボドパの末梢性副作用を軽減，脳内への移行を高める．
ブロモクリプチンメシル酸塩	パーロデル	麦角系 D_2 アゴニスト．持続的に血中プロラクチン値低下．線条体のドパミン受容体に作用．
ペルゴリドメシル酸塩	ペルマックス	麦角アルカロイド誘導体．中枢神経系黒質線条体の D_1・D_2 両受容体を直接刺激．
カベルゴリン	カバサール	麦角アルカロイド誘導体．D_1 と D_2 受容体ともに刺激作用．長時間作用型
プラミペキソール塩酸塩水和物	ビ・シフロール，ミラペックス	D_2 受容体ファミリーに強い親和性．非麦角系 D_2 受容体を選択的に刺激．眠気が強い．
ロピニロール塩酸塩	レキップ	D_2 受容体系に選択的に作用する非麦角系薬．ジスキネジア発現遅延効果およびレボドパ製剤併用例で症状が悪くなる（off）時間の短縮効果．
タリペキソール塩酸塩	ドミン	アゼピン誘導体で初の非麦角系 D_2 受容体作動薬．D_2 受容体を選択的に刺激．眠気が強い．
ロチゴチン	ニュープロ	唯一の貼付薬．安定した血中濃度が期待できる．
セレギリン塩酸塩	エフピー	MAO-B 阻害薬．脳内ドパミンの代謝を抑制，ドパミンモジュレーターとして治療効果を延長．覚せい剤原料．
エンタカポン	コムタン	COMT 阻害薬．レボドパの代謝を阻害，その血中濃度を保ち，脳内移行を増加．

アマンタジン塩酸塩	シンメトレル	抗パーキンソン作用，抗 A 型インフルエンザウイルス作用（ただし大部分が耐性），ドパミン放出促進作用，ジスキネジア抑制作用あり．軽症患者の治療導入薬，レボドパ補助薬として使用．
ゾニサミド	トレリーフ	抗てんかん作用を示す量より少量で抗パーキンソン作用を現す．レボドパ作用を増強・延長．
トリヘキシフェニジル塩酸塩	アーテン	抗コリン薬．振戦などの初期症状に有効，認知症症状をきたしやすいといわれており，高齢者での使用は注意が必要．
ドロキシドパ	ドプス	レボドパ，セロトニンなどと同様に中枢および末梢で薬理作用をもつノルアドレナリンの前駆物質．
イストラデフィリン	ノウリアスト	アデノシン A_{2A} 受容体拮抗薬．

オピオイド鎮痛薬

一般名	商品名	特徴
麻薬性鎮痛薬		
モルヒネ塩酸塩水和物	モルヒネ塩酸塩，アンペック	内服や注射だと速放性でレスキューとして使用可能．坐剤だと投与後 8 時間まで安定した有効血漿中濃度を保つ．
コデインリン酸塩水和物	コデインリン酸塩	強い咳を確実に止めたいときに短期的に使用．痰の少ない咳に効果的．
オキシコドン塩酸塩水和物	オキノーム，オキファスト	オキシコドンの速放性製剤．レスキューとして使用可能．
フェンタニルクエン酸塩	フェンタニル	レスキューとして使用可能．
メサドン塩酸塩	メサペイン	合成 μ アゴニスト．作用はモルヒネに類似．消化管吸収率が高く半減期は長く個人差が大きい．
タペンタドール塩酸塩徐放剤	タペンタ	1 日 2 回投与の持続性麻薬．μ アゴニスト作用とノルアドレナリン再取り込み阻害作用を併せもつ．
非麻薬性鎮痛薬		
塩酸ペンタゾシン	ソセゴン	K 受容体（一部 μ 受容体）を介した鎮痛作用．
トラマドール塩酸塩	トラマール	セロトニン・ノルアドレナリン再取り込み阻害作用があり，代謝産物が μ オピオイド受容体に作用．
ブプレノルフィン塩酸塩	レペタン	μ オピオイド受容体親和性が高く，強力かつ長時間の鎮痛効果．
麻薬拮抗薬		
ナロキソン塩酸塩	ナロキソン塩酸塩「第一三共」	強い μ アンタゴニスト作用と弱い κ アンタゴニスト作用，効果は 1〜2 分で発現．投与量にもよるが持続は短い．

第4章　心・血管系作用薬

狭心症治療薬

一般名	商品名	特徴
硝酸化合物		
亜硝酸アミル	亜硝酸アミル	吸入剤．ニトログリセリンより速効的．主として後負荷軽減の試験薬として使用．
ニトログリセリン	ニトロペン	ニトログリセリンの揮発性を抑えた安定な製剤．
	バソレーター	スプレー噴霧の定量性・易吸収部位への到達性，唾液の少ない高齢者に使用しやすい．
	ニトロダーム TTS	経皮吸収製剤で放出制御膜により一定の放出量．
硝酸イソソルビド	ニトロール	
硝酸イソソルビド徐放剤	フランドル	血中濃度のばらつきが少ない持続性製剤．
カルシウム拮抗薬		
ニフェジピン	アダラート	短時間作用型．降圧・抗狭心症作用が強いが副作用あり．降圧薬としては適さない．
ジルチアゼム塩酸塩	ヘルベッサー	降圧効果は弱いが，徐脈作用は強い．
ベラパミル塩酸塩	ワソラン	心房粗動・細動のレートコントロール，発作性上室頻拍，左室起源特発性心室頻拍の停止などに用いる．

抗不整脈薬

一般名	商品名	特徴
キニジン硫酸塩水和物	硫酸キニジン	キナアルカロイド．Na チャネルへの結合・解離速度は中等度．
プロカインアミド塩酸塩	アミサリン	静脈注射での使用が主．1A 200 mg と少なめ．陰性変力作用は少ない．
ジソピラミド	リスモダン	Na チャネルへの結合・解離が遅い．夜間発症の心房細動に有利．抗コリン作用強め．
リドカイン塩酸塩	キシロカイン	心抑制作用は少ない．急性心筋梗塞には現在推奨されていない．心房筋への効果は弱い．
メキシレチン塩酸塩	メキシチール	リドカイン塩酸塩参照．
アプリンジン塩酸塩	アスペノン	心房性不整脈にも有効．陰性変力作用が少ない．ベプリジルとの併用で効果増強．
プロパフェノン塩酸塩	プロノン	Na 活性化チャネル遮断．結合・解離速度は中等度．主として上室性不整脈に使用．β遮断作用あり．
フレカイニド酢酸塩	タンボコール	強い Na チャネル遮断作用の他に，弱い K チャネル遮断作用を有する．器質的心疾患には使いにくい．
ピルシカイニド塩酸塩水和物	サンリズム	日本で開発された．使用頻度が高い．心外性副作用が比較的少ない．
アミオダロン塩酸塩	アンカロン	K チャネル遮断薬．多面的作用による卓越した効果．心機能低下にも使用可能．経口では薬効発現に数週間かかる．特有の副作用あり．緊急時の対応を考慮して注射剤は毒薬から劇薬に指定変更．

降圧薬

一般名	商品名	特徴
ACE 阻害薬		
カプトプリル	カプトリル	短時間作用型，主に負荷試験や即効性を目的とする．
エナラプリルマレイン酸塩	レニベース	プロドラッグ．持続性．臨床試験で多用．心不全の適応にも．腎排泄．
リシノプリル水和物	ロンゲス，ゼストリル	24時間安定した降圧効果．心不全の適応あり．
イミダプリル塩酸塩	タナトリル	プロドラッグ．持続性 ACE 阻害薬特有の空咳の発現頻度が低い．糖尿病性腎症の適応あり．
レニン阻害薬		
アリスキレンフマル酸塩	ラジレス	血漿レニン活性を抑制．長時間作用．生物学的利用率が低い．降圧効果は概ねレニン依存性．食前服用で血中濃度上昇．
AT₁ 受容体拮抗薬（ARB）		
ロサルタンカリウム	ニューロタン	初の ARB．降圧効果はやや弱い．尿酸排泄作用．2型糖尿病性腎症に適応あり．
カンデサルタンシレキセチル	ブロプレス	プロドラッグ．適当な降圧効果と持続性．心不全に適応あり．
テルミサルタン	ミカルディス	胆汁排泄型．長時間作用型．PPARγ 活性化作用．
アルドステロン受容体拮抗薬		
スピロノラクトン	アルダクトン A	
エプレレノン	セララ	スピロノラクトンと異なり，女性化乳房などの性ホルモン関連の副作用は少ない．
カルシウム拮抗薬		
アムロジピンベシル酸塩	ノルバスク，アムロジン	もっとも長時間作用型．血管選択性あり．副作用は少ない．心不全合併例にも使用可．
エホニジピン塩酸塩エタノール付加物	ランデル	L および T 型 Ca チャネルを抑制．頻脈を起こしにくい．蛋白尿改善作用．
シルニジピン	アテレック	L および N 型 Ca チャネルを抑制．頻脈を起こしにくい．抗蛋白尿作用．
ジルチアゼム塩酸塩	ヘルベッサー	降圧作用は弱いが，徐脈作用は強い．
交感神経抑制薬		
プラゾシン塩酸塩	ミニプレス	α₁ 選択性．短時間作用型．降圧薬としては特殊な場合に使用する．
ブナゾシン塩酸塩	デタントール	α₁ 選択性．
クロニジン塩酸塩	カタプレス	α₂ 作動薬．持続性．神経・精神性の副作用あり．
メチルドパ水和物	アルドメット	α₂ 作動薬．妊婦高血圧に対して使用．尿の変色．
レセルピン	アポプロン	末梢作用以外に中枢性降圧作用，鎮静作用．
β 遮断薬		
アテノロール	テノーミン	作用が強く 25～50 mg を投与．腎排泄．
メトプロロール酒石酸塩	ロプレソール，セロケン	肝代謝．心不全の予後を改善するという臨床試験あり．

| カルベジロール | アーチスト | α_1 遮断：β_1 遮断＝1：8，血管拡張作用．抗酸化作用，糖脂質代謝を悪化させない．心不全に適応あり． |
| ラベタロール塩酸塩 | トランデート | α_1 遮断：β_1 遮断＝1：3，早朝覚醒時の急激な血圧上昇を抑制．妊娠高血圧に使用可． |

血管拡張薬

| ヒドララジン塩酸塩 | アプレゾリン | 副作用多く，妊娠高血圧，高血圧緊急症以外には使用しにくい． |

脂質異常症治療薬

一般名	商品名	特徴
HMG-CoA 還元酵素阻害薬		
プラバスタチンナトリウム	メバロチン	日本初のスタチン．水溶性のため肝細胞選択性が高い．相互作用も少ない．
シンバスタチン	リポバス	プロドラッグ．脂溶性．
フルバスタチンナトリウム	ローコール	化学合成のスタチン．脂溶性．抗酸化作用が強い．
アトルバスタチンカルシウム水和物	リピトール	血中半減期が長く，強力なコレステロール低下作用．脂溶性．
ピタバスタチンカルシウム水和物	リバロ	強い LDL-C 低下作用．HDL-C 上昇効果．脂溶性．
ロスバスタチンカルシウム	クレストール	強い LDL-C 低下作用．HDL-C 上昇効果．親水性．
陰イオン交換樹脂製剤		
コレスチラミン	クエストラン	胆汁酸の糞中排泄量を増大．
PCSK9 阻害薬		
エボロクマブ	レパーサ	LDL 受容体分解にかかわる PCSK9 蛋白に対する単クローン抗体．Lp（a）も 30～40%低下．
アリロクマブ	プラルエント	エボロクマブ参照．
MTP 阻害薬		
ロミタピドメシル酸塩	ジャクスタピッド	ホモ接合体家族性高コレステロール血症に効果が期待できる唯一の薬剤．専門医のフォローが望ましい．
小腸コレステロールトランスポーター阻害薬		
エゼチミブ	ゼチーア	小腸でのコレステロール吸収を選択的に阻害．
抗酸化剤		
プロブコール	シンレスタール，ロレルコ	コレステロールの胆汁中への異化排泄促進作用．強力な抗酸化作用．
フィブラート系薬		
ベザフィブラート	ベザトール SR	IIb，III，IV，V型高脂血症によく反応．HDL 増加．腎排泄型．
フェノフィブラート	リピディル	核内受容体 PPARα を活性化し，血中 TG 低下，HDL-C 増加．腎排泄型．
ニコモール	コレキサミン	
オメガ-3 脂肪酸		
オメガ-3 脂肪酸エチル	ロトリガ	2 g 中，EPA 930 mg，DHA 750 mg を含有．

第5章　血液・造血器系作用薬

貧血治療薬

一般名	商品名	特徴
鉄剤		
乾燥硫酸鉄	フェロ・グラデュメット	徐放性により胃腸障害軽減.
フマル酸第一鉄	フェルム	徐放カプセル，胃腸障害が少ない.
含糖酸化鉄	フェジン	赤血球内 Hb（鉄として）利用.
ビタミン B$_{12}$ と葉酸		
メコバラミン	メチコバール	血液・髄液中存在型補酵素型ビタミン B$_{12}$・他の B$_{12}$ 製剤に比して神経組織移行性が高い.
葉酸	フォリアミン	赤血球の正常な形成に関与.
エリスロポエチン		
エポエチンアルファ	エスポー	遺伝子組換えの造血因子製剤（赤血球増殖）.
エポエチンベータ	エポジン	遺伝子組換えの造血因子製剤（赤血球増殖）.
ダルベポエチンアルファ	ネスプ	持続型赤血球造血刺激因子製剤.
コロニー刺激因子		
フィルグラスチム	グラン	G–CSF. 大腸菌を用いた遺伝子組換え型. 癌化学療法時，骨髄移植時等の好中球減少時，末梢血中への造血幹細胞の動員に有効.
レノグラスチム	ノイトロジン	G–CSF. チャイニーズハムスターを用いた遺伝子組換え型，好中球減少症治療薬. 好中球増加を惹起するとともに機能亢進作用をもつ.
ナルトグラスチム	ノイアップ	ヒト型 G–CSF N 末端のアミノ酸配列を一部改変.
ミリモスチム	ロイコプロール	M–CSF. ヒト尿由来. 単球・マクロファージを介して顆粒球増加.

抗血栓薬

一般名	商品名	特徴
抗凝固薬		
ワルファリンカリウム	ワーファリン	ビタミン K 作用に拮抗し，肝臓におけるビタミン K 依存性血液凝固因子の生合成を抑制.
リバーロキサバン	イグザレルト	経口直接 Xa 阻害薬.
アピキサバン	エリキュース	経口直接 Xa 阻害薬. 腎排泄率が 27％と少ない.
エドキサバントシル酸塩水和物	リクシアナ	経口直接 Xa 阻害薬.
ダビガトランエテキシラートメタンスルホン酸塩	プラザキサ	体内でエステラーゼによって活性代謝物に変換されるプロドラッグ.
ヘパリンナトリウム	ヘパリンナトリウム	アンチトロンビン III と複合体を形成し，凝固因子の働きを阻害する.
アルガトロバン水和物	ノバスタン HI, スロンノン HI	抗トロンビン薬. フィブリン生成阻害，血小板凝集抑制，血管収縮抑制作用.

抗血小板薬		
クロピドグレル硫酸塩	プラビックス	同じチエノピリジン骨格を有するチクロピジン塩酸塩と同等の血管性イベント抑制効果と安全性において優越性あり.
プラスグレル塩酸塩	エフィエント	効果発現が速く, 安定した血小板凝集抑制作用を有し, 安全性が良好.
アスピリン・ダイアルミネート配合	バファリン	COX-1 阻害により TXA$_2$ の合成を阻害, 血小板凝集抑制作用.
シロスタゾール	プレタール	抗血小板作用とともに血流量増加作用, 内皮機能改善・保護作用, 血管平滑筋細胞増殖抑制作用を併せもつ.
ベラプロストナトリウム	ドルナー, プロサイリン	PGI$_2$ 誘導体, 抗血小板作用(血小板凝集能・粘着能抑制)が強い.
血栓溶解薬		
ウロキナーゼ	ウロナーゼ	尿由来. プラスミノーゲンに作用してプラスミンに転化し血栓を溶解.
アルテプラーゼ	アクチバシン, グルトパ	遺伝子組換え. 静脈投与により冠動脈血栓を早期に溶解. 凝固線溶系には影響少ない.

第6章　水・電解質・腎臓作用薬

利尿薬

一般名	商品名	特徴
ループ利尿薬		
フロセミド	ラシックス，オイテンシン	利尿作用は強いが降圧効果は弱く，持続も短い．腎機能を悪化させない．
ブメタニド	ルネトロン	フロセミドに比べて腸管吸収の個人差が少ない．
トラセミド	ルプラック	利尿作用が強く，低K血症を発現しにくい．遠位尿細管にも作用．
サイアザイド系利尿薬		
ヒドロクロロチアジド	ヒドロクロロチアジド	
トリクロルメチアジド	フルイトラン	わが国で多用されている．
カリウム保持性利尿薬		
アルドステロン受容体拮抗薬		
スピロノラクトン	アルダクトンA	抗アルドステロン作用．
エプレレノン	セララ	スピロノラクトンと異なり，女性化乳房などの性ホルモン関連の副作用は少ない．
カンレノ酸カリウム	ソルダクトン	抗アルドステロン作用．
上皮性 Na⁺チャネル抑制薬		
トリアムテレン	トリテレン	K保持性＞降圧作用．サイアザイド利尿薬，類似薬との併用が望ましく，ホルモン作用はない．
炭酸脱水酵素阻害薬		
アセタゾラミド	ダイアモックス	温和な Na 利尿と尿中 HCO_3^- の排泄増加．一般的な利尿薬としてはあまり使用されない．
浸透圧利尿薬		
マンニトール	マンニットール	中止後のリバウンド現象あり．緊急時以外あまり用いられない．
ADH（バソプレシン）拮抗薬		
トルバプタン	サムスカ	選択的 V_2 受容体拮抗作用．既存利尿薬で効果不十分・低Na血症合併の心不全・肝硬変に有効．
モザバプタン塩酸塩	フィズリン	V_2 の受容体拮抗薬でバソプレシンの異所性過剰分泌による水再吸収を抑制．
ヒト心房性ナトリウム利尿ペプチド		
カルペリチド	ハンプ	利尿と血管拡張作用を有し，難治性心不全に有効．投与初期の血圧低下，心拍数増加なし．心筋保護作用も期待．

第7章　抗感染症薬

抗ウイルス薬

一般名	商品名	特徴
アシクロビル	ゾビラックス	単純ヘルペスウイルス，水痘ウイルスに効果あり．
バラシクロビル塩酸塩	バルトレックス	アシクロビルのプロドラッグ．生物学的利用率が高い．
ビダラビン	アラセナ-A	ウイルスの DNA 依存 DNA ポリメラーゼを阻害．アシクロビル耐性のウイルスにも有効．
ガンシクロビル	デノシン	サイトメガロウイルスに効果あり．
アマンタジン塩酸塩	シンメトレル	抗A型インフルエンザウイルス作用（大部分が耐性だが）．
オセルタミビルリン酸塩	タミフル	インフルエンザウイルスのノイラミニダーゼを選択的に阻害．
ザナミビル水和物	リレンザ	吸入投与により気道粘膜表面に作用する．インフルエンザウイルスのノイラミニダーゼを選択的に阻害．オセルタミビル耐性ウイルスに交差耐性なし．
ジドブジン	レトロビル	抗 HIV 薬．
ジダノシン	ヴァイデックス EC	新しい NRTI の台頭により治療薬として選択される機会は少ない．
リトナビル	ノービア	抗 HIV 薬．
ネルフィナビルメシル酸塩	ビラセプト	抗 HIV 薬．新しいプロテアーゼ阻害薬の台頭により使用される機会は少ない．
ホスアンプレナビルカルシウム水和物	レクシヴァ	HIV プロテアーゼ阻害薬．
アタザナビル硫酸塩	レイアタッツ	HIV プロテアーゼ阻害薬．

抗 HIV 薬は種類が多く，多剤併用が行われる．

抗真菌薬

一般名	商品名	特徴
フルコナゾール	ジフルカン	組織移行性良好．
ホスフルコナゾール	プロジフ	フルコナゾールのプロドラッグ．投与液量の少量化が可能．投与開始早期から高い血中濃度．
イトラコナゾール	イトリゾール	内服での吸収性がやや低い．抗アスペルギルス活性良好．
ボリコナゾール	ブイフェンド	視覚異常，東洋人では代謝不良，高血中濃度が高率に認められる．
ミコナゾール	フロリード	注射は深在性，ゲル経口用・腟坐剤・外用は表在性．
ミカファンギンナトリウム	ファンガード	アスペルギルス属，カンジダ属にのみ有効で安全性が高い．
カスポファンギン酢酸塩	カンサイダス	アスペルギルス属，カンジダ属にのみ有効で安全性が高い．

第8章　抗悪性腫瘍薬

一般名	商品名	特徴
アルキル化薬		
シクロホスファミド水和物	エンドキサン	生体内で活性化後，腫瘍細胞の DNA 合成阻害．広範な癌腫で標準薬として使用．
代謝拮抗薬		
メトトレキサート	メソトレキセート	核酸合成に必要な活性葉酸の産生阻止．悪性リンパ腫・肉腫などの広範囲の腫瘍に有効．
メルカプトプリン水和物	ロイケリン	核酸合成阻害．
フルオロウラシル	5-FU	フッ化ピリミジン系．チミジン合成酵素抑制による DNA 合成阻害．各種悪性腫瘍に使用．
テガフール	フトラフール	5-FU のプロドラッグ．
シタラビン	キロサイド	腫瘍細胞の DNA 合成阻害．白血病・悪性リンパ腫などに有効．急性骨髄性白血病の標準治療薬．
ヒドロキシカルバミド	ハイドレア	DNA 合成阻害．
L-アスパラギナーゼ	ロイナーゼ	血中の L-アスパラギンを分解し，アスパラギン要求性腫瘍細胞を栄養欠乏状態とする．特にリンパ性腫瘍に有効．
抗腫瘍性抗生物質		
ブレオマイシン	ブレオ	DNA 合成阻害および DNA 鎖切断作用．広範囲の腫瘍に有効．胚細胞腫瘍やホジキンリンパ腫の標準治療薬．
マイトマイシン C	マイトマイシン	DNA架橋形成によるDNA複製阻害広範囲の固形癌に有効．
微小管阻害薬		
ビンクリスチン硫酸塩	オンコビン	微小管重合阻害による細胞分裂停止．リンパ系腫瘍の標準治療薬．末梢神経障害が多い．
ビンブラスチン硫酸塩	エクザール	
パクリタキセル	タキソール	微小管蛋白重合促進作用．多くの固形癌での標準治療薬．
トポイソメラーゼ I 阻害薬		
イリノテカン塩酸塩水和物	トポテシン	活性代謝物 SN-38 がトポイソメラーゼ I を阻害．多くの腫瘍に有効．肺癌，大腸癌の標準治療薬．
ドキソルビシン塩酸塩	アドリアシン	トポイソメラーゼ II 阻害．多くの腫瘍で標準治療薬．
ホルモン療法薬		
タモキシフェンクエン酸塩	ノルバデックス	乳腺では増殖抑制，子宮内膜や骨では増殖促進に働く選択的エストロゲン受容体モジュレーター（SERM）．ホルモン受容体陽性乳癌の標準治療薬．
フルタミド	オダイン	アンドロゲン受容体に結合しアンドロゲンの作用を阻害非ステロイド性．
リュープロレリン酢酸塩	リュープリン	GnRHアゴニスト．ゴナドトロピン分泌を抑制し，卵巣からの女性ホルモン分泌や精巣からの男性ホルモン分泌を抑制．

分子標的薬		
イマチニブメシル酸塩	グリベック	BCR/ABL, PDGFR, *c-kit* などのチロシンキナーゼ阻害作用を有するシグナル伝達阻害薬.
トラスツズマブ	ハーセプチン	最初に開発された抗 HER2 モノクローナル抗体.
リツキシマブ	リツキサン	抗 CD20 マウス-ヒトキメラ型モノクローナル抗体. CD20 陽性 B リンパ球に結合し抗腫瘍効果.
ゲフィチニブ	イレッサ	第一世代 EGFR チロシンキナーゼ阻害薬. EGFR 遺伝子変異陽性非小細胞肺癌に有効.
ソラフェニブトシル酸塩	ネクサバール	VEGFR, PDGFR, Raf などを抑制するマルチキナーゼ阻害薬.
ニボルマブ	オプジーボ	完全ヒト型抗 PD-1 抗体.
ペムブロリズマブ	キイトルーダ	完全ヒト型抗 PD-1 抗体.
アベルマブ	バベンチオ	完全ヒト型抗 PD-L1 抗体.
アテゾリズマブ	テセントリク	完全ヒト型抗 PD-L1 抗体.
イピリムマブ	ヤーボイ	CTLA-4に対するヒト型モノクローナル抗体. 世界初の免疫チェックポイント阻害薬.

第9章　抗炎症薬，免疫関連薬

NSAIDs

一般名	商品名	特徴
アスピリン	アスピリン	1899 年にドイツで世界に向けて市販された歴史的 NSAIDs.
アスピリン・ダイアルミネート配合	バファリン	胃障害が少ない製剤とされている.
メフェナム酸	ポンタール	
ジクロフェナクナトリウム	ボルタレン	作用は強いが副作用も多い.
ナブメトン	レリフェン	持続性のプロドラッグ.
エトドラク	ハイペン	COX-2 選択性が比較的強い．ブラジキニン抑制作用もある.
インドメタシン	インダシン，インテバン	強力だが COX-1 阻害が強く胃腸障害が多い.
アセメタシン	ランツジール	インドメタシンのプロドラッグ.
プログルメタシンマレイン酸塩	ミリダシン	インドメタシンのプロドラッグ.
スリンダク	クリノリル	腎 PG の抑制は弱く，腎障害が比較的少ないとされている.
イブプロフェン	ブルフェン	OTC としても広く使われる標準薬．膠原病で無菌性髄膜炎の報告あり.
ケトプロフェン	カピステン	
ナプロキセン	ナイキサン	腫瘍熱に有効とされている.
ロキソプロフェンナトリウム水和物	ロキソニン	プロドラッグ．鎮痛作用は評価が高い.
オキサプロジン	アルボ	半減期が長い．高齢者では副作用の発現に注意.
ザルトプロフェン	ペオン，ソレトン	
ピロキシカム	フェルデン，バキソ	半減期が長い．高齢者では副作用の発現に注意.
メロキシカム	モービック	COX-2 選択性が比較的強く，胃粘膜障害が少ないとされている.
セレコキシブ	セレコックス	選択的 COX-2 阻害のため消化管障害は少ない.
チアラミド塩酸塩	ソランタール	一般に作用は弱い．アスピリン喘息には比較的安全.

解熱鎮痛薬

一般名	商品名	特徴
スルピリン水和物	スルピリン	作用機序の解明が不十分．ときに重篤な副作用を生じる.
アセトアミノフェン	アセトアミノフェン「JG」	適応症が広がり，用量上限も 4,000 mg/日となった．2013 年に静脈注射製剤が承認された．2014 年に米国 FAD から改めて過量投与に警告.

抗アレルギー薬

一般名	商品名	特徴
ヒスタミン H$_1$ 受容体拮抗薬（第一世代）		
ジフェンヒドラミン	レスタミンコーワ	鎮静作用強い．止痒作用強い．
d-クロルフェニラミンマレイン酸塩	ポララミン	dl-クロルフェニラミンマレイン酸塩の約 2 倍の抗ヒスタミン作用．
プロメタジン塩酸塩	ピレチア，ヒベルナ	鎮静作用強い．抗ヒスタミン作用，抗パーキンソン作用，制吐作用．アレルギー性疾患にはあまり使用されない．
ヒスタミン H$_1$ 受容体拮抗薬（第二世代）		
メキタジン	ゼスラン	
エピナスチン塩酸塩	アレジオン	選択的 H$_1$ 受容体拮抗作用．LTC$_4$・PAF 拮抗作用．
エバスチン	エバステル	体内で活性代謝物に変化．強力な H$_1$ 受容体拮抗作用．
ケトチフェンフマル酸塩	ザジテン	ケミカルメディエーター遊離抑制，好酸球活性化抑制．抗ヒスタミン・抗 PAF 作用．
アゼラスチン塩酸塩	アゼプチン	LT の産生と遊離およびヒスタミンの遊離抑制．
ロラタジン	クラリチン	LTC$_4$ 遊離抑制作用，好酸球浸潤抑制作用．
フェキソフェナジン塩酸塩	アレグラ	選択的 H$_1$ 受容体拮抗作用，炎症性サイトカイン産生抑制作用．催眠作用少ない．
メディエーター遊離抑制薬		
クロモグリク酸ナトリウム	インタール	マスト細胞の安定化．
トラニラスト	リザベン	ケロイド・肥厚性瘢痕由来線維芽細胞のコラーゲン合成抑制作用．
イブジラスト	ケタス	ピラゾロピリジン誘導体．脳血流増加に伴う脳循環改善作用．
ペミロラストカリウム	アレギサール，ペミラストン	I 型アレルギー反応を抑制．
トロンボキサン A$_2$ 合成阻害薬		
オザグレル塩酸塩水和物	ドメナン	TX 合成酵素に対し強い阻害作用．
トロンボキサン A$_2$ 受容体拮抗薬		
セラトロダスト	ブロニカ	即時型および遅発型喘息反応および気道過敏症の亢進を抑制．
ラマトロバン	バイナス	TXA$_2$ による血管透過性亢進作用および炎症性細胞浸潤を抑制．
ロイコトリエン受容体拮抗薬		
プランルカスト水和物	オノン	選択的ロイコトリエン受容体拮抗薬．
モンテルカストナトリウム	シングレア，キプレス	システイニルロイコトリエンタイプ 1 受容体に選択的に結合し，その作用を抑制．
Th2 サイトカイン阻害薬		
スプラタストトシル酸塩	アイピーディ	IL-4, IL-5 産生抑制作用．

抗リウマチ薬

一般名	商品名	特徴
疾患修飾性抗リウマチ薬（DMARDs）		
金チオリンゴ酸ナトリウム	シオゾール	水溶性金製剤．歴史的な抗リウマチ薬だが，ときに寛解例あり．
ペニシラミン	メタルカプターゼ	300 mg/日以下で使用．副作用が重篤なため，他の抗リウマチ薬が無効などの場合に使用．ガイドライン不採用．
ロベンザリットニナトリウム	カルフェニール	有効性は低く，安全性の観点からもガイドライン不採用．
メトトレキサート	リウマトレックス	抗リウマチ薬のアンカードラッグ．5〜6 日/週の休薬が必須．ガイドラインで強い推奨．
レフルノミド	アラバ	プロドラッグ．半減期が長く，妊娠希望は 2 年休薬．強力だが間質性肺炎合併では重篤の恐れあり．
タクロリムス水和物	プログラフ	日本発の薬物．T 細胞に特異的に作用し，IL-2 などのサイトカイン産生を抑制．
生物学的製剤		
エタネルセプト	エンブレル	TNFα 受容体と IgG の Fc の融合蛋白．MTX 併用は有用だが必須ではない．バイオシミラー承認．
インフリキシマブ	レミケード	キメラ抗体の TNFα 阻害製剤．マウス蛋白を 25％含む．MTX との併用必須．有効性高い．バイオシミラー製剤承認．
アダリムマブ	ヒュミラ	ヒト型抗体の TNFα 阻害製剤．MTX 併用は必須ではないが，非併用で中和抗体陽性率高い．
トシリズマブ	アクテムラ	日本発の抗 IL-6 受容体ヒト化抗体．IL-6 の生物学的作用を阻害．静注・皮下注製剤あり．

|| 第10章　内分泌・代謝作用薬，ビタミン ||

下垂体後葉ホルモン

一般名	商品名	特徴
オキシトシン	アトニン-O	子宮筋に作用し，子宮収縮の誘発・促進．
バソプレシン	ピトレシン	バソプレシン V_1 受容体に作用して血管収縮作用，平滑筋収縮作用． V_2 受容体に作用して抗利尿作用．
デスモプレシン酢酸塩水和物	デスモプレシン	バソプレシン V_2 受容体に作用して抗利尿作用．

甲状腺ホルモン製剤

一般名	商品名	特徴
レボチロキシンナトリウム (T_4) 水和物	チラーヂン S	合成 T_4 製剤．活性型の T_3 に変換後作用．半減期が長く維持療法に使用．
リオチロニンナトリウム (T_3)	チロナミン	合成 T_3 製剤．活性型の T_3 で，即効性はあるが持続は短い．

抗甲状腺薬

一般名	商品名	特徴
プロピルチオウラシル (PTU)	チウラジール，プロパジール	甲状腺ホルモンの合成を抑制．チアマゾールの使用が推奨されないときに使用．
チアマゾール (MMI)	メルカゾール	甲状腺ホルモンの合成を抑制．バセドウ病治療の基本薬．漸減して用いる．

糖質コルチコイド

一般名	商品名	特徴
ヒドロコルチゾン	コートリル	効果は弱いが，副腎から分泌される主な内因性ステロイドで，副腎不全の治療などに使用．
プレドニゾロン	プレドニン，プレドニゾロン	ヒドロコルチゾンの4倍の抗炎症，抗リウマチ作用．電解質代謝の副作用が少ない．
メチルプレドニゾロン	メドロール	ヒドロコルチゾンの5倍の抗炎症作用．電解質作用が少ない．
トリアムシノロン	レダコート	ヒドロコルチゾンの5倍の抗炎症作用．Na の蓄積が少ない．
デキサメタゾン	デカドロン	ヒドロコルチゾンの25倍強力．半減期が長く，受容体親和性が強い．Na 貯蓄性は少ないが，胎盤通過性はプレドニゾロンよりも高い．
ベタメタゾン	リンデロン	デキサメタゾン参照．

男性ホルモン製剤

一般名	商品名	特徴
テストステロンエナント酸エステル	エナルモンデポー，テスチノンデポー	投与7日目頃に血中濃度がピーク．
メテノロン	プリモボラン，プリモボラン・デポー	

女性ホルモン製剤

一般名	商品名	特徴
エストラジオール	エストラーナ	中性脂肪, 高感度 CRP, IL-6 への影響が少なく, 凝固線溶系に利点. 肝臓での初回通過効果を受けないので低用量で治療可能.
エストリオール	ホーリン, エストリール	エストラジオール系製剤に比べ効果は弱いが子宮内膜への作用が極めて低い.
プロゲステロン	ルテウム	増殖相の子宮内膜を分泌相に変化. 基礎体温上昇作用.
クロルマジノン酢酸エステル	ルトラール	強力な黄体ホルモン作用. 卵胞ホルモン作用はない.
クロルマジノン酢酸エステル	プロスタール	抗アンドロゲン作用により前立腺の肥大抑制・萎縮作用. アンドロゲン依存性腫瘍の増殖抑制作用.

排卵誘発薬

一般名	商品名	特徴
シクロフェニル	セキソビット	Gn-RH とゴナドトロピン(特に LH)の分泌を促進し卵巣刺激, 排卵誘発.
クロミフェンクエン酸塩	クロミッド	内因性エストロゲンと競合的に受容体に結合. Gn-RH 分泌を促進し卵巣刺激, 排卵誘発.

糖尿病治療薬

一般名	商品名	特徴
インスリン製剤		
インスリンアスパルト	ノボラピッド	超速効型. インスリン β 鎖 28 番目のプロリンをアスパラギン酸に置換することで皮下投与後効果発現までの時間を短くした.
インスリンリスプロ	ヒューマログ	超速効型. β 鎖 28 番目のプロリンと 29 番目のリジンを交互に入れかえることで, 皮下投与後効果発現までの時間を短くした.
インスリングルリジン	アピドラ	超速効型. β 鎖 29 番目のリジンをグルタミン酸に置換することで, 皮下投与後効果発現までの時間を短くした.
ヒトインスリン	ヒューマリン R, ノボリン R	速効型. インスリンの追加分泌を補充する基本製剤. ただし皮下投与後効果発現まで 30 分かかるので, その分食前に注射する必要がある.
ヒトイソフェンインスリン水性懸濁	ヒューマリン N, ノボリン N	中間型. 白色の懸濁液のため使用前に十分攪拌する必要がある.
インスリングラルギン	ランタス	持効型の溶解インスリンアナログ. 24 時間にわたりほぼ一定の濃度. 基礎インスリンの補充を目的とした製剤. 無色透明で使用時に混和の必要はない.
インスリンデテミル	レベミル	持効型の溶解インスリンアナログ. 基礎インスリンを補充するため 1 日 1〜2 回投与する.

経口血糖降下薬

一般名	商品名	特徴
スルホニル尿素薬（SU 薬）		
グリベンクラミド	オイグルコン，ダオニール	第二世代．最も強力で長時間作用するが，重症低血糖を起こすリスクもあり，日本では使用頻度が減少．
グリメピリド	アマリール	第三世代．
速効型インスリン分泌促進薬		
ミチグリニドカルシウム水和物	グルファスト	空腹時血糖への影響が少なく，インスリンの分泌ピークを早期にシフトさせ，食後高血糖を改善．
レパグリニド	シュアポスト	ミチグリニドよりインスリン分泌を促進する時間が長く，血糖降下作用が大きい．1 日 2 回投与の効果を検証した報告もある．
ビグアナイド系薬		
メトホルミン塩酸塩	メトグルコ，グリコラン	主に肝臓における糖新生を抑制し，筋・脂肪組織でのインスリン感受性改善作用も有する．高齢者には，肝臓・腎臓機能を確認して慎重投与．
DPP-4 阻害薬		
シタグリプチンリン酸塩水和物	ジャヌビア，グラクティブ	血糖依存性にインスリン分泌を増幅．SU 薬，インスリン製剤，速効型インスリン分泌促進薬併用時はそれらの減量を検討．
ビルダグリプチン	エクア	1 日 2 回投与の DPP-4 阻害薬．
リナグリプチン	トラゼンタ	ほとんどが未変化のまま糞中に排泄される．
α-グルコシダーゼ阻害薬		
アカルボース	グルコバイ	アミラーゼと二糖類分解酵素の双方を阻害．
インスリン抵抗性改善薬		
ピオグリタゾン塩酸塩	アクトス	脂肪細胞の PPARγ を介してインスリン抵抗性を改善．
SGLT2 阻害薬		
イプラグリフロジンL-プロリン	スーグラ	腎でのブドウ糖再吸収を阻害する．体重減少効果もある．
カナグリフロジン水和物	カナグル	スーグラ参照．

骨粗鬆症治療薬

一般名	商品名	特徴
カルシトニン製剤		
エルカトニン	エルシトニン	合成カルシトニン誘導体，骨吸収抑制作用，抗侵害受容作用（鎮痛作用）．
ビスホスホネート（BP）製剤		
アレンドロン酸ナトリウム水和物	フォサマック，ボナロン	骨吸収抑制作用で骨密度増加，骨折防止．骨量減少を抑制する投与量では骨石灰化は障害しない．
リセドロン酸ナトリウム水和物	ベネット，アクトネル	骨吸収抑制作用で骨密度増加，骨折防止．骨量減少を抑制する投与量では骨石灰化は障害しない．

活性型ビタミン D_3 製剤		
アルファカルシドール	ワンアルファ，アルファロール	肝臓で側鎖の 25 位が水酸化され活性代謝体になる．腸管からの Ca 吸収促進．血清 Ca レベル上昇作用．
カルシトリオール	ロカルトロール	ビタミン D_3 の生体内活性代謝体．肝臓・腎臓での活性化が不要．
エルデカルシトール	エディロール	Ca 代謝改善効果に加えビスホスホネートや SERM に匹敵する骨代謝改善効果をもつ．
選択的エストロゲン受容体調節薬（SERM）		
ラロキシフェン塩酸塩	エビスタ	エストロゲン受容体を介して骨にはアゴニストとして作用し骨吸収を抑制，子宮・乳房にはアンタゴニストとして作用し，エストロゲン製剤のデメリットがカバーされる．
副甲状腺ホルモン薬		
テリパラチド酢酸塩	テリボン	骨形成を促進することにより骨折リスクを低下．
抗 RANKL モノクローナル抗体		
デノスマブ	ランマーク	破骨細胞を活性化する RANKL に対するモノクローナル抗体．
その他		
イプリフラボン	オステン	骨吸収抑制作用，エストロゲン様作用．
メナテトレノン	グラケー	ビタミン K_2 製剤．骨形成促進・骨吸収抑制作用．血清オステオカルシン濃度増加．

痛風治療薬

一般名	商品名	特徴
痛風発作治療薬		
コルヒチン	コルヒチン	痛風発作の特効薬．尿酸排泄作用なし．

高尿酸血症治療薬

一般名	商品名	特徴
尿酸生成阻害薬		
アロプリノール	ザイロリック	キサンチンオキシダーゼを阻害し，尿酸生成を抑制（主代謝物のオキシプリノールも同作用）．
フェブキソスタット	フェブリク	
トピロキソスタット	トピロリック，ウリアデック	
尿酸排泄促進薬		
プロベネシド	ベネシッド	尿細管における尿酸の再吸収を抑制して尿中排泄を促進．
ベンズブロマロン	ユリノーム	尿細管での尿酸の再吸収を特異的に抑制．
尿酸分解酵素薬		
ラスブリカーゼ	ラスリテック	癌化学療法に伴う高尿酸血症に用いる．

第11章　呼吸器作用薬

気管支喘息治療薬

一般名	商品名	特徴
気管支拡張薬		
サルブタモール硫酸塩	ベネトリン	短時間作用性(SABA)β_2刺激薬.
テルブタリン硫酸塩	ブリカニール	短時間作用性(SABA)β_2刺激薬.
プロカテロール塩酸塩水和物	メプチン	内服は長時間作用性(LABA),外用は短時間作用性(SABA)として用いられる.吸入液ユニットは保存剤無添加で1回使い切りタイプ.
ツロブテロール	ホクナリン	【テープ】β_2刺激薬の経皮吸収薬.徐放性があり作用時間が長い.
サルメテロールキシナホ酸塩	セレベント	β_2刺激薬.長時間作動型(12時間持続)のドライパウダー製剤.
イプラトロピウム臭化物水和物	アトロベント	短時間作用性の吸入抗コリン薬.
テオフィリン徐放剤	テオドール	キサンチン誘導体.血中濃度を上昇させる併用薬に注意が必要.
アミノフィリン	ネオフィリン	キサンチン誘導体.気管支拡張作用.強心利尿薬.心筋刺激作用,冠拡張作用.
抗アレルギー薬		
オザグレル塩酸塩水和物	ドメナン,ベガ	TX合成酵素に対し強い阻害作用.
セラトロダスト	ブロニカ	トロンボキサンA_2受容体拮抗薬.即時型および遅発型喘息反応および気道過敏症の亢進を抑制.
プランルカスト水和物	オノン	選択的ロイコトリエン受容体拮抗薬.
モンテルカストナトリウム	シングレア,キプレス	システイニルロイコトリエンタイプ1受容体に選択的に結合し,その作用を抑制.
スプラタストトシル酸塩	アイピーディ	IL-4・IL-5産生抑制作用.
副腎皮質ステロイド薬(吸入ステロイド)		
ベクロメタゾンプロピオン酸エステル	キュバール	粒子径が小さく肺内送達率が高い.
フルチカゾンプロピオン酸エステル	フルタイド	ドライパウダーとエアゾール製剤がある.
シクレソニド	オルベスコ	1日1回投与の吸入ステロイド,局所活性型で嗄声が少ない.
ブデソニド	パルミコート	ドライパウダーと吸入液がある.
サルメテロールキシナホ酸塩・フルチカゾンプロピオン酸エステル配合	アドエア	ディスカス(ドライパウダー)とエアゾール製剤がある.

鎮咳薬

一般名	商品名	特徴
コデインリン酸塩水和物	コデインリン酸塩	強い咳を確実に止めたいときに短期的に使用. 痰の少ない咳に効果的.
ジヒドロコデインリン酸塩	ジヒドロコデインリン酸塩	強い咳を確実に止めたいときに短期的に使用. 痰の少ない咳に効果的.
デキストロメトルファン臭化水素酸塩水和物	メジコン	咳中枢抑制. 空咳に有効.
ジメモルファンリン酸塩	アストミン	便秘が問題となる場合に使用.
ペントキシベリンクエン酸塩	トクレス	咳中枢抑制, 抗コリン作用や局所麻酔作用がある.
チペピジンヒベンズ酸塩	アスベリン	去痰作用を併せもつ.

去痰薬

一般名	商品名	特徴
ブロムヘキシン塩酸塩	ビソルボン	気道分泌液増加作用, 痰の線維網細断化作用.
アンブロキソール塩酸塩	ムコソルバン	肺サーファクタント分泌作用, 気道液の分泌促進作用, 線毛運動亢進作用.
アセチルシステイン	ムコフィリン	ムコ蛋白のジスルフィド結合を開裂し, 喀痰粘度を低下.
カルボシステイン	ムコダイン	気道粘液調整作用, 粘膜正常化作用.

呼吸促進薬

一般名	商品名	特徴
ジモルホラミン	テラプチク	中枢性呼吸刺激薬. 呼吸興奮作用, 循環賦活作用.
ドキサプラム塩酸塩水和物	ドプラム	末梢化学受容体を介して呼吸中枢に選択的に作用.

第12章　消化器作用薬

消化性潰瘍治療薬

一般名	商品名	特徴
攻撃因子抑制薬		
オメプラゾール	オメプラール	プロトンポンプ阻害薬．強い酸分泌抑制作用．
ランソプラゾール	タケプロン	プロトンポンプ阻害薬．腸溶性製剤．持続性．
ラベプラゾールナトリウム	パリエット	プロトンポンプ阻害薬．胃酸分泌を速やかに抑制かつ酸分泌回復性に優れガストリン濃度への影響が少ない．リバウンドが少ない．
エソメプラゾールマグネシウム水和物	ネキシウム	プロトンポンプ阻害薬．強力な酸分泌抑制効果で高い有効性を示す．
ボノプラザンフマル酸塩	タケキャブ	プロトンポンプ阻害薬．新しい機序のPPIで酸分泌抑制効果の出現が速く，強い．
シメチジン	タガメット	H_2受容体拮抗薬．胃酸およびペプシン分泌抑制作用．
ラニチジン塩酸塩	ザンタック	H_2受容体拮抗薬．胃酸およびペプシン分泌抑制作用．
ファモチジン	ガスター	H_2受容体拮抗薬．内分泌系へ影響を及ぼさない．
ロキサチジン酢酸エステル塩酸塩	アルタット	H_2受容体拮抗薬．徐放製剤．粘膜保護作用を併せもつ．内分泌系，肝薬物代謝酵素に影響を及ぼさない．
ラフチジン	プロテカジン	H_2受容体拮抗薬．持続的な酸分泌抑制作用とカプサイシン感受性知覚神経を介した胃粘膜防御因子増強作用．
プロパンテリン臭化物	プロ・バンサイン	抗コリン性鎮痙薬
ブチルスコポラミン臭化物	ブスコパン	抗コリン薬．鎮痙・消化管運動抑制・胃液分泌抑制・膀胱内圧上昇抑制作用．
ピレンゼピン塩酸塩水和物	ガストロゼピン	選択的ムスカリン受容体拮抗薬．胃液分泌を選択的に抑制．抗ガストリン作用，防御因子増強作用．
プログルミド	プロミド	抗ガストリン薬．
スクラルファート	アルサルミン	制酸薬．ショ糖硫酸エステルアルミニウム塩．基質蛋白保護（胃粘膜保護）・抗ペプシン・制酸作用．
炭酸水素ナトリウム	炭酸水素ナトリウム	制酸薬．薬効は速効性で，発生するCO_2が胃粘膜を刺激して胃液分泌促進．
水酸化アルミニウムゲル・水酸化マグネシウム配合	マーロックス	制酸薬．制酸作用，胃粘膜付着作用．液剤として経管投与可能．胸焼け，胃痛に対して頓服薬が用いられる．
防御因子賦活薬		
ゲファルナート	ゲファルナート	組織修復作用．
セトラキサート塩酸塩	ノイエル	防御・攻撃両面に作用．胃粘膜微小循環改善が主作用．
レバミピド	ムコスタ	胃粘膜PG増加作用．胃粘膜保護作用，活性酸素抑制作用，胃粘膜への炎症性細胞浸潤抑制作用，損傷胃粘膜修復作用．

鎮吐薬

一般名	商品名	特徴
クロルプロマジン	ウインタミン	D_2 受容体拮抗薬. 鎮静作用が強い.
ジメンヒドリナート	ドラマミン	迷路機能亢進抑制作用, 嘔吐中枢に選択的に作用し鎮吐作用.
オンダンセトロン塩酸塩水和物	ゾフラン	$5-HT_3$ 受容体拮抗鎮吐薬.
グラニセトロン塩酸塩	カイトリル	$5-HT_3$ 受容体拮抗鎮吐薬.
ラモセトロン塩酸塩	ナゼア	$5-HT_3$ 受容体拮抗鎮吐薬.
アプレピタント	イメンド	日本初のニューロキニン(NK_1)受容体拮抗薬である.
ホスアプレピタントメグルミン	プロイメンド	ニューキノロン(NK_1)受容体拮抗薬.

瀉下薬

一般名	商品名	特徴
カルメロースナトリウム	バルコーゼ	硬化便を物理的に軟便化. 膨張性下剤.
酸化マグネシウム	酸化マグネシウム	制酸剤, 緩下剤. 各種薬剤の配合薬としても使用.
ヒマシ油	ヒマシ油	
ピコスルファートナトリウム水和物	ラキソベロン	腸内細菌叢由来のアリルスルファターゼにより発生するジフェノール体の大腸粘膜刺激によって下剤作用. 液剤は内服量調節に便利.
センナ	アローゼン	よく使用されている.
センノシド	プルゼニド	腸内細菌の作用でレインアンスロンを生成し大腸の蠕動運動を亢進. よく使用されている.
炭酸水素ナトリウム・無水リン酸二水素ナトリウム配合	新レシカルボン	腸内で炭酸ガスを発生し蠕動運動を亢進することにより排便を促進.

止瀉薬

一般名	商品名	特徴
ロペラミド塩酸塩	ロペミン	止瀉作用. 消化管輸送能抑制作用. 腸管蠕動運動抑制作用.
ベルベリン塩化物水和物配合	フェロベリン	止瀉作用. 抗菌作用, 腸管蠕動運動抑制作用. 収斂作用. 胆汁分泌促進作用.
天然ケイ酸アルミニウム	アドソルビン	胃・腸管内の異常有害物質, 過剰の水分・粘液などを吸着, 除去.
タンニン酸アルブミン	タンナルビン	腸管に緩和な収斂作用.

腸疾患治療薬

一般名	商品名	特徴
メサラジン(5-ASA)	ペンタサ	小腸・大腸で放出されるように製剤設計. 炎症細胞から放出される活性酸素を除去し, 炎症進展と組織障害を抑制. 潰瘍性大腸炎, クローン病に用いる.
メペンゾラート臭化物	トランコロン	鎮痙・唾液分泌抑制作用. 過敏性腸症候群治療薬.

| ラモセトロン塩酸塩 | ナゼア | $5-HT_3$ 受容体拮抗薬. 下痢型過敏性腸症候群治療薬. |
| リナクロチド | リンゼス | グアニル酸シクラーゼC受容体作動薬. 便秘型過敏性腸症候群に用いる. |

胆道疾患治療薬

一般名	商品名	特徴
ウルソデオキシコール酸	ウルソ	利胆作用. 肝血流量増加作用. 脂肪吸収調節作用. 胆石溶解作用.
ケノデオキシコール酸	チノ	胆汁中コレステロールの溶解を促進.

第 16 章　毒物と解毒薬

解毒薬

一般名	商品名	特徴
薬物中毒解毒薬		
ナロキソン塩酸塩	ナロキソン	強い μ アンタゴニスト作用と弱い κ アンタゴニスト作用，効果は 1〜2 分で発現，投与量にもよるが持続は短い（1〜4 時間）．
レバロルファン酒石酸塩	ロルファン	強い μ アンタゴニスト作用と弱い κ アゴニスト作用，効果は 1〜2 分で発現，2〜5 時間持続．
炭酸水素ナトリウム	メイロン	アシドーシス補正用製剤．
フルマゼニル	アネキセート	ベンゾジアゼピン受容体に結合し，生物学的作用に拮抗．中枢性呼吸刺激薬．
アセチルシステイン	アセチルシステイン	吸収後にシステインとなり，中毒時に枯渇するグルタチオンの代わりに，肝毒性のあるアセトアミノフェンの中間代謝物と結合して無毒化．グルタチオンの前駆物質としてグルタチオンの貯蔵を増加．
プラリドキシムヨウ化メチル	パム	有機リン中毒に用いる．リン酸化アセチルコリンエステラーゼからリン酸基を奪い，アセチルコリンエステラーゼを再活性化．有効性については議論が分かれている．
ホリナートカルシウム	ロイコボリン	【5 mg 錠・注射】MTX の副作用軽減に使用，【25 mg 錠】テガフール・ウラシル（UFT）と併用．
メスナ	ウロミテキサン	シクロホスファミド，イホスファミド誘発膀胱障害を抑制．
重金属中毒解毒薬		
チオプロニン	チオラ	肝臓保護および改善作用．重金属（特に水銀）解毒効果あり．
デフェロキサミンメシル酸塩	デスフェラール	キレート剤として Fe^{3+} と結合し，水溶性のフェリオキサミン B を形成し尿中排泄．
チオ硫酸ナトリウム水和物	デトキソール	CN^- と反応し，毒性が低いチオシアン酸イオン（SCN^-）を産生し尿中排泄．
ジメルカプロール	バル	キレート剤として隣接する二つの SH 基により金属イオンと結合し，5 員環を形成し尿中排泄．
エデト酸カルシウムナトリウム水和物	ブライアン	キレート剤として Pb^{2+} と結合し，Pb^{2+}-EDTA キレート錯体を形成し尿中排泄．

セルフチェック　解答

第1章
A．2　B．1　C．4　D．3　E．1　F．3　G．3
H．4
I．1．○　2．○　3．×　4．×　5．×　6．○
　　7．○　8．○　9．○　10．×　11．○　12．○
　　13．×　14．○　15．×　16．○　17．×　18．○
　　19．○　20．×　21．○　22．×　23．○　24．×
　　25．○　26．○　27．×　28．×　29．○　30．×
　　31．○　32．○　33．×　34．○
計算問題：1．1.5 g（1,500 mg），2．79.8％

第2章
A．1．○　2．○　3．○　4．×　5．○　6．×
　　7．○　8．○　9．×　10．○　11．○　12．○
　　13．×　14．○　15．○　16．○　17．○　18．○
　　19．○　20．○　21．○　22．○　23．○　24．○
B．3　C．1　D．2

第3章
A．5　B．5　C．3　D．2　E．2　F．4
G．4　H．3　I．4　J．2　K．5　L．5
M．1　N．3　O．4　P．3

第4章
A．1．×　2．×　3．○　4．×　5．○　6．○
　　7．×　8．○　9．○　10．○　11．○　12．×
　　13．×　14．×　15．×　16．○　17．×　18．×
B．2，3　C．4
D．1．○　2．×　3．○　4．○　5．○　6．○
　　7．○　8．○
E．1　F．2
G．1．○　2．○　3．×　4．○

第5章
A．1．○　2．×　3．×　4．○　5．×　6．×
　　7．○　8．×
B．3　C．1　D．5　E．3　F．3　G．2
H．4

第6章
A．1．×　2．○　3．○　4．○　5．○　6．×
　　7．○　8．○　9．×　10．○　11．○　12．×
　　13．○　14．×　15．○　16．×

第7章
A．1．○　2．○　3．○　4．○　5．○　6．○
　　7．○　8．○　9．×　10．○　11．○　12．×
　　13．○　14．○　15．○　16．○　17．○

第8章
A．1．○　2．○　3．×　4．○　5．○　6．○
B．4　C．4　D．2　E．1，2，3，4

第9章
A．1．○　2．○　3．×　4．○
B．1．○　2．○　3．○　4．○　5．×　6．○
　　7．×　8．○　9．○　10．○　11．×　12．○
　　13．○
C．3　D．3　E．3　F．4　G．1，4　H．3
I．4　J．3　K．2　L．4　M．3

第10章
A．1．○　2．○　3．○　4．○　5．○　6．○
　　7．○　8．○　9．○　10．○　11．×　12．○
　　13．○　14．○　15．×　16．○　17．×　18．○
　　19．○　20．○　21．○　22．○　23．○　24．○
　　25．○　26．×　27．○　28．×　29．×　30．○
　　31．○
B．2，3　C．4
D．1．○　2．○　3．×　4．○　5．×
E．3　F．2　G．2　H．3　I．1，5　J．2，4
K．2，4，5

第11章
A．1．○　2．○　3．×　4．×　5．○　6．○
B．1，2　C．1，4　D．4　E．1　F．3　G．2

第12章
A．1．○　2．×　3．○　4．○　5．○　6．×
　　7．×　8．○　9．○
B．1　C．4　D．1

第13章
A．1．×　2．○　3．×　4．×　5．×　6．×
　　7．○

第15章
A．1．×　2．○　3．○　4．○　5．○　6．○
　　7．×　8．○

第16章
A．1．×　2．○　3．○
B．1．×　2．○　3．○　4．○
C．1．○　2．×　3．×　4．○

第17章
A．1．○　2．○　3．○　4．○　5．○　6．○
　　7．○　8．×

参　考　書

・岡野栄之，鯉淵典之，植村慶一(監訳)：オックスフォード生理学，原書4版，丸善，東京，2016.

・小林寛伊(編)：新版増補版 消毒と滅菌のガイドライン，へるす出版，東京，2015.

・高久史麿，矢﨑義雄(監)：治療薬マニュアル2020，医学書院，東京，2020.

・田中千賀子，加藤隆一，成宮　周(編)：NEW 薬理学，改訂第7版，南江堂，東京，2017.

・辻本豪三，小池勝夫(編)：標準医療薬学 薬理学，医学書院，東京，2009.

・日本臨床薬理学会(編)：臨床薬理学，第4版，医学書院，東京，2017.

・浦部晶夫，島田和幸，川合眞一(編)：今日の治療薬2019，南江堂，東京，2019.

・柳澤輝行(編)：新薬理学入門，第3版，南山堂，東京，2008.

・柳澤輝行，飯野正光，丸山　敬，三澤美和(監訳)：カッツング薬理学，原書10版，丸善，東京，2009.

・Porter, R. S.：The Merck Manual of Diagnosis and Therapy, 20th Ed., Merck & Co., Incorporated, 2019.

・Brunton, L. L., Chabner, B. A., Knollmann, B. C.(eds.)：Goodman & Gilman's The Pharmacological Basis of Therapeutics, 12th Ed, McGraw-Hill, New York, 2011.

・Katzung, B. G., Masters, S. B., Trevor, A. J.(eds.)：Basic & Clinical Pharmacology, 12th Ed., McGraw-Hill, New York, 2011.

索　引

シンプル薬理学（改訂第6版）

1994年 4 月20日	第 1 版第 1 刷発行	
2004年 3 月15日	第 3 版第 1 刷発行	
2008年12月15日	第 4 版第 1 刷発行	
2014年 7 月15日	第 5 版第 1 刷発行	
2019年 2 月15日	第 5 版第 4 刷発行	
2020年 1 月 5 日	第 6 版第 1 刷発行	
2023年 2 月 5 日	第 6 版第 3 刷発行	

編集者　野村隆英，石川直久，梅村和夫
発行者　小立健太
発行所　株式会社 南 江 堂
〒113-8410 東京都文京区本郷三丁目 42 番 6 号
☎(出版)03-3811-7236　(営業)03-3811-7239
ホームページ https://www.nankodo.co.jp/
印刷・製本 三報社印刷

Concise Text of Pharmacology
© Nankodo Co., Ltd., 2020

定価は表紙に表示してあります.
落丁・乱丁の場合はお取り替えいたします.
ご意見・お問い合わせはホームページまでお寄せください.

Printed and Bound in Japan
ISBN978-4-524-24658-8